C ||||||||||||||||| ang

KB088709

Internal Organ Chi Massage

Mantak Chia and
Maneewan Chia

CHI NEI TSANG

by Mantak Chia & Maneewan Chia

5장6부를 되살리는

장기 氣마사지

헤파스 힐링센터
타오월드
Tel. 785-3270 www.taoworld.kr

옮긴이 이 여 명 박사

고려대학교 영어영문학과, 원광대 동양학대학원 기공학과 석사과정, 원광대대학원 기학(氣學) 박사과정을 졸업했으며 동원대학교 뷰티디자인학과의 외래교수로 재직한 바 있다. 타오월드협회 회장이자 이여명 장기힐링마사지 아카데미 원장, 이여명 살리는 性연구소 소장이다.
대학 때부터 정신세계에 몰입, 치열한 구도의 길을 걸어오며 완전 건강과 깨달음을 얻고자 자연건강법과 타오수련에 정진해왔다. 1997년부터 세계 최초로 타오수련에 입각한 4브레인 힐링시스템을 체계화하여 보급했으며, 이를 손쉽고 과학적인 심신 수련법으로 자리매김하고 국민 건강요법으로 널리 전하는 데 힘쓰고 있다.

·저서: <충전되는 에너지오르가즘비법>,<오르가즘 혁명>,<복뇌력>,
　　　 <배마사지 30분>,<뱃속다이어트 장기마사지>,<자유명상> 외 다수
·역서: <장기 氣마사지Ⅰ,Ⅱ>,<멀티 오르가즘 맨>,<치유에너지 일깨우기>,
　　　 <골수내공> 외 다수
·논문: <장기 기마사지가 상기증 해소에 미치는 영향>(석사논문)
　　　 <빌헬름 라이히의 성이론 연구>(박사논문)

5장6부를 되살리는 장기氣마사지

저자: 만탁 치아 · 마니완 치아
옮긴이: 이 여 명
펴낸이: 이 영 주

펴낸곳: 도서출판 타오월드
　　　 서울 종로구 돈화문로88(와룡동) 2층
　　　 Tel | (02)765-3270
　　　 Fax | (02)765-3271
등록: 1993.4.23. 제10-812호

초판 1쇄 발행 : 1999년 4월 10일
수정판 8쇄 발행 : 2017년 2월 20일

홈페이지 : www.taoworld.kr / www.taolove.kr

차례

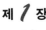

주의 사항

　이 책에서 제시한 명상법, 수련법, 그리고 테크닉들은 전문적인 의료 행위의 대안물로 사용하도록 고안된 것이 아니다. 이 책은 인간의 질병, 통증, 상해, 육체적 상태 등과 관련된 의학적 진단이나 처방을 제시하지 않는다. 또한 정신적인 불균형으로 인한 질병이 있다면 의사나 심리학자에게 진찰받아야 한다. 그러한 문제들은 수련을 시작하기 전에 치료해야 한다.

　이 책에서 기술한 수련법들은 개인적인 가르침으로 전수받은 도교인들이 수천년 동안 성공적으로 활용해온 것이다. 독자들은 도치료(Healing Tao)의 개인적인 수련 없이 기내장(氣內臟, CNT, 내부 장기 기마사지)을 시술해서는 안 된다. 어떤 시술은 부적절하게 행하면 상해나 건강 문제를 유발할 수 있기 때문이다. 이 책은 도치료의 개인적인 수련을 돕고 기내장 시술의 참고 지침을 제공하기 위한 것이다. 이 책만을 근거하여 시술을 떠맡는 사람은 누구나 전적으로 자신의 책임하에 진행해야 할 것이다.

중국 의학은 몸의 균형과 강화를 통하여 몸이 스스로 치유할 수 있음을 강조한다. 도치료의 명상, 내부 수련, 그리고 무예들은 이 목표를 위한 기초 수련법들이다. 각 수련법의 지침들을 주의깊게 따르고, 보조 수련들, 특히 소주천 명상을 소홀히 해서는 안 된다. 또한 각 장의 경고와 제안들을 특히 염두에 두어야 한다. 고혈압, 심장병, 혹은 전반적인 허약 체질을 지닌 사람들은 주의깊게 진행해야 한다. 임산부들은 기내장을 시술해서는 안 된다. 성병을 지닌 사람은 치료할 때까지 성에너지와 관련된 어떤 수련도 해서는 안 된다.

도치료 센터는 그 어떤 수련의 결과나 이 책의 오용에 대한 책임을 지지 않는다. 만약 독자가 이 책의 지시나 경고를 엄밀하게 따르지 않고 어떤 시술을 떠맡는다면 그 책임은 전적으로 독자 자신이 져야 한다.

감사 말씀

먼저 이 책에 제시된 테크닉과 개념의 많은 부분을 발전시켜온, 중국의 수많은 미지의 남녀 치료사들에게 감사드리고 싶다. 또한 기내장 스승인 뮈 임와타나와 도교 스승인 이응께 감사드리고 싶다. 그 두 분은 제자들을 가르치는 데 성의를 다하셨다. 그리고 부모님, 스승들, 그리고 아들인 맥스가 없다면 도치료 체계를 발전시켜 나가는 우리의 부단한 노력에는 기쁨이나 만족이 없었을 것이다. 그들에게 깊은 감사와 사랑을 보낸다.

아름다운 그림을 그려 주신 주안 리에게도 감사를 표한다. 항상 그렇듯이 그의 공헌은 도치료의 개념과 테크닉을 전달하는 데 필수적이다.

책 표지의 아이디어뿐만 아니라 초판의 저술과 편집 작업에 도움을 주신 데이비드 프래틀리에게 감사를 표한다. 그의 연구와 크나큰 노고에 경의를 표하는 바이다.

개정판을 위해 통찰력을 제공해 주신 우리의 도치료사, 레누 하이세러와 렌 나바로에게 감사 드릴 뿐만 아니라 개정판

편집을 도와 주신 발레리 메자로스에게도 감사한다.

이 책의 기술적인 편집과 윤문을 맡아주신 길레스 마린에게 감사한다.

나무와의 교감에 관한 귀중한 정보와 저술을 제공해 주신 단 트리라이트 리어던에게 감사한다.

또한 다른 저자들인 발레리 메자로스, 산티 바론, 루스 카터, 론 다이애너, 주안 리, 렌 나바로, 그리고 래리 투퍼에게 감사를 표한다. 이들 중 다수는 이 원고를 준비하기 위하여 다년간 우리와 함께 작업해 왔다. 특히 이 책의 제 13장을 제공해 주신 니콜 트렘블레이 박사께 감사드린다.

표지 그림과 디자인을 맡아 주신 이반 살가도에게 감사한다.

더 나아가, 이 체계를 발전시키기 위해 시간과 충고를 아끼지 않은 모든 도치료사들과 학생들에게 감사를 표하고 싶다. 특히 래리 투퍼, 론 다이애너, 길레스 마린, 주안 리, 그리고 안젤라 C. 센에게 감사한다. 법적인 조언을 해 주신 수잔 아론과 그레이 오신스키 변호사께도 감사드린다.

마지막으로 그밖에 다양한 도움을 주신 윌리엄 에반스, 시실리어 칼더스, 파티시어 카펙, 린다 호퍼, 지러폰 새흥, 오라타이 부디셋하크리트, 마이클 윈, 알레잔드로 도밍고 박사, 루이스 센 박사, 종미 밀러, 올리버 페퍼, 리자 지글리올리, 존 쿠아드라도, 멜린더 밀즈, 칼 단스키, 루이스 누네쯔, 마사히로 오우치, 레누 하이세러, 메리 베스 소아레즈, 밍추심, 월터 베클리, 칼릴 클라인, 메리 안 힐리도, 샌프란시스코에 있는 다이나믹 자료실의 에블린 워드에게도 감사의 말씀을 전한다.

지은이 소개

만탁 치아

마스터 만탁 치아는 도(道)치료 체계(Healing Tao System)의 창시자이자 뉴욕 도치료 센터의 소장이다.

만탁 치아는 어려서부터 도교의 지혜와 수련법을 포함하여 다양한 수행법들을 공부해 왔다. 이런 고대 지식의 습득은 다른 수행법들에 대한 공부를 통해 더욱 향상되어 도치료 체계로 발전하기에 이르렀다. 현재 도치료 체계는 미국, 캐나다, 유럽, 호주, 태국을 포함하여 전세계에 보급되고 있다.

만탁 치아는 1944년 태국에서 중국인 부모에게서 태어났다. 6세때 불교 승려에게서 좌선을 배웠다. 초등학교때 처음으로 전통 무예인 타이 복싱을 배웠다. 그 다음, 루 선생에게서 태극권을 배웠고 , 곧이어 합기도, 요가, 태극기공을 소개받았다.

훗날 홍콩에서 트랙과 필드 경기에 뛰어난 학생이었을 때, 상급생인 청 수수의 소개로 그의 최초의 사적 스승이자 도교 스승인 이응을 만나게 되었다. 이때부터 그는 도교적 생활 방식을 연구하기 시작했다.

그는 소주천 수련법, 오기조화신공(五氣造和神功)을 통해 나머지 여섯 개의 특별한 경락을 여는 방법을 배웠다. 내면의 연금술을 더 깊이 연구해 나가면서 감(坎)과 리(離)의 계발

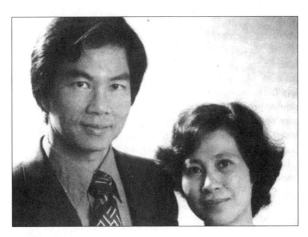

만탁 치아와 마니완 치아

법, 오관(五官)의 밀봉, 천지합일(天地合一), 천인합일(天人合
一)을 배웠다. 만탁 치아에게 이러한 가르침과 치료를 가르친
분은 바로 이응 사부이다.

20대 초반, 만탁 치아는 싱가포르에서 마스터 메우기와 함
께 공부했는데, 메우기는 그에게 쿤달리니 요가, 도교 요가,
불교 장법(掌法)을 가르쳤다. 그는 곧 체내의 에너지 흐름을
방해하는 장애를 제거할 수 있었고, 손을 통하여 생명력을 전
달하여 메우기 사부의 환자들을 치료하는 법을 배웠다. 그 다
음, 태국에서 뮈 임와타나 박사에게서 기내장(氣內臟, 장기
기마사지)을 배웠다.

후에 그는 청 야오룬 사부에게서 샤오린 내부공력법을 배
웠다. 또한 그에게서 〈골수내공(骨髓內功)〉으로 알려진 장기,
내분비선, 골수 훈련 비법과 〈힘줄의 강화와 재생〉으로 알려
진 훈련법을 배웠다. 청 야오룬 사부는 타이 복싱과 쿵후를
통합한 체계를 시도했다.

이때 판 유 사부와도 공부했는데, 그의 체계는 도교, 불교, 선의 가르침을 통합한 것이었다. 판 유 사부에게서 치아는 남녀 사이의 음양 에너지 교환법과 철신(鐵身) 단련법을 배웠다.

만탁 치아는 치유 에너지의 메카니즘을 이해하기 위하여 2년 동안 서구 의학과 해부학을 공부했다. 그리고 연구 활동을 계속 추진하면서, 사무용품 제작사인 게스테트너사를 운영하며 옵셋인쇄 기술과 복사기에도 정통하게 되었다.

만탁 치아는 다양한 수련법과 통합한 도교 지식을 토대로 도치료 체계를 가르치기 시작했다. 마침내 그 지식을 나누기 위하여 다른 선생들을 훈련하기에 이르렀고, 태국에 자연 치료 센터를 설립했다.

5년 후 뉴욕으로 옮기기로 결심하고, 1979년 뉴욕에서 도치료 센터를 개관했다. 그 후 보스턴, 필라델피아, 덴버, 시애틀, 샌프란시스코, 로스앤젤레스, 샌디에이고, 툭산, 토론토 등지에 지부가 개관되었고, 영국, 독일, 네델란드, 스위스, 오스트리아 등 유럽과 태국, 호주, 일본, 인도네시아, 말레이시아, 등 아시아에서도 센터가 계속 생겨나고 있다.

현재 만탁 치아는 아내 마니완 치아와 아들 맥스와 함께 평화로운 삶을 영위하고 있다.(1990년 맥스는 11살의 나이로 최연소 도치료사가 되었다.) 그 자신을 그저 선생이라고 생각하는 만탁 치아는 따뜻하고 친절하며 남을 도와주기를 좋아하는 사람이다.

그는 항상 도치료에 대한 자신의 지식과 접근법을 단순하고 실제적인 방식으로 제시한다.

만탁 치아는 이제까지 8권의 도치료 책자를 집필하였다. 「도를 통한 치유 에너지 일깨우기(Awaken Healing Energy

Through the Tao, 1983)」,「성도인술: 남성 성에너지 일깨우기(Taoist Secrets of Love: Cultivating Male Sexual Energy, 1984)」,「스트레스를 활력으로 바꾸는 도인술(Taoist Ways to Transform Stress into Vitality, 1985)」,「자가 기마사지: 젊음을 되찾는 도인술(The Tao Ways to Rejuvenation, 1986)」,「철삼기공 I (Iron Shirt Chi Kung I, 1986)」,「성도인술: 여성 성에너지 일깨우기(Healing Love Through the Tao: Cultivating Female Sexual Energy, 1986)」,「골수내공(Bone Marrow Nei kung, 1989)」,「오기조화신공 I (Fusion of Five Elements I, 1990)」이 만탁 치아의 저술들이다. 이 책「기내장(Chi Nei Tsang, 1990)」은 그의 아홉번째 책이다.

만탁 치아는 도치료 체계 전체를 소개하려면 20여 권의 책이 필요할 것이라고 예상하고 있다. 1990년 6월 샌프란시스코에서 국제 중국의학협회와 기공협회는 만탁 치아를 올해의 기공 마스터로 선정했다. 만탁 치아는 이 연례 행사의 첫번째 수상자이다.

마니완 치아

마니완은 중국에서 태어나 홍콩에서 자랐다. 부모를 따라 태국으로 이주하여 그곳 대학에서 의학을 전공했다. 그녀는 어려서부터 영양과 중국식 약선(藥膳) 요리에 깊은 흥미를 가지고 있었다.

그녀는 매우 훌륭한 요리사로서 어머니에게서 요리법을 배웠다. 만탁 치아와 결혼한 이후부터 도치료 체계를 공부했고, 현재는 남편을 도와 도교의 오행영양요법 등을 강의하며 도치료 센터를 운영하고 있다.

장기 기(氣) 마사지란 무엇인가

1. 질병의 원인: 기관 장애와 복부의 정체

옛날 중국의 도인들은 내부 장기의 에너지 장애가 종종 복부의 정체나 엉킴을 일으킨다는 사실을 발견했다. 이 장애들은 몸의 생명 기능의 중심에서 생겨나 기(氣, 에너지), 즉 생명력의 흐름을 제한한다. 두려움, 분노, 걱정, 의기소침 등 부정적 감정은 생명력의 흐름을 방해하는 치명적인 요소들이다. 또한 과로, 스트레스, 사고, 수술, 약물, 독소, 나쁜 음식, 그리고 잘못된 자세도 문제의 원인이 될 수 있다.

그런데 성현들은 명상 수련을 통해서 그들 자신의 내면을 들여다보는 법을 터득했다. 그들은 장기들이 우주의 다섯 가지 힘과 연결되어 있고 소우주와 대우주 사이의 연결 고리가 된다는 사실을 발견하였다. 장기들은 인간 정신력의 정수를 담고 있다. 또한 장기들은 육체를 지탱하고 육체의 구조를 형성하는 에너지의 신체 노선이 된다.

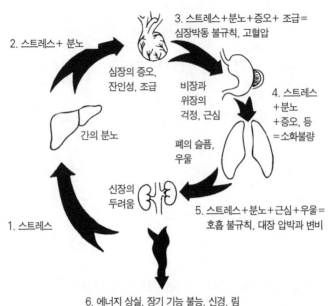

2. 스트레스＋ 분노

3. 스트레스＋분노＋증오＋ 조급＝
심장박동 불규칙, 고혈압

심장의 증오,
잔인성, 조급

비장과
위장의
걱정, 근심

4. 스트레스
＋분노
＋증오, 등
＝소화불량

간의 분노

폐의 슬픔,
우울

신장의
두려움

5. 스트레스＋분노＋근심＋우울＝
호흡 불규칙, 대장 압박과 변비

1. 스트레스

6. 에너지 상실, 장기 기능 불능, 신경, 림
프, 혈관의 응고, 복부의 결절

그림1. 부정적인 에너지 순환은 복부의 결절과 엉킴을 낳는다.

　내부 장기들은 그 흐름이 막히면 해로운 에너지가 고여서 다른 신체 기관으로 넘쳐 흐르게 되고 그것은 부정적인 감정과 질병으로 나타날 수 있다. 이런 부정적인 감정과 독소 에너지는 항상 뿜어져 나올 구실을 찾게 되므로 질병과 스트레스의 악순환이 끊임없이 나타나는 것이다.(그림 1) 만약 그 부정적인 감정이 분출구를 찾지 못하면 그것은 장기들 안에서 곪거나 복부로 옮겨가 육체의 쓰레기더미가 된다. 복부는 감정적인 찌꺼기를 어느 정도 처리할 수 있지만, 그 흐름을 모두 감당할 수가 없다. 그렇게되면 배꼽에 위치한 에너지 센터가 울혈되고 신체의 다른 부분과 단절되는 것이다.

2. 장기 기마사지: 막힌 에너지를 뚫는 기술

기, 즉 생명에너지는 육체의 내부 경락, 신경계, 혈관, 그리고 림프선을 통해 흐른다. 이 체계는 그 조절 센터인 복부의 길을 가로질러 있고 복부로 집중되어 있다. 긴장과 걱정, 그리고 그날 혹은 일년 내내 쌓인 스트레스가 복부에 축적되어 좀처럼 해소되지 않는다. 이러한 장애들로 인해 육체적인 엉킴과 신경, 혈관, 림프절의 결절이 생겨난다. 그 결과 점차적으로 에너지의 순환 장애가 일어난다.

옛날 도교인들은 부정적 감정이 육체적, 정신적 기능을 해치는 등, 사람의 건강에 악영향을 끼친다는 사실을 깨달았다. 그들은 각 인간의 감정이 에너지의 표현이며 어떤 감정은 많은 육체적 질병을 일으키는 부정적 에너지를 유발한다는 사실을 알았다. 또한 그들은 감정과 각 장기 간의 특정한 연결고리를 밝혀냈다. 예를 들면 위의 통증은 위장과 비장에 근심이 쌓여 유발된 것으로 본다.

도교인들은 숨어 있는 독소와 부정적인 힘들을 육체에서 제거하면 대부분의 질병을 치유할 수 있다는 것을 발견했다.

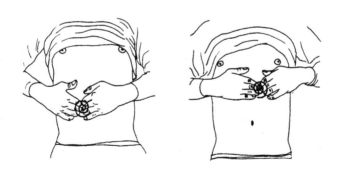

그림 2. 고대 도교인들은 복부와 장기를 마사지하여 건강을 유지했다.

그들은 내부 장기를 막고 있고, 복부의 정체를 야기하는 부정적 에너지를 다시 순환시키고 전환시키기 위하여 내부 장기기(氣)마사지법(Chi Nei Tsang, 氣內臟)을 개발했다. 장기 기마사지는 장기의 기능을 방해하는 독소와 부정적 감정, 과도한 열, 혹은 열의 부족을 해소해 준다.(그림 2)

3. 장기 기마사지는 인체의 중심을 다루는 최고의 요법

기술이자 과학인 장기 기마사지는 반사요법, 심리학, 영기요법(靈氣療法), 스웨덴 마사지, 그밖의 유사 요법들을 보충하여 완전하게 만들어 준다.(그림 3) 하지만 내부 장기들과 접촉하기 위하여 간접적인 방법을 사용하는 대부분의 요법들과는 달리, 장기 기마사지는 장기들을 직접 마사지한다. 또한 장기 기마사지는 내부 기관에 활력을 불어넣고 내부 기관을 제독하는 가장 포괄적인 접근법이기도 하다. 장기 기마사지는 부정적인 영향력을 제거하고, 특히 장폐색, 통증, 종양, 상처 조직, 두통, 월경통, 혈액 순환 불량, 등의 통증, 불임, 발기부전, 그밖의 많은 문제점을 덜어 주는 데 유익하다. 장기 기마사지를 다른 요법들과 병행하면 병원이 거의 필요없게 될 것이다.

4. 도(道)치료 체계와 장기 기마사지

다른 도치료 훈련들은 개인적인 에너지를 유지시켜 주는

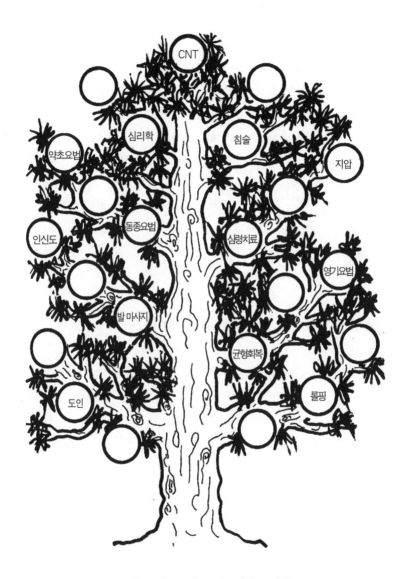

그림 3. 나무그림으로 본 각종 요법들

데 유용하다. 내면의 미소, 소주천, 오기조화신공과 같은 명상법들은 에너지 통로를 열어 주고 기의 흐름을 활성화해서 장기들을 정화시켜 준다. 여섯 가지 치유소리는 과열을 방지해 주고 내부 기관의 균형을 유지시켜 주는 데 도움을 준다.[1](이 명상법들을 검토해 보려면 「치유의 빛 일깨우기(Awaken the Healing Light)」, 「스트레스를 활력으로 바꾸는 도인술(Taoist Ways to Transform Stress into Vitality)」, 「오기조화신공 I (Fusion of the Five Element I)」을 참고하라.)

사실 장기 기마사지 시술자가 다른 치유요법 시술자와 가장 두드러진 차이점은 도치료 명상을 매일 수련한다는 것이다. 명상은 지도자와 학생들 모두에게 최상의 육체적, 정신적 보호막을 제공해 준다.

5. 장기 기마사지 시술자들이 알아야 할 사항

모든 역사를 통하여 사회와 종교들은 받기보다는 주라고 사람들을 교육해 왔다. 그러므로 상식은 무시되었고 이성적인 한계를 넘어선 자기 부정을 통해 에고는 만족을 채웠다. 하지만 시술자들의 첫번째 관심은 항상 자기 자신의 건강이어야 하기 때문에 몇가지 지침을 제시하겠다.

---

1) 도(道)치료 체계는 만탁 치아가 정통 도교의 실제적 가르침을 현대적으로 정립한, 육체적, 감정적, 정신적 수련 체계이다. 현재 그의 저서 중 여섯권이 국내에 번역 출간되었다. 소주천 명상 수련은 「자가 치유 건강법」, 내면의 미소와 여섯 가지 치유소리는 「활력증강 건강법」을 참고하면 된다. 「오기조화신공」, 「철삼기공」, 「골수내공」 등, 나머지 도치료 책자들은 정신문화사에서 앞으로 계속 출간할 예정이다. 각 수련에 대한 비디오 강의 테이프들도 모두 나와 있는데 정신문화사에서 구입할 수 있다.

인체, 즉 장기, 기관, 그리고 조직에 대한 지식

내부 장기들과 그들의 기능, 즉 림프계, 순환계, 신경계, 에너지 통로, 근육과 결합 조직, 그리고 이들 인체 조직 간의 상호 관계에 대한 살아 있는 지식을 필수적으로 갖추어야 한다.

기(氣)에 대한 이해

생기(生氣)를 이해하고 생명력인 기의 긍정적인 성질과 부정적인 성질을 구별할 줄 아는 것이 가장 중요하다. 기에 대한 명확한 이해가 없으면 치유 시술자는 타인의 부정적 영향력에서 자신의 몸과 에너지를 지킬 수가 없다. 또한 자기 자신이 감당할 수 없을 정도로 많은 에너지를 타인에게 제공할 수도 있다. 그러면 언젠가는 시술자의 에너지가 고갈되기 때문에 그 시술자는 극심한 정력 소진을 겪게 된다. 그렇게 되면 그는 더 이상 타인에게 안락함을 제공할 수가 없게 된다.

올바른 태도 갖기

장기 기마사지에서 갖추어야 할 가장 중요한 사항은 당신 자신과 타인에 대한 올바른 태도이다. 즉, 시술자는 몇가지 중요한 사실을 이해할 필요가 있다. 시술자는 사람들이 아픔을 덜기 위해 병적인 기운과 감정을 잔뜩 안고 치유자에게 온다는 사실을 알아야 한다. 사람들은 자신의 모든 질병을 치유자에게 떠넘기기를 바라고 자신은 치유 의무를 포기해 버린다. 타인을 돕는 능력으로 말미암아 당신은 신뢰를 얻게 되겠지만 그들이 당신에게 의존하지 않도록 하는 것이 중요하다.

사람들에게 스스로의 힘으로 일어서는 법을 가르칠 때 그들에게 당신의 관심과 사랑, 보살핌을 기울이도록 하라. 이는 사람들에게 그들 자신의 몸과 에너지 체계에 대해 가르쳐야 한다는 의미이다. 그들 자신의 의무를 깨우쳐 줌으로써 당신 자신의 생명력을 잃거나 오염시키지 않도록 해야 한다.

6. 장기 기마사지 시술자들은 스스로 치유할 수 있도록 사람들을 교육해야 한다

CNT 시술자들은 단순히 테크닉만 제공하는 것이 아니라 사람들 속에 들어 있는 생명력을 일깨우고 끄집어낼 줄 알아야 한다. 그러므로 CNT 시술자들의 주요 역할은 어디까지나 교육자이지 치유자가 아니다. 장기 기마사지의 핵심 철학과 목적은 사람들에게 그들 자신의 엄청난 내부 치유력을 꿰뚫어보게 해 줌으로써 스스로 치유할 수 있는 법을 가르쳐 주는 것이다.

그러므로 장기 기마사지 시술자들은 그들의 피교육자들을 환자나 손님으로 부르지 않고 학생으로 대한다. 자신의 치유 에너지를 자각한 학생은 집에서 실습하며 가족과 친구들을 교육함으로써 그 일을 계속 진행할 수 있다. 가장 중요한 치유 에너지는 자신의 내부에서 온다는 사실을 항상 기억해야 한다.

7. 장기 기마사지의 비법은 마음의 치유력이다

이 책은 우리 자신과 서로서로를 돌보는 멋진 방법으로 가득차 있다. 그 방법들은 강력하며 만성병과 급성병 모두를 치유할 수 있지만 마음에서 우러나오는 사랑과 열정 없이는 효과적으로 작용하지 않는다.(그림 4) 당신이 좋은 의도를 지닐 때 당신의 손가락과 손은 약손이 되는 것이다.

사랑과 관심과 자비로운 마음으로 사람들과 접촉하라. 당신 자신을 우주력과 지구력, 우주의 소립자나 인간의 힘과 연결시키라. 그리고 그 힘들을 전달하는 육체적인 통로가 되라. 당신의 손을, 어린아이를 만지는 어머니의 손처럼 부드러움으로 가득 채우라. 당신의 중심에서 그들의 중심으로 당신의 손길이 향하면 그들은 아침 태양빛이 닿는 꽃처럼 활짝 피어날 것이다.

모든 생명과 육체는 당신이 도와주면 깨어날 수 있는 자가치유 능력을 가지고 있다. 일단 배꼽의 중심이 활성화되고 그

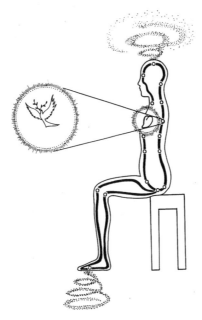

그림 4. 심장의 사랑을 통한 치유

장기들이 제독되면 치유 과정은 그들 스스로의 능력으로 완성될 수 있다.

결국 당신은 다른 사람의 내면을 느끼고 꿰뚫어볼 수 있는 법을 배우게 될 것이다. 당신을 찾아오는 사람들은 자신들의 몸과 마음에 대해 초조해하기 때문에 당신은 다른 사람이 그들 내면에서 평안과 평정을 찾을 수 있도록 도와주어야 한다. 다음 장에서 당신은 도교인들의 지혜에서 탄생되어 수세기에 걸쳐 완성되어온 수많은 고대 동양의 치유 기법을 접하게 될 것이다. 조만간 당신은 위대한 치유자와 스승이 될 수 있다. 사람들은 당신의 지도를 구하게 될 것이다.

항상 당신의 참다운 힘의 근원을 기억하도록 하라. 신비로운 깊은 터치는 언제 어디서나 몸과 영혼과 가정에 활기를 불어넣는다. 당신 자신을 타인에게 마음껏 줄 때 그것이 바로 가슴의 터치이다. 사랑이 듬뿍 담긴 터치는 생명과 영혼을 치유하고 새롭게 하는 엄청난 힘을 지니고 있다.

제 1 장
단전과 인체에너지의 비밀

고대 도교인들은 인간의 육체와 영혼이 영원히 살 수 있다고 믿었다. 그런 존경할 만한 사람들은 그 비범한 지식을 아름다운 시구와 개인적인 기록, 사회적인 비평, 그리고 5천권 분량의 비밀스런 〈도교 경전〉으로 표현했다. 한지 묶음과 목판 인쇄로 된 이 책들은 대부분 번역되지 않고 여전히 묻혀 있다. 그러나 이것은 하루빨리 탐구해 보아야 할 인류의 〈탁월하고 귀중한 문화 유산〉이다.

그 내용을 보면 고대인들이 유기적인 환경에 속해 있는 신체의 미세한 에너지 체계를 수세기에 걸쳐 실험하고 연구한 후에 확신을 얻고 기록으로 남겼다는 것을 알 수 있다. 바로 노련하고 영적인 경험주의자들이 오직 그들 자신의 경험과 관찰에 의거해서 신체의 크고작은 에너지 체계의 틀과 그 힘의 근원, 변형 인자들을 발견했다.

더 나아가, 그들은 적절한 에너지를 취하는 장소를 알아 신체 기관을 보충하고 균형을 도모하여 신체가 영속적으로 활동할 수 있도록 했다. 만약 그 에너지를 손쉽게 얻을 수 없으면 단련된 육체는 에너지와 물질의 우주적, 자연적 법칙을 터득했으므로 필요한 에너지를 개발해내고 만들어낼 수 있었다. 필요한 에너지를 얻는 것에는 때때로 특정한 명상 상태로 들어가거나 뿌리 가루나 잡다한 약초에서 추출한 쓴 음료를 마시는 것이 포함되었다. 더욱 숙련된 도인들의 경우, 잠재력을 개발하기 위해 그들 자신의 에너지와 정수들을 모아 유한한 육체를 벗어나 공간이나 우주 끝으로 투사하여 유쾌한 여행을 시도하기도 했다.

그들이 무엇을 하건, 또 어디로 가건, 가장 소중한 목표-각성 상태-는 자신들의 장기를 감정적이거나 환경적인 긴장과 독소로부터 보호하고, 획득한 에너지가 그들 신체 내에 풍부하고 고르게 흐르도록 하는 것이었다. 바로 이것이 건강과 장수를 얻는 비결이며 장기 기마사지 기술에서 얻을 수 있는 선물이다.

이 책은 인체 기관을 건강하게 유지시키는 방법을 담고 있다. 도교인들은 특히 건강을 유지시키는 비결에 정통했다. 도교의 불멸 사상을 믿건 믿지 않건 도교인들이 그것을 추구했기 때문에 지금 당신은 그 혜택을 누릴 수 있는 것이다. 도교인들은 수많은 훌륭한 생명 연장 기술의 보배를 전수해 왔다. 도교의 기법은 에너지에 대한 이해와 모든 에너지는 불가분의 한 체계의 일부라는 깨달음에서 비롯되었다. 일단 육체가 어떻게 프로그램되었고 그 체계가 어떻게 작동하는지를 안다면 그 프로그램에 합치하는 것은 쉽다. 그들은 육체는 물질로 변형되는 에너지와 에너지로 용해되는 물질의 끊임없는 과정이라는 사실을 발견했다. 이런 육체의 성쇠를 잘 인식했으므로 그들은 자신의 건강 상태를 쉽게 파악하여 적절한 조치를 취할 수 있었다. 당신도 그 비결을 확실히 배울 수 있다.

프랑스의 학자인 헨리 매스페로는 최초로 도교를 연구하여 도교에 대한 저술을 쓴 서구인의 한 사람이다. 「중국 종교에서의 도교(Taoism in Chinese Religion)」에서 기술한, 에너지, 육체, 정신, 그리고 불멸의 도교 개념에 대한 그의 생각을 살펴보기로 하자.

"영생을 추구한 도교인들이 그것을 영적인 불멸이 아닌 육체 자체의 불멸로 생각했다면 그것은 다른 세계에서의 불멸에 대한 다양한 가능성 중에서 사려깊게 하나를 선택하는 문제가 아니다. 그들에게는 육체의 불멸이 유일한 해결책이었다. 그리스와 로마 세계에서는 일찍이 물질과 대립되는 영혼의 개념을 받아들였다. 그리고 종교적 믿음에서는 이 개념을 독자적인 한 영혼과 물질적인 육체로 구분하여 해석했다. 중국에서는 세계를 허공에서부터 물질까지 끊임없이 이어져 있는 연속체로 보았다. 그러므로 그들에게는 영혼이 가시적이고 물질적인 육체와 대립되는 비가시적이고 영적인 존재로 인식되지 않는다."(p. 266)

당신의 건강에 이 이론을 적용하면 영적 혹은 비가시적인 에너지에 대한 지식이나 기법뿐만 아니라 육체나 그 생명 기관을 물질적으로 적절히 돌볼 수 있는 지식이나 기법을 얻는 것도 중요해진다. 매스페로에 따르면 정신과 물질은 하나이기 때문에 건강을 유지하고 싶으면 당신은 인간의 육체와 정신 양면을 돌보는 방법을 알아야 한다. 장기 기마사지의 핵심에는 그런 기술을 배우고 적용하고 가르치는 것이 포함되어 있다.

　내부 에너지 체계를 적용할 때 그에 대한 지식과 비전을 충분히 신뢰하고 그 테크닉에 대한 실제적인 경험을 충분히 갖는다면 엄청나게 오래 살 수 있는 잠재력을 자신들이 지니고 있다는 사실을 언젠가는 수많은 사람들이 알게 될 것이라는 것이 도교인들의 믿음이다. 고도로 진화된 존재는 몇 백년 동안 육체를 지니고 살 수 있고, 혹은 다른 존재 차원에서 그들의 임무를 계속 수행하도록 부름을 받기도 한다. 그런 대담한 육체적이고 정신적인 목표들은 고대의 전설이나 꿈으로 그치는 것이 아니라 실제적인 성취 사례들로 보아 더욱 고무적이다. 이런 성취는 오래전부터 전수되어온 초급과 고급 에너지 테크닉을 활용함으로써 달성되었다. 가장 기초적인 테크닉부터 시작함으로써 당신은 훨씬 건강해지고 더욱 긍정적이고 풍부한 에너지를 갖기 시작할 것이다. 매일 당신 내부의 생명 장기들에게 미소를 보내며 당신의 생명을 지탱해 주는 그들에게 감사함으로써 하루를 시작하라. 명상과 테크닉을 통해 더욱 미묘한 변화 과정 속으로 확장해 들어가면 당신은 그 기법들의 효과를 깨닫게 될 것이다.

　도교인들이 대대로 사려깊게 전수해온 과정들을 따른다면 당신은 그들의 체험을 당신 자신도 얻게 될 것이라는 확신을 갖게 될 것이다.

　이런 종류의 내면의 연금술은 모든 육체와 정신계에 대한 주의깊은 훈련을 필요로한다. 철삼기공(Iron Shirt Chi Kong)[1]이나 태극기공과 같은 정적이고 동적인 명상과 병행하여 장

---

1) 철삼기공은 신체를 땅에 뿌리박고, 장기와 힘줄, 근육, 뼈와 골수를 강화하고, 기를 축적하는 일종의 결합 조직과 장기의 운동법.

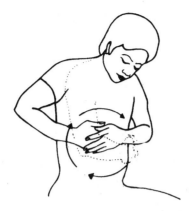

그림 1-1. 복부 마사지는 누구나 손쉽게 할 수 있는 건강법이다.

기 기마사지를 배울 필요성이 있다. 그러면 당신은 자신의 육체와 정신계의 더욱 광범위한 영역을 지배할 수 있고 그것들이 노래부를 수 있도록 연주할 수 있게 될 것이다. 또한 그체계들이 오랫동안 양호한 상태로 작동할 수 있도록 하는, 효과적인 방법들을 배우게 될 것이다. 장기 기마사지는 가장 탁월하게 전수된 양생법이다.

사람들은 지금 당장, 내일, 그리고 다음달 편안할 수 있는 방법을 알고 싶어하며 건강을 유지하면서 인간에게 정해진 평균 수명(60~80세) 이상 살 수 있기를 희망한다. 장수를 고려하고 준비하는 데는 우리들의 경험과 제자들의 경험에서 생활 지침을 얻을 수도 있고, 5천년 전의 충고를 취할 수도 있다. 복부 마사지는 누구나 시행할 수 있는 건강법이다.(그림 1-1) 이 책을 더 이상 읽지 않는다면 복부 마사지만으로도 오랫동안 건강을 유지하는 데 큰 도움이 될 것이다. 이제 복부로의 여행을 시작해 보자.

1. 자연과 우주에 대한 도교의 관점

　도교인들은 언제나 인체 내에서 일어나는 현상을 자연에서 일어나는 현상과 비교하고 대조함으로써 이해하려고 노력했다. 도교인들은 항상 둘 사이의 상응점을 정확히 찾아낼 수 있었다. 자연의 법칙은 모든 수준과 상황에서 인체와 동일하다. 신체의 내적 체계와 우주의 체계 사이의 정확한 상응점을 발견했기 때문에 그들은 자신이 의존할 수 있는 에너지 상응점도 알아낼 수 있었다.

　이러한 상응 체계를 대우주와 소우주(인체)라고 부른다. 실제로 그들은 다음과 같이 추론한다. "저기 밖의 대자연은 여기 내 안에 축소되어 있다. 의식이 깃들어 있는 신체는 대자연의 축소판이다. 또한 신체를 밖으로 투사한 것이 대자연이

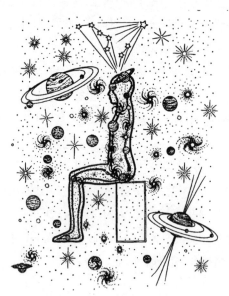

그림 1-2. 소우주와 대우주: 내면의 우주와 외면의 우주

다." 우주와 존재 자체의 기원을 이해하기 위하여 도교인들은 배꼽 센터에서 그들 자신의 탄생을 고찰하고 그 탄생 과정에 아주 가까이 다가가려고 했다.

도교인들은 인간 생명의 기원은 우주 생명의 기원과 흡사하다고 말한다. 바로 인체를 이해하면 우주 전체를 이해할 수 있는 것이다. 새로운 인간의 탄생은 우주의 탄생만큼 장엄하고 소중하다. 탄생은 다같은 창조적 과정이다. 모든 잉태와 창조 과정은 자연의 법칙에서 벗어날 수 없다. 바로 소우주는 대우주의 거울이다. 내면의 우주는 외면의 우주와 동일하다.(그림 1-2)

무극(無極)—인간의 근원

도교인들은 우주적 과정이 인간의 본질과 동일하게 전개된다는 사실을 깨달았다. 자연을 관찰하고 인체 내에 끼치는 자연에너지의 영향력을 탐구함으로써 도교인들은 자연에너지의 근원까지 거슬러 올라갔다. 그들은 명상을 통해 그런 탐험을 시도했다. 그 결과 그들은 무(無)의 상태인 원초적인 허공을 발견했다. 모든 창조가 시작되는 본래 면목으로 인식되는 이 허공을 무극(無極)이라 불렀다.

무극은 도교에서 텅빈 원으로 묘사했다. 그러므로 도교의 본원은 무극, 무한한 허공, 시초, 무, 한마디로 도(道)이다. 바로 이 텅빔이 당신 자신의 창조 근원이다. 당신은 어디에서 왔는가? 당신 자신의 근원으로 계속 거슬러 올라가면 당신은 태고의 신비, 무의 상태와 만나게 된다. 이 무의 상태를 회복하게 되면 당신은 자신이 모든 광휘와 힘을 가지고 태어났음을 알 수 있다.

원기(元氣)—원초적 에너지

도는 이름붙이거나 이해하기 어렵지만 옛날 사람들은 그것에서 만물이 비롯되는 것으로 묘사했다.

도는 하나를 낳고
하나는 둘을 낳는다.
둘은 셋을 낳고
셋은 만물을 낳는다.

〈하나〉는 가장 지고한 통합체이자 우주의 원초적 에너지이다. 잘 알려진 태극 형상은 음과 양이 완전히 조화되어 여전히 하나로 통합되어 있는 상태의 그 힘을 표현해 주고 있다. 그것은 막 분화되어 만물을 창조해낼 것 같은 형상이다. 바로 음양이 분화되어 둘이 된다.

그 음양은 삼태극이라 부르는 세 원소를 창조한다. 그리고 삼태극은 우주의 다섯 원소의 에너지 양상을 만들어낸다. 오행(五行)이라 부르는 이 다섯 가지 힘은 매우 강력하여 만물, 즉 당신을 포함한 자연과 우주의 모든 형상을 창조해낸다.(그림 1-3)

무극의 에너지는 인간의 생명을 지탱시켜 주는 주요한 에너지 집단을 창조했다. 그것들은 우주에너지(天氣), 인간, 혹은 우주진(宇宙塵)에너지, 그리고 땅에너지(地氣)이다. 이 힘들이 서로 조화롭게 작용하며 만물을 떠받치고 있다.(그림 1-4)

우주에너지

자연의 첫번째 힘은 〈천기(天氣)〉라 부르는 우주력이다. 우주력은 별과 행성, 은하수의 에너지로 표현된다. 모든 곳에

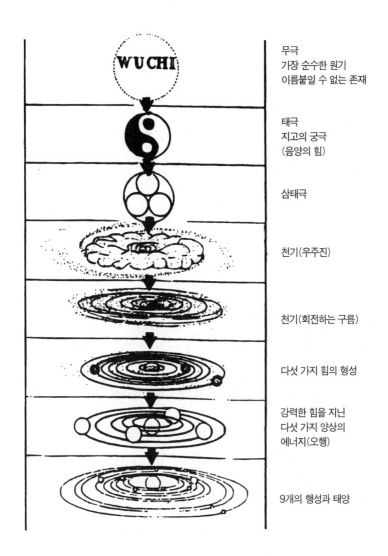

무극
가장 순수한 원기
이름붙일 수 없는 존재

태극
지고의 궁극
(음양의 힘)

삼태극

천기(우주진)

천기(회전하는 구름)

다섯 가지 힘의 형성

강력한 힘을 지닌
다섯 가지 양상의
에너지(오행)

9개의 행성과 태양

그림 1-3. 태극, 오행, 태양계의 창조 과정

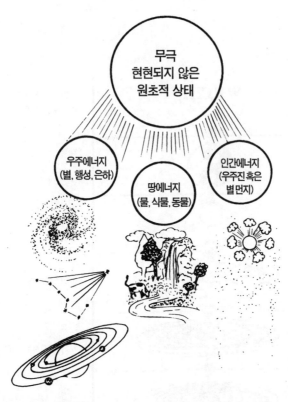

무극
현현되지 않은
원초적 상태

우주에너지
(별, 행성, 은하)

땅에너지
(물, 식물, 동물)

인간에너지
(우주진 혹은
별먼지)

**그림 1-4. 무극에서 생성된 에너지가 우주에너지, 인간(우주진)에너지, 땅에
너지를 창조했다. 그 에너지들이 모든 존재를 지탱하고 있다.**

편재하고 있는 이 거대한 힘은 각 개인과 그밖의 우주의 모
든 존재의 정신과 영혼을 키운다. 인체의 장기는 별과 행성에
너지의 정수이며 소우주와 대우주 사이의 연결점이기도 하
다.(그림 1-5)

우주력은 지구와 달 사이의 특별한 관계로 인해 우리의 지
구에 집중되어 있다. 지구와 달이 결합된 힘은 우리 은하에
존재하는 별들의 에너지를 끌어들이는 매우 강력한 자기력을
만들어낸다. 이 우주력이 소용돌이치며 쏟아져내려 당신의

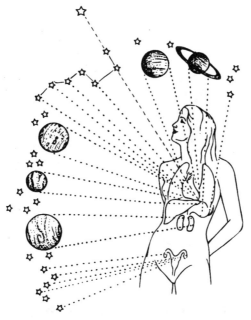

그림 1-5. 장기들은 별과 행성에너지의 정수이다. 또한 장기는 소우주와 대우주 사이의 연결점이다.

몸과 정신, 영혼에 활력을 불어넣는다.(그림 1-6)

많은 사람들이 별과 행성이 인간의 에너지 체계에 영향을 미칠 수 있다는 개념을 받아들이기 어려워 한다. 하지만 모든 사람들은 태양의 힘을 인식하고 있다. 만약 태양이 완전히 소진되면 지구의 생명은 멈춰버릴 것이다. 태양은 단 하나의 별, 우리 행성계만의 특별한 별이다. 또한 많은 사람들, 특히 여성들은 달의 영향력을 느낄 수 있다. 다른 별들과 행성들은 너무나 멀리 떨어져 있어 대부분의 사람들은 그것들이 투사하는 생명에너지를 느끼지 못한다.

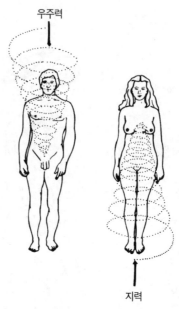

우주력

지력

그림 1-6. 우주력은 하늘에서 내려오고 지력은 땅에서 올라온다.

인간 혹은 우주진(宇宙塵)에너지

  인간 혹은 우주진(宇宙塵)에너지는 자연의 두번째 힘이다.
우주진은 공간을 흐르고 있는 원기의 일부이다. 가장 작은 것
이 빛의 입자이다. 다른 입자들은 생명 사이클이 다하여 폭발
한 별에서 비롯된 것으로 매우 미세한 입자로 공간을 떠다닌
다. 지구와 달의 강력한 자기력이 이들 입자의 상당량을 끌어
당기기 때문에 그 입자들은 먼지로서 지구의 대기권을 맴돌
다가 결국 지구의 표토가 된다.

  도교인들의 믿음에 의하면 인간의 육체는 떨어지는 우주진
으로 만들어진다고 한다. 우주 입자력의 가장 지고한 현현인
인간은 호흡을 통해 그 에너지를 받아들여 장기와 내분비선,
감각 기관들을 보양한다. 당신은 이 에너지를 명상을 통해 쉽

게 모을 수 있다.

땅에너지

땅에너지는 자연의 세번째 힘이다. 음에너지는 땅에서 소용
돌이 치며 올라와(그림 1-6) 우주의 양에너지와 결합된다. 우
주진과 땅의 힘은 인간의 육체를 형성하고 우주력은 육체에
생명을 불어넣는 정신과 영혼을 형성한다.(그림 1-7)

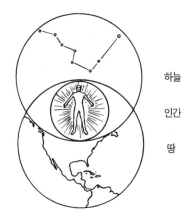

하늘

인간

땅

그림 1-7. 인간은 우주력과 지력이 알맞게 결합된 존재이다.

기(氣)

기는 태양 그 자체뿐만 아니라 태양 아래에 존재하는 모든
존재를 살리며 관통하고 있는, 비가시적인 생명력, 혹은 우주
호흡이다. 기를 전자기력으로 생각해도 무방하다. 인간이 기
를 볼 수는 없지만 느낄 수는 있다. 육체에 끼치는 기의 영향
력은 확인이 가능하다. 기는 인체 내에서 경락이라는 통로를
통해 흐르며 모든 육체 과정을 활성화시킨다. 일반적으로 기
는 부모에게서 받는 선천지기(先天之氣)와 호흡과 음식을 통

한 후천지기(後天之氣)로 이루어진다.(음식도 비가시적인 에너지로 변형된다.) 도치료 수련자들은 집중력으로 눈, 머리카락, 손가락끝, 발가락끝, 회음, 그리고 피부 표면 전체를 통해 기를 끌어들이는 방법을 배운다.

기의 특징은 파동의 힘과 입자의 힘, 에너지와 물질이 서로 뒤바뀌며 끊임없이 움직인다는 것이다. 기는 물질이자 에너지이다. 기는 수축하거나 팽창하기도 하며 끊임없이 순환한다.

특히 기는 정신을 지배한다. 또한 당신이 의도하는 어디로든지 기를 보낼 수가 있다. 무엇보다도 기의 목적은 생명을 키우고 사랑을 증폭시키는 것이다. 장기 기마사지 시술자는 신체의 기를 생성시켜 순환시키는 법을 배워야 한다. 수련을 통해서 기의 순환을 얼마든지 강하고 원활하게 만들 수 있다.

기순환이 불량하고 균형이 잡혀 있지 않으면 신체에 악영향을 끼친다. 기가 매우 뜨겁거나 차거나 혹은 매우 약해도 질병이 될 수 있다.

장기 기마사지를 실시하면 기순환을 원활히 하고 기균형을 유지하는 데 큰 도움이 된다. 좋은 기는 적절하게 흐르는 기이고 나쁜 기는 정체된 기이다. 생명은 움직임이요, 죽음은 정체이다. 생명은 변화와 자발성이요, 죽음은 단조로움과 경직성이다.

몸이 건강하고 조화로운 상태이면 기순환이 저절로 이루어진다. 장기 기마사지를 통해 당신은 몸과 그 기를 어떤 상태에서든지 적응이 가능하도록 변화시킬 수 있을 것이다.

금과 다이아몬드처럼 기에도 매우 미세한 것에서 조악한 것까지 다양한 등급이 있다. 가장 조악한 기는 물질로 형상화된다. 다음 등급의 기는 인체의 경락 바깥과 표피로 흐르며 육체를 질병으로부터 보호한다. 가장 미세한 기는 가장 섬세한 인체 기관과 영혼을 보양한다. 바로 인체는 우주기(천기, 양)와 땅의 기(지기, 음)가 합쳐져 응축되어 만들어진다.

기는 다양하게 표현되는데, 가장 귀중한 기는 어머니의 자궁에 있을 때 축적된다. 이는 부모에게서 물려받은 정기(精氣), 즉 선천지기(先天之氣)이다. 선천지기는 반드시 보존하여야 하는데 이 기는 에너지가 매우 풍부한 원초적인 힘, 곧 원기(元氣)이기 때문이다.

기와 혈

기와 혈은 인체를 순환하는 기초 에너지이다. 기와 혈의 상태와 움직임은 중국의 치료 기법에서 모든 치료의 이론적이고 실제적인 기초가 된다. 피는 음식과 선천지기, 공기 중의 기에서 얻어진 기에너지가 결합되어 형성된다. 피는 고밀도의 기이다. 피는 심장, 동맥, 모세혈관, 그리고 정맥을 통하여 흐른다. 혈액의 경로와 기능은 현대 의학에서 잘 밝히고 있다. 동맥혈은 영양과 산소, 기를 온몸의 세포 곳곳으로 운반한다. 정맥혈은 영양과 산소를 조직으로 공급해 주고 폐에서 교환될 이산화탄소를 짊어지고 정맥을 통하여 심장으로 되돌아오는 피이다.

경락과 혈관이 나란히 달리고 있으므로 혈과 기는 육체를 통해 나란히 흐르고 있다. 기는 피의 원동력으로서 피에 활력을 불어넣고 피가 혈관을 통해 흐르도록 하는 힘을 공급해 준다. 다음의 유명한 경구를 보면 그들의 관계를 잘 알 수 있다. "기가 움직이면 피가 흐른다. 기가 정체되면 피가 응고된다."

기혈은 영양과 에너지로 가득 차 있을 때 엄청난 치유력을 지니게 되고 인체를 통해 자연스럽고 풍부하게 흐를 수 있다.

하지만 기혈이 에너지가 부족하고 너무 차거나 뜨겁거나 혹은 정체되어 있어 힘차게 흐르지 않으면 문제가 생긴다. 장기기마사지를 시술하고 가르칠 때는 기혈의 상태와 흐름에 특별히 신경써야 할 것이다.

음과 양

음양은 인체를 포함하여 모든 물질을 형성하는 원기에서 비롯된 양극성이다. 인체의 기에너지를 고찰하고 측량하기 위해서는 음양에너지를 구분할 필요가 있다.

음은 감정, 수동, 수용, 텅빔, 지성, 밤, 땅, 내면, 타성, 차가움, 물, 휴식, 그리고 달 등의 성질로 표현된다. 음은 보통 수축하는 성질을 지녔고 아래나 안으로 흐른다. 음은 인체 내면 깊숙히 숨어 있다. 지성은 성질상 음이다.

양은 창조, 꽉참, 활동, 낮, 뜨거움, 외면, 불, 하늘, 태양 등으로 표현된다. 양은 팽창하는 성질을 지녔고 위와 밖으로 흐른다. 양은 표면적이며 가시적인 것이다. 양은 지성의 표현이다.

비록 음양은 성질상 반대이지만 서로 분리된 에너지가 아니라 서로 끊임없이 영향을 미치며 상호 연관되어 있다. 음양은 각자 반대 성질을 품고 있으며 발전하여 급기야 반대 극성으로 변화되기도 한다. 음양은 동전의 양면이다. 음양은 하나의 에너지장에서 작용하는 두 에너지극을 지닌 막대자석과 같다.

도교인들은 음양의 정도와 비율로 모든 것을 기술하고 정의했다. 인간은 이 힘들의 조화로운 균형에 의하여 창조된다. 당신은 그 두 힘의 균형을 유지함으로써 건강을 유지하고 장수할 수 있다. 음양의 완전한 조화는 완전한 건강을 의미한다. 장기 기마사지의 목적은 완전한 조화를 성취하는 것이다.

기의 다섯 가지 양상

도교인들은 다섯 가지 근본적인 에너지 변화가 음양의 상호 작용에 의해 일어난다는 것을 관찰했다. 그것들은 다섯 가지 움직임, 혹은 오행(五行)이라고 부르는 에너지의 다섯 가지 근본 양상이다.

도교에서는 자연에서 발견되는 물리적 요소(나무, 불, 땅, 쇠, 물)가 유동적인 다섯 가지 에너지 성질로 표현된다고 본다. 기는 이 양상을 통해 작용한다. 나무는 발전하고 생성하는 에너지를 표현한다. 불은 팽창하고 발산하는 에너지를 표현한다. 땅은 안정되고 중심으로 향하는 에너지를 표현한다. 쇠는 고체화되고 수축하는 에너지를 표현한다. 물은 보존하고 모으고 가라앉는 에너지를 표현한다. 다섯 가지의 각 에너지는 끊임없이 원기에서 비롯되는 음양의 상호 작용을 동시에 표현한다.

오행은 자연과 우주를 통해 관찰할 수 있는 에너지의 표현이다. 우주에서 오행은 별과 행성의 움직임, 그리고 다른 우주 현상에 영향을 끼친다. 땅에서 오행은 봄, 여름, 늦여름, 가을, 겨울로 표현된다. 인체 내에서 오행은 장부(臟腑)에 영향을 끼친다. 신장과 방광은 수(水), 간장과 담낭은 목(木), 심장과 소장은 화(火), 폐장과 대장은 금(金), 비장과 위장은 토(土)에 해당한다. 우주에 영향을 미치는 힘이 바로 자연과 인체에 영향을 미치는 힘이다.

2. 선천지기 : 인간의 원기

도교인들은 남녀가 아기를 만들기 위해 만날 때 모든 인체의 정수가 정자(양)와 난자(음)에 응축된다고 믿었다. 정자와 난자의 성적 결합 중에 생성되는 오르가슴의 힘은 우주에너지, 인간(우주진)에너지, 땅에너지를 끌어당겨 결합시키는 힘을 지니고 있다. 도교인들은 이 과정을 〈하늘과 땅의 재결합〉이라고 부른다. 이 힘들은 서로 결합될 때 더 차원 높은 힘들을 끌어당길 수 있다. 이 힘들은 무형의 도(道)와 같은 선천

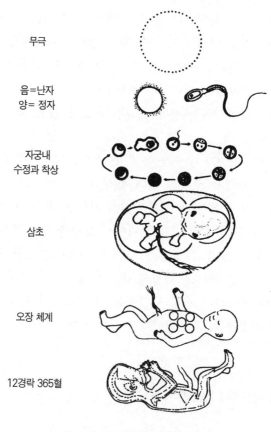

무극

음=난자
양= 정자

자궁내
수정과 착상

삼초

오장 체계

12경락 365혈

그림 1-8. 아기의 형성 과정

지기(先天之氣)를 창조한다.

이 모든 힘들은 먼저 태아의 원기를 만들기 위해 결합된다. 인체의 조직은 우주의 조직을 반영하고 있다. 처음에는 무(無)만이 존재한다. 그 다음 인간은 하나의 어머니 세포와 하나의 아버지 세포가 결합함으로써 자라나기 시작한다. 이 과정이 우주 창조의 시초인 태극의 반영이다. 이 세포가 음양의 두 근본적인 힘을 창조하고, 음양은 세 에너지 중심을 창조한다. 이 세 에너지 중심이 기의 다섯 가지 양상인 오행과 오장(五臟) 체계를 형성한다. 그 에너지들은 무수한 부위를 만들어내며 온몸 곳곳으로 뻗어나간다.(그림 1-8)

잉태에서 탄생까지 원기는 생명의 원동력으로 존재한다. 그리고 원동력인 원기는 조화로운 음양에너지의 발전기로서 계속 역할한다. 만약 원기를 보존하고 주의깊게 일깨운다면 그것은 당신에게 생명력을 영원히 부여해줄 수 있다고 도교인들은 생각한다.

인체의 배꼽 센터는 원기의 핵심을 담고 있다. 인체와 정신, 영혼의 모든 작용은 활력이 넘치는 배꼽 센터에서 비롯된다. 배꼽 센터는 에너지의 공급원, 즉 당신의 배터리이다. 배꼽 중심은 당신의 가장 강력한 에너지를 저장하고 있고 변형시킨다.

도교인들은 그 부위를 여러 가지 이름으로 부르고 있다. 기의 바다, 에너지의 바다, 큰솥, 하단전, 배꼽 센터 등이 그 명칭들이다. 배꼽 센터는 신체와 정신의 사령부이다. 장기 기마사지에서 먼저 단련해야 할 주요 부위가 바로 배꼽 센터이다. 그 다음, 당신은 다른 센터들을 다루게 될 것이다.

3. 배꼽 센터 혹은 단전

단전의 정확한 위치는 사람에 따라 다르지만, 일반적으로 배꼽 안쪽 중심, 요추 2, 3번 사이의 점(명문) 앞에 위치하고 있다. 때때로 단전은 배꼽 아래 3~4cm 지점에서 발견되기도 한다. 하지만 육체 차원에서는 단전을 발견할 수가 없다. 단전은 미세체(에너지체)에 존재하고 있어 육체상의 그 위치는 대략적인 위치일 뿐이다.

단전은 육체의 중심이다. 단전은 기에너지의 발전기이자 저장소이다. 단약(丹藥)의 저장고라 부르기도 하는 단전은 선천지기의 치유력을 지니고 있다. 장기 기마사지에서는 이 중심에서 나오는 에너지를 육체가 정상적으로 기능하도록 하는 데 사용한다. 도교의 정신수련에서 단전은 〈큰솥〉으로서 내부 연금술의 중심이다.

하단전은 에너지 주파수를 변형시키는 세 개의 큰솥(에너지 중심) 중의 하나이다. 중단전은 가슴/태양신경총에 위치하고 있고 상단전은 뇌의 중심에 위치하고 있다. 단전, 즉 배꼽 센터의 중요성은 태아가 성장할 때 그 역할에서 알 수 있다.

잉태시 수정란은 즉시 분열하기 시작하여 자궁벽에 착상한다. 탯줄이 생겨나고 그 탯줄을 통해 자라나는 태아는 영양분을 공급받게 된다. 탯줄이 연결된 부위가 아기의 배꼽이다. 태아가 어머니의 자궁 속에 있는 동안 에너지가 탯줄을 통해 배꼽으로 들어간다. 그 다음 그 에너지는 왼쪽 신장, 오른쪽 신장을 거쳐 성 센터로 내려가고, 또 회음을 거쳐 척추를 통해 머리까지 올라간다. 다음 그 에너지는 혀를 통해 앞쪽으로 내려와 배꼽으로 되돌아오게 된다. 이 순환 통로가 태아의 음양에너지를 조화롭게 하는 소주천 회로를 구성한다.(그

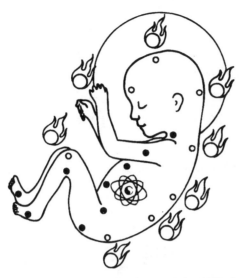

그림 1-9. 에너지가 배꼽의 태반을 통해 들어가 소주천 회로를 통해
순환하면서 음양에너지를 조화롭게 해 준다.

림 1-9)

　태아는 배꼽의 에너지로 성장하여 노폐물은 배꼽을 통해
배설된다. 탄생후 아기의 몸이 자라날 때도 신체는 계속 배꼽
주변을 통해 독소를 배출하게 된다. 장기 기마사지에는 배꼽
과 신체를 통해 독소를 배설시키는 수많은 방법이 있다. 배꼽
센터는 육체의 중심으로서 모든 힘의 균형을 맞추어 준다. 앉
아있을 때나 서있을 때, 혹은 태극권을 수련할 때 육체는 이
단전을 중심으로 움직인다. 단전은 우주에너지, 인간에너지,
그리고 땅에너지를 육체에 유용한 생명력으로 변형시킨다. 이
기능은 육체의 소화 과정과 흡사하다. 도교인들은 배꼽을 외
부 에너지를 받아들이고 저장하고 변형시키는 장소로 생각한
다. 이 부분에 정체나 긴장이 없어서 에너지가 쉽게 들락날락

할 수 있어야 한다.(그림 1-10) 복부의 중요성은 아무리 강조해도 지나침이 없다.

단전은 몸과 정신, 영혼을 하나로 통합하는 장소이다. 단전은 육체의 강력한 기에너지 센터이다.(그림 1-11) 만약 이 에너지 센터에 정체나 막힘과 같은 문제점이 있다면 그 에너지를 장기와 그들의 에너지 체계에 충분히 공급할 수 없을 것이다.

소주천, 태극기공, 철삼기공, 그리고 고급 수련을 포함한 모

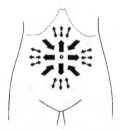

그림 1-10. 단전은 우주에너지, 인간(우주진)에너지, 땅에너지를 모아 생명에너지로 변형시킨다. 에너지의 입출이 원활하기 위해서는 단전의 감정적, 환경적 독소를 제거해야 한다.

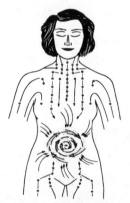

그림 1-11. 단전은 몸과 정신, 영혼이 통합되는 장소이다. 단전의 중요성은 아무리 강조해도 지나치지 않다.

든 도교 수련에서는 항상 에너지를 복부로 되돌림으로써 끝맺는다. 수련을 통해 에너지를 기르고 원래의 저장고에 그 에너지를 저장한다. 육체의 중심을 기로 가득 채우고 막힘을 방지함으로써 에너지는 강력하게 흘러 건강과 젊음, 장수를 누릴 수 있는 것이다.

4. 인체의 경락은 치유에너지를 순환시킨다

　장기 기마사지 과정은 기혈을 응고시키고 정체시키는 독소와 감정적 긴장을 청소해 줌으로써 단전의 에너지를 다시 활성화시킨다. 엉킴, 덩어리, 비만, 팽창, 종양은 복부의 정체를 초래하여 신체의 발전기에서 비롯되는 에너지 흐름을 방해한다. 복부를 청소하고 복부를 우주에너지, 인간에너지, 땅에너지로 가득 채우면 자연치유력이 발동되어 그 부위가 되살아난다. 일단 그 에너지가 경락과 혈관을 통해 강력하게 흐르면 육체와 정신은 스스로를 치유하는 방향으로 움직일 것이다.

　육체와 정신이 위의 세 가지 에너지를 모아들이고 순환시킬 수 있게 되면 불멸의 신체와 정신을 개발할 수 있는 단계로 들어서게 된다. 인간(우주진)에너지, 우주에너지, 땅에너지는 불멸의 에너지이다. 그 에너지들은 태초부터 존재해왔다. 당신이 그 에너지들을 더 많이 받아들이면 받아들일수록 그만큼 그 에너지들의 성질을 닮아가게 된다. 그 에너지들을 단전으로 받아들여 단전에서 혼합하고 요리하여 생명에너지(감로수)를 만든다. 그런 후 그 생명에너지를 몸 전체를 통해 순환시킨다. 이 생명에너지를 체내에서 활성화시키면 면역 체계의 기초가 되는 백혈구나 T세포의 형성을 촉진하게 된다. 그러므로 생명에너지를 많이 보유하면 신체의 면역성이 높아질 뿐만 아니라 건강이 증진되어 장수하게 된다.

불멸의 에너지 혼합물은 새로운 세포와 조직을 만들어 독소로 가득찬 세포와 조직을 대체할 수 있는 힘을 지니고 있다. 이처럼 세포 재생이 가능하기는 하지만 새로운 세포의 생명력은 끊임없이 쇠퇴하기 때문에 지속적인 노력이 필요하다. 도치료 과정을 규칙적으로 수련하면 충분한 에너지를 모으고 저장할 수 있어 그날그날 필요로 하는 에너지를 세포와 조직에 공급할 수 있다. 그리고 그 필요성을 충족시켜 줄 수 있을 뿐만 아니라 여분의 에너지를 축적할 수도 있다. 이 여분의 에너지로써 당신은 불멸의 에너지로 구성된 새로운 신체/정신을 점차적으로 창조해나갈 수 있다.

에너지 통로(경락)

보통 경락으로 부르는 에너지 통로는 모든 신체 부위를 연결하고 통합하는 에너지 분배망을 형성한다.[2] (그림 1-12) 장기들과 내적으로 연결된 경락은 신체의 표면으로 흐르며 사지와 감각 기관들을 연결한다.

기는 경락을 통해 흐른다. 장기 기마사지 시술은 장기들과 그들의 기관에 적절한 에너지를 나누어 주는 데 큰 도움이 된다.

---

2) 경락은 크게 12정경과 기경팔맥 두 가지로 나누어진다. 12정경은 오장육부의 기와 연결된 마치 큰 도로와 같은 흐름이다. 기경팔맥은 정경의 기 흐름을 조절해 주는 샛길 같은 흐름으로 임맥과 독맥, 충맥, 대맥, 음교맥, 양교맥, 음유맥, 양유맥이 있다.

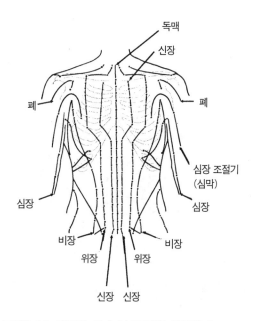

독맥

신장

폐

폐

심장 조절기
(심막)

심장

심장

비장

비장

위장

위장

신장 신장

그림1-12. 경락은 에너지 통로망을 형성한다.

소주천 회로

독맥(督脈)

독맥은 양기(陽氣, 우주에너지)가 흐르며 땅으로부터 음기 (陰氣)가 올라오는 것을 도와 음기와 결합된다. 독맥은 회음 (會陰)에서 시작되어 척추를 통해 머리로 이르게 된다. 머리 에서 독맥은 두뇌로 들어가 정수리를 지나고 미간으로 내려 가 임맥(任脈)과 만나는 입천장에서 끝난다.(그림 1-13)

독맥은 끊임없이 들락날락하며 재통합시키는 여섯 개의 양 경락에 생명에너지를 공급한다. 독맥은 두뇌, 척수, 그리고 생 식 기관과 밀접하게 연관되어 있다. 독맥을 통해 충분한 에너 지가 흐르면 척추가 강화되고 길어진다.

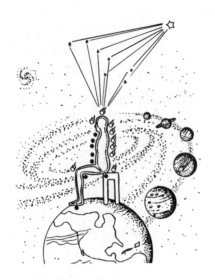

그림1-13. 임맥(음경락)과 독맥(양경락)은 세 가지 근본 에너지의 흡수와 순환을 돕는다.

임맥(任脈)

임맥은 음기(陰氣, 땅에너지)가 흐르며 하늘로부터 양기가 내려오는 것을 도와 양기와 결합한다. 임맥은 회음에서 시작되어 똑바로 배꼽을 지나 위로 올라와 흉골을 따라 목을 통하여 혀끝까지 신체의 앞면으로 흐른다.(그림 1-13) 소주천 수련을 통해 임맥이 열릴 때 그 흐름은 거꾸로 되어 자궁에 있을 때와 마찬가지로 신체 전면(前面)을 타고 흘러내려 오게 된다. 그리하여 도교인들은 탄생 이전의 에너지 흐름을 회복하게 된다. 임맥은 생명에너지를 그것과 연결된 여섯 개의 음경락에 공급한다. 임맥은 태아와 월경주기를 관장한다.

충맥(衝脈)

충맥(衝脈)은 인체의 매우 중요하고 강력한 에너지 통로이다. 충맥은 수직으로 척추와 나란히 달리고 있으며 우주에너지와 땅에너지의 축과 가장 직접적으로 연결되어 있다. 단전의 에너지가 이 통로를 통해 강력하게 흐를 수 있으면 장기와 내분비선들이 제독되고 활성화된다.

각 통로의 넓이는 대략 2.5~4cm 정도이다. 오기조화신공 II는 충맥을 더욱 넓게 열어준다. 오기조화신공 II는 이 통로에 대한 자각 또한 증진시켜 준다. 어쨌든 이 통로는 누구에게나 열려있어 어느 정도까지는 활동하고 있다.

충맥은 다른 모든 경락과 연결되어 있기 때문에 〈12경락의 바다〉의 일부로 생각된다. 그러므로 충맥은 신체 전체를 통해 에너지를 공급할 수 있다.

침술사들은 정체된 복부와 가슴의 기혈을 뚫어주는 데 중충맥, 즉 충맥(衝脈)을 사용한다. 이 경락은 〈혈해(血海, the Sea of Blood)〉라고 불린다. 복부와 장기의 정체를 해소해주어 단전을 활성화시키면 에너지가 충맥을 통해 자유롭게 흘러 신체가 강화된다.

또한 충맥은 다리를 통해 발까지 뻗어내려가 땅에너지를 하단전까지 끌어올리는 데 사용할 수 있다. 장기 기마사지를 시술할 때 당신은 충맥을 통해 우주에너지와 땅에너지를 끌어들여 그 에너지를 피시술자에게 직접 전달할 수도 있다.

좌충맥

좌충맥은 남성의 경우 왼쪽 고환에서 출발하여 왼쪽 회음, 항문의 왼쪽, 여성의 경우 왼쪽 난소, 왼쪽 신장, 비장, 심장, 폐, 왼쪽 부갑상선과 갑상선, 왼쪽 귀와 눈, 그리고 두뇌의 좌반구를 통과한다.(그림 1-14)

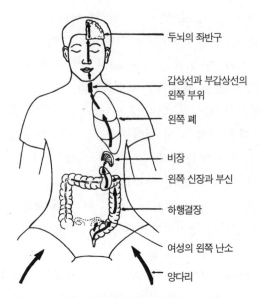

두뇌의 좌반구

갑상선과 부갑상선의
왼쪽 부위

왼쪽 폐

비장

왼쪽 신장과 부신

하행결장

여성의 왼쪽 난소

양다리

그림 1-14. 좌충맥의 통로

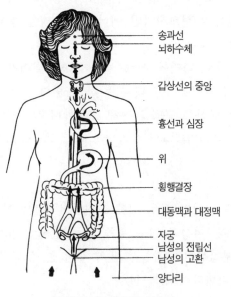

송과선
뇌하수체

갑상선의 중앙

흉선과 심장

위

횡행결장

대동맥과 대정맥

자궁
남성의 전립선
남성의 고환

양다리

그림 1-15. 중충맥의 통로

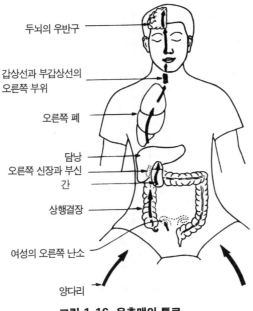

두뇌의 우반구

갑상선과 부갑상선의
오른쪽 부위

오른쪽 폐

담낭
오른쪽 신장과 부신
간

상행결장

여성의 오른쪽 난소

양다리

그림 1-16. 우충맥의 통로

중충맥

중충맥은 남성의 경우 음낭의 중앙을 출발하여 회음, 항문
의 중앙, 여성의 경우 자궁경부, 남성의 경우 전립선, 대동맥
과 대정맥, 췌장, 위, 간의 일부, 심장, 흉선, 목, 혀, 뇌하수체,
시상하부와 송과선, 정수리를 통과한다.(그림 1-15)

우충맥

우충맥은 남성의 오른쪽 고환에서 출발하여 오른쪽 회음,
항문의 오른쪽, 여성의 오른쪽 난소, 오른쪽 신장, 간, 폐, 오
른쪽 부갑상선과 갑상선, 오른쪽 귀와 눈, 그리고 두뇌의 우
반구를 통과한다.(그림 1-16)

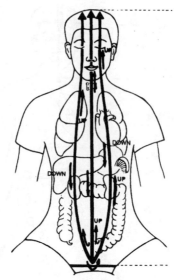

그림1-17. 세 충맥 - 기에너지는 아래위로 흐른다.

세 충맥

세 충맥은 중앙의 에너지 통로를 형성한다. 우주에너지와 땅에너지는 복부를 지나는 그 통로를 따라 오르락내리락 한다.(그림 1-17) 세 충맥은 소주천 회로의 내부이다.

대맥(帶脈)

대맥은 에너지로 인체를 둘러싸고 있다. 그 에너지의 원은 신체를 보호하며 신체 표면에 기를 공급해 주며 외부로부터 부정적 에너지가 침입하는 것을 막아 준다. 배꼽에서 출발하여 대맥은 몸체와 두뇌, 다리의 모든 주요 에너지 센터들을 가로지르며 둘러싸고 있다. 대맥은 복부를 통과하는 모든 통로를 포함하여 신체 아래위로 달리고 있는 모든 통로들을 연결하고 묶어 주고 있다.(그림 1-18)

복부를 가로지름으로써 대맥은 수직으로 난 모든 에너지

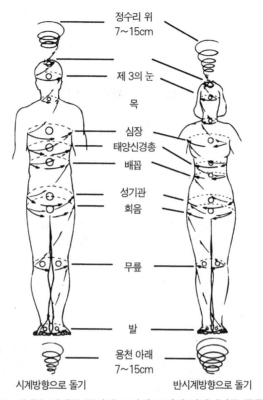

정수리 위
7~15cm

제 3의 눈

목

심장

태양신경총

배꼽

성기관

회음

무릎

발

용천 아래
7~15cm

시계방향으로 돌기   반시계방향으로 돌기

그림 1-18. 대맥은 신체를 둘러싸고 신체 표면에 기에너지를 공급한다.

통로들을 연결하게 된다. 신체의 전면(前面)에서 대맥은 임맥과 연결된다. 그 통로가 왼쪽으로 움직이면서 좌충맥과 연결된다. 신체의 후면에서 그것은 독맥과 연결된다. 오른쪽에서 그것은 우충맥과 연결된다. 앞면으로 되돌아와서 대맥의 원은 완성된다.(그림 1-19, 1-20, 1-21)

대맥 주위를 도는 에너지는 시계방향이나 반시계방향으로 움직일 수 있다. 또한 수직 통로들(충맥과 소주천회로)이 상호 연결된다. 기는 아래나 위로, 원으로, 오른쪽이나 왼쪽으로, 앞으로나 뒤로 흐를 수 있다.

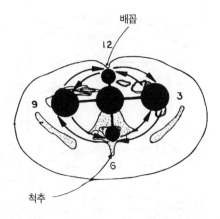

그림 1-19. 배꼽 위치에서의 대맥과 충맥: 이 에너지 통로들은 몸 전체를 통해 달리고 있고 여러 방향으로 에너지를 흐르게 해주는 에너지 다리에 의해 상호 연결되어 있다.

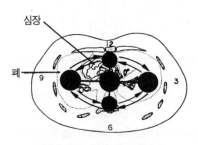

그림 1-20. 심장 위치에서의 대맥과 충맥

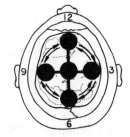

그림 1-21. 정수리 위치에서의 대맥과 충맥

삼초

서양 의학에서는 삼초를 인식하지 못하고 있지만, 도교인들은 삼초는 양의 성질을 띠고 있고 세 부위로 나뉘어져 있다고 믿고 있다. 상초는 머리와 심장, 폐를 포함한다. 중초는 소화 기관을 포함한다. 하초는 신장, 대장, 그리고 생식 기관을 포함한다.(그림 1-22) 도교인들은 삼초는 식욕, 체온, 체액의 균형을 포함한 기초적인 생명 기능을 담당하는 뇌 영역인 시

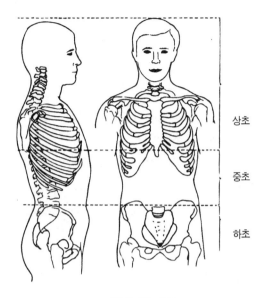

상초

중초

하초

그림 1-22. 삼초

상하부와 연결되어 있다고 믿는다. 장기 기마사지는 삼초의
세 부위를 조화롭게 만들어 줌으로써 최상의 상태를 유지시
켜 준다.

삼초는 인체를 통해 흐르고 있는 에너지를 조절하는데 마
치 에어컨이나 히터처럼 자동 온도 조절 장치의 역할을 한다.
심장이 과열되었을 때 삼초는 열을 중초를 통해 허리 부위인
하초로 순환시켜 준다. 거기에서 그 뜨거운 에너지가 식혀져
심장으로 다시 순환하게 된다. 아래로 내려간 열기는 아래의
서늘한 에너지가 너무 차지 않게 방지해 준다.

근막 - 기의 보호층

근막은 모든 장기의 보호층을 이루는 조직이다. 근막은 축축
하여 에너지의 자유로운 흐름을 가능케 해 준다. 근막은 다양

한 두께와 강도를 지니고 있으며 부드럽고 미세한 장기들을 둘러싸고 있는 모든 신체 부위에 존재한다. 의학책에는 120개의 서로 다른 종류의 근막을 열거하고 있다. 심층 근막과 표층 근막은 피부, 근육, 뼈, 장기, 기관들을 함께 묶고 있어 그것들을 보호해 주는 장막과 윤활유가 되어 준다.(그림 1-23)

근막은 기를 위한 구조물이다. 다량의 기가 근막에 싸여 근막을 강하고 촉촉하게 유지시켜 준다. 근막의 기가 부족하면 근막은 건조해지고 딱딱해지며 연약해진다. 근막은 인체에 흐르는 기의 도관이다. 에너지 통로들은 근막을 통해 지나간다. 근막이 건조하면 기가 잘 흐르지 못하고 몸이 경직되기 쉽다. 움직임 또한 고통스럽다.

양질의 기가 근막을 통해 흐르면 신체 어디에서나 흐름이 양호해진다. 근막이 건강하면 양질의 에너지가 풍부해지고 조직이 유연해지고 하나로 잘 통합된다. 건강한 근막은 얇으면서 강하고 팽팽하여 유연한 방패막 역할을 톡톡히 한다. 장기 기마사지, 특히 피부 제독을 실행해나감에 따라 근막과 장기,

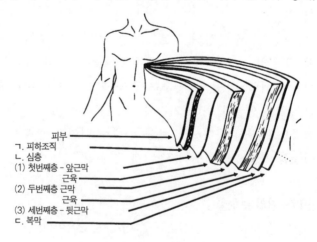

피부
ㄱ. 피하조직
ㄴ. 심층
(1) 첫번째층 - 앞근막
근육
(2) 두번째층 근막
근육
(3) 세번째층 - 뒷근막
ㄷ. 복막

그림 1-23. 피부 근막의 세 층

기관이 건강해진다.

복부에는 많은 층의 근막이 있다. 사실, 복부에는 인체의 근막이 가장 많이 압축되어 있다.

5. 인체의 에너지망과 에너지 센터

모든 에너지 통로들이 결합되어 인체의 에너지망을 형성한다. 인체는 에너지망이 잘 가설되어 있어 필요한 부위로 에너지를 보내준다. 복부는 반드시 청결함을 유지하여 에너지의 핵심에서 나오는 순수한 에너지가 항상 자유롭게 흐를 수 있어야 한다.(그림 1-24)

단전은 육체와 에너지체를 연결하는 문이다. 육체를 창조하고 지탱하는 모든 에너지 통로들은 단전에서 나오고 단전으로 되돌아간다. 당신도 그것을 느끼고 체험할 수 있다. 단전은 〈참 감로수(원기, 인체 에너지의 근원)의 바다〉이다. 원기는 인체를 치유해 주고 인체 본래의 전체성을 회복시켜 준다. 배꼽 센터의 문을 통해 당신의 신체로 흘러들어 오는 우주적

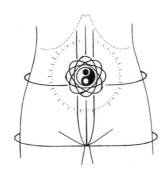

그림 1-24. 단전과 에너지망
단전은 수직과 수평의 경락들을 통해 에너지를 몸/정신/영혼으로 공급한다.

자궁의 물은 건강과 순수성, 균형잡힌 세포를 회복시켜 준다. 그 통로 주변이 정체되면 이 놀라운 에너지가 들어올 수 없다. 장기 기마사지는 그 에너지 통로를 열어 주어 당신의 활력을 되찾아 준다.

6. 인체에너지 체계에 대한 도교적 관점

기의 다섯 가지 양상(오행)

우주를 창조하는 다섯 가지 에너지는 마찬가지로 장기와 인격을 형성한다.(그림 1-25) 그러므로 같은 원소 에너지의 소우주인 각 인간은 우주와 그 상호 작용하는 힘을 반영한다. 인간 차원에서 오행은 끊임없이 활성화되어 인체의 세 단전 내의 원기로 되돌아간다. 도교인들은 인간을 대우주의 축소판인 소우주로 보기 때문이다.

장기들과 내장은 각각 기의 특별한 형태를 띤다. 제 3장에 서술된 테크닉을 구사하는 장기 기마사지 시술자는 오행 간의 다양한 에너지 관계에 의해 에너지 분포의 강약을 알아내고 그에 대처한다.

육체와 정신, 영혼의 상태를 인식하는 한 가지 방법은 하늘과 땅, 인간의 모든 과정에서 구성되는 오행과 음양에 대한 끊임없는 관찰이다. 상황은 항상 변화하고 있지만 끊임없이 반복되는 자연의 법칙에 따라 변화할 뿐이다. 당신이 예민하다면 계절을 관찰함으로써 다음에 일어날 일을 알 수 있다. 당신은 그것들을 활용하는 법을 배울 수 있다.

작가 존 브로펠드는 그의 책 「불멸의 탐구(The Quest for Immortality)」에서 오행에 대해 도교인들이 이해한 핵심을 다

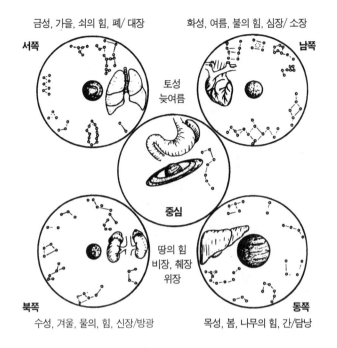

금성, 가을, 쇠의 힘, 폐/ 대장　　화성, 여름, 불의 힘, 심장/ 소장

서쪽　　　　　　　　　　　　　　　　남쪽

토성
늦여름

중심

북쪽　　　　　　　　　　　　　　　　동쪽

땅의 힘
비장, 췌장
위장

수성, 겨울, 물의 힘, 신장/방광　　목성, 봄, 나무의 힘, 간/담낭

그림 1-25. 오행과 성좌, 그리고 그것들과 관련된 장기

음과 같이 파악했다.

　"오행은 원소가 아니다. 과학에 몰두한 현자들은 다섯 가지 형태의 주요한 자연 현상을 관찰했다. 그들의 상호 작용은 실제보다 비유에 가까운 나무, 불, 흙, 쇠, 물의 상호 작용과 흡사하다. 그들은 자연의 작용은 주어진 환경에서 각각의 상대적인 힘에 따라 상생하거나 상극하는 과정의 미묘한 균형 체계에 의존한다는 사실을 이해했다. 오랜 시간 동안 자연에 대한 고요한 명상을 통하여 그들은 때때로 상극 작용의 힘을 관찰하고 그런 상극의

결과를 예측하는 법을 익히거나 심지어 냇물의 흐름을 바꾸는 것처럼 특정한 작은 범위 내에서 그 결과를 조작하는 법을 배웠다. 그러므로 오행의 과학에 통달한 사람은 초심자들이 보기에 놀라울 정도로 예언을 행하거나 자연의 순행을 바꾸는 힘을 행사하기도 했다."(p. 6)

목기(木氣)와 간/담낭

간은 신체를 방어하는 기능을 담당하고 있다. 간은 부드럽고 자유로운 기혈의 흐름을 신체의 모든 부위로 보낸다. 간기(肝氣)는 위쪽과 바깥쪽으로 흐르고 목성과 동쪽에서 온다. 간은 봄과 관련되어 있다. 그리고 간의 에너지는 오전 1시와 3시 사이에서 가장 강력하다.

간은 자라나고, 생성하고, 발전하고, 따뜻하고, 축축하고, 풍성한 성질의 에너지이다. 목기(木氣)는 적도의 아침 태양 에너지, 신생아에 대한 약속과 가능성, 어린 나무의 움트는 생기, 혹은 부풀어오르는 봄 강의 풍성한 에너지를 연상케 해준다.

간은 피를 저장하고 걸러 주며 피의 공급을 조절하고 단백질을 생산한다. 또한 간은 독소를 저장하여 양질의 에너지로 바꾸어 주기도 한다.

간의 기혈이 건강하고 균형잡혀 있고 풍성하면 손톱이 건강하고, 시력이 밝으며, 신경이 안정되고, 근육과 힘줄에 에너지가 풍부해진다.

목기의 긍정적인 감정은 지성으로 순화된 친절이다. 목기인(木氣人)은 침착하고 신중하며 안정되고 명석한 정신을 지녔으며, 창조적이고 발전적이고 건설적이며, 융합적이어서 다든 사람들과 협조를 잘 이룬다.

목기의 부정적 감정은 분노, 폭력, 계획 없이 큰 일을 잘 꾸미는 것이다. 목기인은 기회주의적이며, 신경질적이며, 거칠며, 강제적이며, 옹고집스럽고, 현학적이며, 형식적이며, 경쟁적이고 적대적이다.

분노가 간에 영향을 미칠 수 있다는 생각은 흥분하기 쉽고 분노로 가득차 있다는 뜻인 영어 단어 〈liverish〉에서 잘 알 수 있다.

알콜중독으로 다년간 간이 상했던 사람들은 자신이 한때 얼마나 난폭하고 신경질적이었는지 알고는 놀라움을 금치 못한다. 또한 그들은 술을 끊은 후 자신들이 매우 온순해지고 타인의 감정에 대해 염려하며 친절한 행동이 종종 돌발적으로 유발되는 것을 알고는 기뻐하며 유쾌한 놀라움을 금치 못한다.

화기(火氣)와 심장/소장

심장은 몸/마음/정신을 지배하고 있다. 심장은 기혈을 변화시키고 혈액 순환을 담당하고 있다. 심장의 기는 뇌로 흘러들어가고 장기의 균형을 유지하기 위해 아래로 흘러가기도 한다. 심장의 기는 남쪽과 화성에서 온다. 심장의 기는 여름과 관련되어 있고 오전 11시에서 오후 1시까지 가장 활발하다.

심장은 정신의 집이다. 정신은 기쁨, 자비, 용기, 공정성, 부드러움, 상냥함 등, 모든 장기에서 나오는 가장 양질의 에너지로 구성되어 있다. 이런 정신 에너지는 인격을 결정한다.

모든 장기의 에너지는 상호 조화를 이루며 다양하고 흥미 있는 삶을 살도록 해 주므로 다같이 중요하지만 모든 문화에서는 심장을 가장 중요한 장기로 생각한다. 중국 의학에서는 심장을 오장의 왕으로 생각한다. 심장의 기능은 사랑과 자비의 존귀한 불꽃 에너지를 발하게 하는 것이다.

우리는 〈가슴이 뜨거운〉, 〈가슴대 가슴〉, 〈가슴과 영혼〉, 〈마음 속에서 우러나온〉 등의 표현에서 심장의 온기와 그 중심력을 이해할 수 있다. 심장에 부정적 에너지를 지닌 사람은 열의없고 냉담한 사람으로 불린다. 그들의 무감각은 종종 타인을 낙심에 빠뜨리기도 한다.

화기(火氣)는 발랄하지만 어떤 연령에서도 가질 수 있는 성숙 에너지이다. 화기는 팽창하는 성질을 지녔고 활동적이다. 화기는 마치 여름에 만개하는 꽃의 에너지와 같다. 화기에 의하여 예술, 영감, 창조성, 천재력이 발동되고, 사람, 가족, 사회에 활력을 불어넣는 많은 기능들이 생긴다.

화기는 얼굴과 눈에 생기를 준다. 풍부한 심장의 기를 지닌 친구의 얼굴을 떠올리기는 쉽다. 왜냐하면 그 얼굴은 밝고 빛나고 생기있는 자태를 지녔기 때문이다.

또한 이 에너지는 의지력을 키워 주고 호르몬과 내분비선 체계에 생기를 불어넣어 준다. 화기를 계속 단련해 나가면 당신은 그것의 중심된 역할을 이해하게 되고 학생들에게 그들의 정신을 지키고 화기와 온기를 배양하는 법을 가르칠 수 있다.

불의 긍정적 감정은 기쁨, 행복, 영성, 사랑, 덕성, 정, 따뜻함, 인내, 존경, 예의바름, 총명, 섬세함, 관심이다. 불의 부정적 감정은 차가움, 잔인성, 부덕, 사려깊지 못함, 아첨, 조급, 지루함, 무미건조함, 증오이다.

토기(土氣)와 비장/췌장/위장

토기는 토성에서 비롯되며 모든 방향의 중심과 연관되어 있다.

목기가 아기로서 자라나는 기이고 화기는 성숙된 청년의 기라면, 토기는 완전하게 성숙된 어른의 기이다. 토기는 안정시키는 기를 제공한다. 만약 몸/마음이 온통 불로 가득차 있다면 쉽게 타버린다. 화기로 꽉찬 사람들은 아름다운 혜성처럼 놀랍고도 불타는 쇼를 보여줄 수 있지만 그 쇼는 너무나 짧다. 토기와 상극의 힘은 얼음이나 빙하처럼 강력한 물이다. 만약 몸/마음이 온통 수기(水氣)로 가득차 있으면 그는 냉담하고 소극적으로 비춰질 것이다.

토기는 다른 에너지들이 그 양상을 바꿔갈 때 그 모든 에너지들을 굴절시킨다. 우리 기관의 매개 역할을 함으로써 다른 에너지들을 섞고 그 균형을 유지시킨다. 이러한 성질은 비장, 췌장, 위장의 중심적 위치와도 부합된다. 이 토기는 생각을 통제하고 정신적인 명료함을 제공한다. 그러므로 이 에너지를 통하여 우리는 자신의 삶을 되돌아보고 필요한 조처를 취하게 된다.

비장, 췌장, 위장은 토기가 작용하는 장기이다. 배전판처럼 기능하는 이 장기들은 음식에서 에너지와 기를 흡수하고 만들어 운반하는 역할을 수행한다. 땅은 먹거리를 생산한다. 그러므로 토기는 늦여름, 혹은 수확기의 에너지이다. 대부분의 나라와 문화에서 이 시기는 평가, 반추, 계획, 준비를 위한 때이다. 이때 처음 우리는 가을의 서늘함을 느낀다. 흔히 이 느낌으로 인해 우리는 가라앉고 안정되며 다가오는 겨울을 위한 준비를 시작하게 된다.

토기의 긍정적 성질은 타인에 대한 감수성과 관련되어 있다. 즉각적이고 공정하며, 수용적이고 진실하며, 조화롭고 중심이 잡혀 있다. 욕망을 조절하며, 식욕이 왕성하며, 정확하며, 사회적이며 호의적이다.

편견에 사로잡혀 있고, 과도하게 준비성이 있고(즉각적이지 않은), 너무 걱정하는 것은 토기의 부정적 성질이다. 항상 시간을 잘 맞추지 못하고 너무 빠르거나 너무 늦다. 풍부하고 균형잡힌 에너지가 부족한 사람은 인위적이고, 거짓이 심하며, 어눌하고, 단절되어 있고, 균형잡히지 않는 경향이 있다. 욕구는 질투로 변한다. 다른 네 가지 기운의 부정적 성질은 강한 토기의 조화력이 없다면 증폭되고 만다. 식욕은 탐닉으로 바뀌거나 전혀 식욕이 없게 된다. 그리고 불친절해지거나 사려깊지 못하게 된다.

영어와 불어에는 한때 서구인들이 비장이 잠재적으로 담고 있는 부정적 감정과, 그 부정적 감정인 걱정과 근심이 만들어 내는 파괴성을 이해하고 있었음을 나타내 주는 단어가 있다. 그 단어는 각각 〈spenetic〉, 〈speneitique〉이다. 웹스터 사전은 〈spenetic〉을 성미가 나쁜, 화를 잘 내는, 성미가 까다로운, 심술궂은, 짖궂은 등으로 정의하고 있다.

금기(金氣)와 폐/대장

금기는 금성과 연결되어 있고 서쪽에서 온다. 그리고 금기는 가을에 가장 강하며, 오전 3시와 5시 사이에 가장 활발하다.

금기는 폐의 에너지이다. 이 에너지에 해당하는 중국어는 가장 순화된 금속인 금(金)이다.

폐는 몸의 에너지 제련소이기 때문에 폐에 금기(金氣)를 대응시킨 도교인의 지혜는 놀랍기만 하다. 폐에서 공기로부터 온 기가 음식물로부터 온 기, 그리고 선천지기와 합쳐져 피와 정제된 두 종류의 기(氣)인 영양물과 방어물을 생성한다. 이 기는 신장의 선천지기와 합쳐진다.

영양의 기는 인체에서 가장 열심히 일하는 기이다. 그 기는 피와 함께 에너지 통로를 통하여 기관 전체로 순환한다. 에너지로 가득찬 느낌을 받을 때 당신은 영양의 기의 저장고에서 에너지를 끌어당기고 있는 것이다. 영양의 기가 풍족하면 손발이 따뜻하고 피부가 촉촉하며 머리카락에 윤기가 흐른다.

또한 폐는 피부, 기공, 그리고 땀을 조절하며, 방어의 기를 생성한다. 방어의 기는 폐에서 근막 표면으로 여행한다. 방어의 기는 피부 아래뿐만 아니라 피부 표면의 세포에도 존재한다. 도교인들이 철의(鐵衣)와 금종(Golden Bell)을 개발하고, 두 개의 전설적인 쿵후가 형성되었을 때, 그들은 방어의 기 단련을 완전히 습득했다. 그들은 근막을 봉하고 표면의 기를 모아 그 무엇도 침범할 수 없는 몸을 만들어 액체를 흡수하거나 칼의 공격조차 가뿐히 튕겨낼 수 있었다.

방어의 기가 풍부하면 외부로부터 병원균이나 바이러스의 침입을 막을 수 있어 매우 유익하다. 바람, 유독 가스, 결핵균, 독감 등도 막는다.

피부는 동서양 모두에서 〈제 3의 허파〉로 보고 있다. 피부는 허파가 이산화탄소를 제거하도록 돕는다. 골수 호흡이라는 도교 수련에서는 피부의 모공을 통하여 기를 직접 끌어들이는 법을 배운다.

가을 공기와 같은 양질의 금기는 맑고, 상쾌하고, 서늘하고, 건조한 감각과 정신 상태를 만들어 준다.

진지하고 냉정한 상태의 금기는 단호한 결단과 잔잔한 응시의 에너지이다. 이 에너지를 통해 분쟁을 해결하고 일을 마무리지을 수 있다. 금기는 용기, 순수성, 정직, 결단성, 나눔, 관대함, 용서의 에너지를 제공한다.

금기의 부정적 성질은 위선, 비통, 슬픔, 우울, 부정직, 가장, 혼란, 불신, 무책임함, 완고함, 쩨쩨함, 질투, 원한 등이다.

수기(水氣)와 신장/방광

신장과 연관된 물은 모든 장기에 에너지를 공급하는 신체의 기초에너지이다. 수기(水氣)가 충분하면 신체는 균형잡히고 아름다우며 힘이 있다. 이러한 생명에너지가 잘 생산되도록 신장을 건강하게 유지하는 것은 필수적이다. 모든 장기는 생명 기능을 담당하고 있다. 이것들 중 하나라도 제기능을 발휘하지 못하면 질병에 걸리게 된다. 각 장기가 생산하는 에너지의 생명력이 조화를 잘 이루면 신장은 가장 건강한 상태가 된다. 수기는 수성과 연관되어 있고 북쪽에서 온다. 그리고 겨울과 대응된다.

겨울은 모으고 저장하는 시기이다. 외적으로는 생명이 위축되나 내적으로는 생명이 지속된다. 겨울은 곰에게나 눈 속에 갇혀 따뜻한 집에 틀어박혀 있는 사람에게나 휴지의 기간이다. 나무, 씨, 동물, 그리고 사람들은 성장과 재생의 계절인 봄을 다시 맞이할 때까지 그들 자신의 에너지를 절약하고 저장한다.

물은 생명을 뜻한다. 물은 탄생, 성장, 정화, 청결함, 재생의 요소이다. 또한 물은 땅의 정수이다. 생명에너지는 수기에서 나온다. 이것은 인간을 바다에서 기인된 생명체로 보는 진화론에도 부합된다. 또한 물이 제공한 생명은 해일이나 극심한 홍수에 의해 파괴될 수 있다.

신장은 우리의 조상들이나 부모에게서 물려받은 에너지를 저장한다. 신장은 탄생, 성장, 재생, 성, 노화를 포함한 필수적인 모든 생명 기능을 담당한다. 도교인들은 신장이 수명을 결정하는 에너지도 저장한다고 말한다.

신장에서 기인하는 부정적 감정인 공포는 신장과 그 짝 장기인 방광에 악영향을 끼친다. 누구나 한번쯤은 군인이나 비행사가 전장에서 놀라 오줌을 찔끔찔끔 싼 적이 있다는 이야기를 들은 적이 있을 것이다.

당신이 대머리가 되어 가고 있다면 그것은 선천적인 결함이 아니라 신장에 문제가 있기 때문이다. 신장은 뼈의 힘과 골수의 건강을 결정한다. 또한 신장은 뇌물질에 영향을 미치고 두뇌의 명석함에도 영향을 미친다. 신장은 청력을 관장할 뿐만 아니라 요도, 방광, 소변, 정액을 떠맡고 있다. 신장의 가장 중요한 생명 기능 중 하나는 자궁 조절 능력이다.

물은 의지를 관장한다. 강한 의지력은 수기가 풍족하다는 뜻이다. 수기가 약하면 미래의 일을 결정하는 힘을 상실할 것이다.

수기의 긍정적 감정은 신중하고, 감각적이고, 끈기있는 주의력과 연결되어 있다. 강한 신장의 에너지를 지니면 차갑고, 칙칙하고, 겁을 잘 내는 사람과는 반대로, 냉정하고, 편안하고, 겁이 없는 사람이 된다.

부드러움은 수기의 긍정적 에너지이다. 부드러움은 졸졸 흐르는 시내의 부드러운 리듬, 높은 산 호수의 고요함, 혹은 대양의 심연에서 기인하는 부드럽지만 강력한 움직임을 내포하고 있다.

수기의 부정적 감정인 두려움은 고착되고 수축하는 성질을 지녔다. 다른 부정적 감정은 육욕적인 것, 편집증, 냉담함, 일시적임, 옹졸함, 산만함, 정체됨, 한 곳에 맴 도는 것 등이다.

오행의 관계표

오행의 관계표(그림 1-26)는 목화토금수의 성질과 상호 관계를 보여준다. 이 표를 연구하고 참고하여 오행의 차이점을 익히기 바란다.

오행\성질	목	화	토	금	수
음장기	간	심장	비장/췌장	폐	신장
양장기	담낭	소장	위장	대장	방광
긍정적 감정	친절	사랑, 기쁨, 존경	공정, 수용성	정의, 용기	부드러움
부정적 감정	분노	증오, 조급	걱정, 근심	슬픔, 우울	공포
행성	목성	화성	토성	금성	수성
방위	동쪽	남쪽	중심	서쪽	북쪽
에너지의 성질	성장, 발전, 생성	팽창, 발산	안정	수축	보존, 수집
성장사이클	파종, 싹이 움틈	개화, 열매 성장	열매 성숙, 수확	씨 떨어짐	휴면중인 씨앗
계절	봄	여름	수확기	가을	겨울
땅위의 경과	유년	청년	장년	노년	죽음
몸의 소리	고함	웃음	노래	울음	곡소리
맛	신맛	쓴맛	단맛	매운맛	짠맛
보양기관(五體)	신경, 힘줄	혈관, 유관속계	근육, 살, 근막	피부	뼈, 이빨
오관(五官)	눈	혀	입술, 입	코	귀
온도	따뜻하고 습한	뜨거운	온화한	서늘하고 건조한	추운
분비물	눈물	땀	침	점액	소변
냄새	누린 냄새	타는 냄새	향기	비린 냄새	썩는 냄새
뻗어가는 장소	손톱	안색	입술	체모	머리카락
색깔	푸른색	붉은색	노랑색, 갈색	흰색	검은색, 진청
소리	스—	하—	후—(후음)	스—	후—(입술소리)
기능	조절과 결정	온기, 활력, 흥분	통합하고 안정시키고 균형잡는 능력	힘과 안정	야망과 의지
생체 기능과의 관계	신경계	혈관, 호르몬	소화, 림프, 근육계	호흡계	재생 기관과 비뇨기계
혈과의 관계	혈액 저장과 거름	내분비선계 혈액 순환	혈액 저장과 정화	산소 공급, 일산화탄소와 독소 제거	골수내 혈액 생산
소화와의 관계	단백질 합성, 제독, 영양 배분	소장내 음식물 흡수와 선택	음식섭취 감독 에너지를 맛에 따라 각 기관에 보내기	대장을 통한 배설	감독
기와의 관계	따뜻하게 하는 효과	뜨겁게 하는 효과	균형잡는 효과	서늘하게 하고 건조시키는 효과	차게 하는 효과
동물령	푸른 용	붉은 꿩	노란 불사조	흰 호랑이	검은 거북이
영적 고향	영적인 혼	영혼	결정	동물령들	의지
정신적 양상	정신적 명확성	직관	즉물성	감정적 감수성	의지력, 창조

그림 1-26. 오행의 관계표

7. 상생과 상극의 법칙

상생의 법칙

상생의 법칙은 원을 이루며 오행 중에서 모자 관계를 형성한다. 봄/간/목은 그 자식인 여름/심장/화를 키우고 돕는다. 여름/심장/화는 그 자식인 수확기(늦여름•초가을)/비장/토를 키우고 돌본다. 수확기(늦여름•초가을)/비장/토는 가을/폐/금을 기르고, 가을/폐/금은 겨울/신장/수를 기른다. 겨울로서 그 순환이 끝나면 또 겨울이 봄을 일깨운다.(그림 1-27)

예를 들어, 어떤 장기가 약하고 차갑고 음이 과도하면 상생의 관계에서 그 장기를 촉진시켜 주는 계절/장기를 강화시켜야 한다. 그 장기가 아픈 장기를 낳는 어머니이기 때문이다. 어머니가 강하면 그 여분의 에너지를 자식에게 전해 주게 된다.

마찬가지로, 어떤 장기가 너무 강하고 뜨겁고 양이 과도하

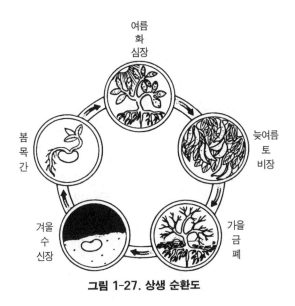

그림 1-27. 상생 순환도

면 상생의 관계에서 자식 장기의 에너지를 약간 덜어 주어야 한다. 그러면 문제가 된 장기의 과도한 에너지가 자식 장기로 흘러 들어갈 것이다. 역시, 어머니는 항상 과도한 에너지를 자식에게 주게 되는 이치이다.

상극의 법칙

상극의 개념은 상호 엇갈려 작용하며, 더욱 약한 장기를 압박하는 장기를 제한하고 순화시킨다. 아이를 꾸짖는 어른의 이미지가 이 관계를 잘 보여준다. 이런 경우 당신은 가족 중 다른 사람, 가령 숙모나 형제자매(장기)를 불러 고압적인 부모를 자제하고 그 자식을 구하게 될 것이다.

상극의 법칙에 따르면, 간은 비장을 제압하고, 비장은 신장을 제압하고, 신장은 심장을 제압하고, 심장은 폐를 제압하고, 폐는 간을 제압한다.(그림 1-28)

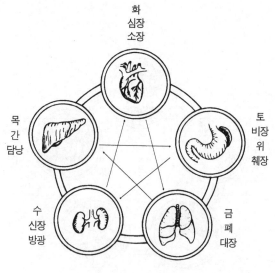

화
심장
소장

토
비장
위
췌장

목
간
담낭

수
신장
방광

금
폐
대장

그림 1-28. 상극 순환도

제 2 장

장기 기마사지를 위한 준비 수련과
자기 방어

1. 치유에너지 환경 만들기

장기 기마사지(氣內臟, CNT) 시술자나 지도자는 혈액이 깨끗하고 기 흐름이 강한 건강한 육체를 지녀야 한다. 당신은 학생들에게 모범이 되는 건강한 에너지와 건강한 육체를 지녀야 한다. 그럴 때 당신은 학생의 에너지 흐름을 막고 있는 이물질이나 어떤 문제점을 파악할 수 있다. 기내장의 과정은 우주에너지, 우주진에너지, 땅에너지를 체내로 직접 받아들이는 것뿐만 아니라 타인에게 적합하게 사용할 수 있도록 그 에너지들을 체내에서 가공하는 것이다.

당신의 부정적 감정은 다른 사람에게 전달된다. 그러므로 먼저 당신 자신을 대상으로 기내장을 끊임없이 시술하는 것이 매우 중요하다. 일단 당신의 복부를 정화하면 당신의 감정 상태가 변화되고 당신의 태도가 향상되는 것을 체험하게 될 것이다. 당신 자신의 막힘을 해소함으로써 다른 사람을 훨씬 잘 도울 수 있는 준비가 된다.

이 장에서는 당신의 에너지를 깨끗하고 균형잡히고 강력하게 유지할 수 있는 수련법을 많이 소개하고 있다. 다른 사람에게 시술하기 전에 모든 수련법을 실행할 필요는 없다. 하나의 수련법을 선택해서 수련하고 나머지도 점차적으로 실행해나가면서 모든 수련법을 익히면 될 것이다.

에너지의 근원과 강하게 연결하기

에너지를 유지하는 것이 중요하기 때문에 에너지의 근원과 연결되는 것이 무엇보다도 중요하다. 당신은 우주에너지, 우주진에너지, 땅에너지와 연결될 수 있고 그것들을 한 에너지로 통합시킬 수도 있다. 이들 에너지와 연결될 때 당신은 강해지고 당신을 통해 풍부한 양질의 에너지가 흘러 학생들에게 큰 도움을 줄 수가 있다.

매일 명상 수련하기

에너지를 유지하기 위해서는 매일 명상해야 한다. 명상을 하면 외부의 힘과 재결합되고 사기(邪氣)와 독기를 소진시키게 된다. 외부의 힘과의 연결이 끊어진 사람들은 그들의 에고가 너무 커져서 마치 그들 자신이 타인을 치유할 수 있는 능력을 지닌 것처럼 착각하게 된다. 하지만 그들은 진정으로 준비된 것이 아니며 쉽게 사기를 취할 수가 있다.

약손 명상을 매일 수련하면 손의 능력이 증진되어 우주에너지, 우주진에너지, 땅에너지를 받게 된다. 당신은 학생을 접촉할 때 손바닥과 손가락에서 솟아나오는 에너지를 느낄 수 있게 될 것이다.

에너지 손실을 방지하기

대부부의 치유 전문가들은 피시술자들로부터 사기를 취하게 된다. 그렇게 되면 그들 자신이 오히려 도움이 필요하게 된다. 장기 기마사지에서는 먼저 우주에너지, 우주진에너지, 땅에너지와 연결되고, 필요할 때 에너지를 보존하게 된다.

치유는 자연의 선물임을 인식하기

건강한 사람이면 누구나 치유할 수 있다. 치유 능력은 강력한 생명력을 가지는 것을 의미한다. 강력한 생명력을 지니는 것은 고차원의 생명력(기), 타인을 돕기 위해 그들에게 줄 수 있는 무언가를 지니는 것이다. 당신의 생명력 에너지를 타인에게 베풀어서 그들의 에너지에 영향을 미치려면 당신의 에너지가 더욱 강력하거나 수준이 높아야 한다.

그러나 사람들은 제한된 양의 에너지만 지니고 있을 뿐이다. 그러므로 우주에너지, 우주진에너지, 땅에너지와 연결되어 그 에너지들이 흐를 수 있는 통로가 되는 것이 중요하다. 성공 여부는 당신의 에너지 통로를 열고 그 에너지를 변화시키는 능력에 달려 있다.

대부분의 사람들은 외부의 에너지를 유용한 에너지로 바꿀 수 있다. 충분한 우주에너지를 흡수하여 활용할 수 있으려면 보통 1년이 걸린다. 그 기간은 지구가 태양 주위를 도는 데 걸리는 시간이다.(그림 2-1) 하지만 우주진 기순환과 나무 수련을 행하면 장기의 과열이나 우주에너지 소화 불량의 문제 없이 에너지 흡수와 변형 과정을 앞당길 수 있고, 그 에너지를 즉시 활용할 수 있게 된다.

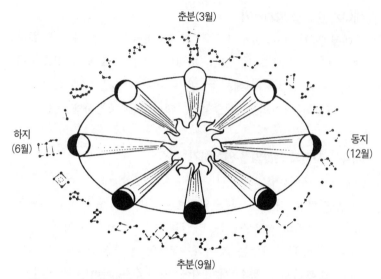

춘분(3월)

하지
(6월)

동지
(12월)

추분(9월)

그림 2-1. 보통, 충분한 우주에너지를 흡수하여 유능한 치유자가 되는 데는 1년이 걸린다. 명상은 그 흡수 과정을 훨씬 더 앞당긴다.

에너지 변형시키기

에너지를 파괴시킬 수는 없지만 변형시킬 수는 있다. 기내장 테크닉을 훈련하면 다른 사람을 치유할 때 그 사람의 문제점을 찾아내고 그의 에너지 수준을 높일 수 있다. 당신은 그들이 그들 자신의 에너지를 변화시킬 수 있도록 돕게 된다. 당신이 불을 지피면 피시술자는 그 불을 유지하며 꺼뜨리지 않도록 해야 한다. 그들에게 장기 기마사지법과 더불어 내면의 미소, 여섯 가지 치유소리, 소주천 명상을 가르치면 그들이 병기와 부정적 에너지들을 양질의 생명력 에너지로 바꾸는 데 큰 도움이 될 것이다.

에너지 주기와 받기

당신의 생명력 에너지를 타인에게 주고 그들을 돕고자 할 때는 반드시 당신의 에너지가 건강해야 한다. 그렇지 않으면 상대방은 당신의 병기를 받아 똑같은 질병에 걸리게 될 것이다.

그 반대의 경우 또한 발생한다. 당신이 어떤 사람에게 에너지를 전달할 때 그 사람의 에너지가 당신에게 옮겨질 수 있다. 그러면 그 사람의 문제가 당신에게 전염된다. 치유 시술에 종사하면 꼭 그런 문제가 따라붙게 된다. 그래서 치유 기술을 지닌 많은 사람들이 질병에 걸리게 되는 것이다. 그들의 에너지 체계가 충분히 효율적이지 못해 그들에게 노출된 병기의 영향력을 막지 못하기 때문이다. 젊고 건강한 사람들은 병기를 소진시킬 수 있는 에너지를 지니고 있기 때문에 병기의 영향력을 뚜렷이 받지는 않는다. 하지만 언젠가는 그 에너지를 상실하게 되어 병기의 영향을 받게 될 것이다. 그러므로 당신은 환자들을 단순히 치유해 주는 것으로 그쳐서는 안 되고 그들을 가르치고 조언해야 한다. 우주에너지, 우주진에너지, 땅에너지에로 열린 에너지 통로를 개발하고 유지하면 병기를 취하는 것을 피하게 되고 들어온 병기를 물리칠 수도 있다.

강력한 에너지의 통로 열기

에너지 통로를 많이 열면 열수록 그만큼 에너지는 풍족해진다. 그러므로 에너지를 받기 위해서는 적어도 소주천 회로의 두 개의 주요 경락(독맥과 임맥)을 여는 것이 중요하다. 충맥(沖脈)과 대맥(帶脈)을 추가하면 더욱 좋다. 에너지 통로를 열면 당신은 먼저 자신의 에너지가 흐르는 방식을 알게 된다. 그 다음 건강한 에너지를 끌어들여 병기를 몸 밖으로 몰아낼 수 있게 된다. 당신 자신의 에너지 통로를 먼저 개방

함으로써 더욱 유능한 치유자가 되고 다른 사람에게서 뽑아
낸 병기의 침입을 피할 수가 있다.

소주천을 여는 가장 빠른 방법은 도치료사 자격증을 주는
주말 워크숍에 참여하는 것이다. 또한 「치유의 빛 일깨우기
(Awakening the Healing Light」 책이나 비디오테이프를 활용
할 수 있다. 충맥과 대맥을 열기 위해서는 도치료사 과정을
밟거나 「오기조화신공 I (Fusion of Five Elements I)」 책이
나 「오기조화신공 I, II, III(Fusion of Five Elements I, II,
III)」 비디오테이프를 활용하면 된다. 오디오테이프를 활용할
수도 있다.[1]

수련이 끝날 때마다 에너지 회복하기

매 수련 후 앉아서 명상하는 것이 중요하다. 명상을 통해
반드시 병기를 완전히 제거해야 한다. 수련 후 당신은 손이
차갑고 피부가 가렵고 에너지가 부족하다는 느낌을 받게 될
것이다. 손이 따뜻해질 때까지 명상하라. 그러면 병기가 완전
히 소진될 것이다. 「오기조화신공 I」을 수련하여 배꼽에 에
너지를 더 모으고 병기를 긍정적인 생명력으로 전환시켜야
한다.

병기로부터 신체 보호하기

다른 사람을 도울 때 병기를 손과 팔의 피부 표면에 축적
해 놓는 것이 가능하다. 병기를 어깨 위로 가게 하거나 신체

---

1) 오기조화신공은 오장의 기와 감정을 조화시키고 임독맥을 제외한 기경팔
맥을 여는 수련법이다. 여기에 언급된 책자와 비디오테이프는 힐링 타오 아
카데미에서 구입할 수 있다. 책자는 정신문화사에서 출간할 예정이다.

내부로 들어가게 해서는 안 된다. 매일 수련을 행하면 당신의 정신력으로 병기의 침입을 저지할 수 있다.

해로운 에너지를 제거하는 방법에 대한 의견은 무수히 많다. 어떤 사람들은 손 씻는 것을 권장한다. 만약 이 방법을 행하려면 반드시 차갑고 흐르는 물을 이용하기 바란다. 그렇지 않으면 에너지를 신체 내로 더 깊숙히 밀어넣을 수도 있다.

또 한 가지 방법은 손을, 땅에너지를 전달해 주는 표면과 땅과 연결된 표면(가령, 물파이프) 위에 놓는 것이다. 땅과 연결된 벽돌벽이나 시멘트벽과 마찬가지로 쇠도 똑같은 효력을 발휘할 것이다. 그것들은 병기를 땅 밑으로 몰아버린다. 땅은 병기를 중화시켜 준다.

병기가 많으면 이 방법은 그다지 효과적이지 않거나 강력하지 않다. 그러므로 확실하게 정화시키려면 명상을 병행해야 한다.

치유를 위하여 땅과 나무 이용하기

특히 소나무는 병기와 탁기를 몰아주는 데 탁월하다. 다른 나무들이나 식물 또한 효과가 있다. 하지만 화초는 태양에너지를 직접 받지도 않고 땅과 직접 연결되어 있지도 않다. 화초는 제한된 양의 병기만 흡수할 수 있을 뿐이다.

타인의 병기는 당신의 내부 장기로 스며들어 거기에 축적될 수 있다. 그 병기는 매우 탁하고 거친 에너지이며 차고 찌르는 감각이다. 나무는 이 에너지를 땅으로 보내 줌으로써 병기를 해소해 줄 수 있다.

주의깊게 다루기

병기에 노출된 상태로 마음대 마음으로 타인을 도울 때 당신의 에너지는 쉽게 소모된다. 그렇게 되면 당신은 타인을 도울 수 없게 된다. 병기나 독기는 즉시 배출해야 한다. 그것을 배출하지 않으면 체내에 오랫동안 남게 된다. 그러므로 수련 모임 후 가능한 한 즉시 명상을 실시하는 것이 매우 중요하다. 이 충고를 절대 잊지 말기 바란다. 오라를 확장하는 데 활용하는 약손 명상과 우주기공(책 발간 예정)은 매우 중요한 수련법이다. 그 수련법들을 행하면 에너지장이 당신 내부와 주변에 에너지장이 형성되어 당신의 신체와 정신을 보호해 준다. 이 에너지장은 병기가 손가락을 통해 들어올 때 장기로 침투하기 전에 그것을 소진시키고 전환시킨다. 〈철삼기공(Iron Shirt Chi Kung)〉은 병기로부터 당신의 장기를 보호하는 매우 효과적인 수련법이다.

에너지는 매우 실제적이며 존중심을 가지고 다루어야 한다. 당신의 에너지가 통로를 따라 흐르고 오라가 강해지면 에너지를 느끼고 조절할 수 있게 된다. 당신은 능력을 증폭시켜 손에서 일어나고 있는 것을 감지할 수도 있다. 그러면 병기를 좀 더 잘 다룰 수 있게 된다. 당신은 손가락 끝을 통하여 에너지를 강하게 발사할 수 있는 방법을 알게 되고 당신의 모든 에너지 체계를 강화시킬 수 있게 된다.

치유자는 지식이 풍부해야 하며, 특히 생명력 에너지를 다루는 데 주의를 기울여야 한다. 그래야만 그 치유 체험은 스승과 제자 모두에게 축복이 될 수 있다. 고통을 감수하려다가는 크나큰 값을 치를 수도 있다.

자신의 에너지 수준 점검하기

아침에 일어나자마자 몇 분간 당신의 에너지 수준을 점검하라. 당신의 에너지 수준이 낮다면 그 수준을 높이는 시간을 가져야 한다.

어떤 경우든 너무 무리하지 말라. 당신의 에너지가 저조하거나 기분이 좋지 않다면 다른 사람에게 시술해서는 안 된다. 앞에서 언급했거나 앞으로 언급할 명상법들은 당신의 에너지를 고차원의 수준으로 높이는 데 큰 도움이 된다. 〈소주천〉과 〈오기조화신공〉은 당신의 에너지 수준을 점검하고 끌어올릴 수 있는 매우 강력한 수련법이다. 〈오기조화신공 Ⅱ〉는 충맥, 그리고 특히 대맥을 활용함으로써 병적 영향력을 차단하는 데 매우 유용하다.

언제든지 예방 조치를 취하고 당신이 무엇을 행하고 있는지 아는 것이 현명하다. 치유에너지와 병기에 대한 충고와 경고는 이 책 전반에 걸쳐 계속될 것이다. 무엇보다도 당신 자신을 돌보는 방법에 대한 지침을 따르는 것이 매우 중요하다.

2. 몸 준비하기

기내장(CNT) 시술에 필요한 강하고 건강한 몸을 만들 때, 에너지는 필요한 곳으로 흘러간다는 사실을 명심해야 한다. 만약 당신의 에너지가 피시술자의 것보다 낮다면 그의 에너지가 당신에게 흘러들어와 그는 더욱 약해질 것이다. 육체적 준비 과정에서 힘줄, 근육, 근막, 경락 체계, 뼈는 다른 사람에게 전달될 수 있는 힘을 끌어들이기도 한다는 사실을 아는 것이 중요하다.

철삼기공

철삼기공법은 땅과 공간, 우주에서 에너지를 끌어들여 힘줄을 강화하고 근막을 정화하고 그곳에 활력을 불어넣어 준다.
이를 통하여 보호막이 형성되고 경락이 열려 더 많은 에너지
를 받을 수 있게 된다.

태극권

  태극권을 수련함으로써 당신은 근력 대신에 기를 활용하여
신체를 움직이는 법을 배울 수 있다. 당신은 경락과 근육, 힘
줄, 뼈, 그리고 근막을 통하여 에너지를 순환시킴으로써 내부
의 힘을 기를 수 있다. 이런 능력은 방어와 에너지를 저장하
고 돌리기 위해 장기 기마사지에서 매우 중요하다. 단시일 내
에 배울 수 있는 태극기공은 단순하지만 그 목표를 달성할
수 있는 강력한 방법이다.

골수 호흡

  도치료에서는 「골수내공(Bone Marrow Nei Kung)」이란
제목으로 골수 호흡에 대한 책을 발간했다. 골수 호흡을 공부
하고 수련하면 골수를 정화하고 증대시킬 수 있으며, 피를 신
선하게 하고 엄청난 힘을 기를 수 있다. 호흡을 통하여 에너
지를 돌릴 수 있는 능력을 기르면 근육의 힘을 덜 사용하고
도 더 많은 에너지를 전달할 수 있다.

음식

  오행식이요법은 매우 신기하고 놀랍다. 자기 나라나 그 지
역의 생산물을 사용하여 요리법에 오행을 적용하는 요리사들
은 새롭고 흥미로운 요리풍을 만들어 내고 있다.
  세계적으로 전파된 중국의 오행식이요법은 수많은 근사한
레스토랑에서 선보이고 있다. 사실, 그 요리법은 동양 문화의

일부이다. 동양의 요리사들은 오미(五味), 오색(五色), 뜨겁거나 찬 성질, PH도에 따라 구분하여 오행의 법칙 안에서 음식의 균형을 맞춘다. 그럴 때 음식은 잘 조화를 이루게 된다.

위장, 비장, 그리고 타액은 음식을 소화하여 맛과 색깔에 따라 각 장기에 공급한다. 각 색깔과 맛은 그 고유의 특정 장기에 에너지를 공급한다. 각 장기는 자연적으로 그 자신을 위한 에너지만을 받아들인다.

균형식

균형식은 각 장기에 그 고유의 에너지를 공급하는 것이다. 또한 각 장기의 에너지는 주요 에너지를 신체의 특정 기관에 공급한다. 신체의 다양한 기관에 영양을 골고루 공급하기 위해서는 그에 따라 당신의 식단을 면밀하게 짜야 한다. 그러므로 균형식에는 다음 오미와 오색 음식을 골고루 포함시켜야 한다.

간과 담낭은 초록색과 신맛을 좋아한다. 이 음식은 신경에 에너지를 공급한다.

심장과 소장은 쓴맛과 붉은색 음식을 좋아한다. 이 음식은 심장과 그 혈관에 에너지를 공급한다.

비장, 췌장, 위장은 단 음식을 좋아한다. 이 음식은 근육에 에너지를 공급한다. 단 음식이란 설탕이나 당분을 첨가한다는 의미가 아니라 자연적으로 단 음식을 가리킨다.

폐와 대장은 맵고 흰 색깔의 음식을 좋아한다. 이 음식은 피부에 에너지를 공급한다.

신장과 방광은 어둡고 짠 음식을 좋아한다. 이 음식은 뼈에 에너지를 공급한다. 짠 음식이란 소금을 첨가한다는 의미가 아니라 자연적으로 짠 음식을 말한다.

또한 음식은 균형에 중요한 음양의 성질, 차고 더운 성질을 가지고 있다. 많은 자연식 요리는 불완전한데, 그것은 음양에 따라서만 음식의 균형을 맞추고 오행은 고려하지 않기 때문이다.

잘 씹고 침 활성화시키기

식사법의 다른 중요한 요소는 씹는 행위이다. 음식을 꼭꼭 씹고 침을 풍부하게 섞어 액체처럼 만들어야 한다.

침에는 장 치유를 돕는 엄청난 에너지가 포함되어 있다. 먼저, 침은 음식의 맛을 결정한다. 그 다음, 침은 맛의 정보를 경락을 따라 소화액의 적절한 혼합을 준비하는 위장으로 보낸다. 그러므로 음식은 천천히 씹어야 한다. 음식을 너무 빨리 삼키면 위는 무슨 음식이 올지 몰라 충분한 준비를 갖추지 못할 것이다. 음식은 충분히 씹은 후 위장으로 보내야 한다. 그러는 동안 비장은 그 특정한 음식의 기를 어디로 보내야 할지 결정하게 된다.

침에 천기와 지기 결합시키기

도교에서는 천기와 지기가 침을 만들기 위해 결합된다고 말한다.(그림 2-2) 침은 정자나 난자의 에너지와 유사한 중요한 에너지 원천이다. 또한 도교인들은 침은 중요한 음식이라고 믿는다. 입에 침이 가득할 때까지 잘 씹으면 위장은 음식과 그 두 배의 침을 받게 될 것이다. 이는 소화하기에 가장 좋은 상태이다. 그러므로 식사 도중에 너무 많은 물을 마시지 않도록 주의해야 한다. 물은 침과 소화액의 기능을 희석시킬 수 있기 때문이다. 너무 짜거나 매운 음식을 먹으면 식사 도중 물을 지나치게 마실 위험이 있다.

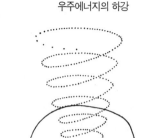

우주에너지의 하강

귀밑샘

땅에너지의 상승

혀밑샘

턱밑샘

그림 2-2. 우주에너지와 땅에너지가 혀에서 만난다.

3. 감정 준비하기: 오기조화신공

장기 기마사지를 시술하기 위해서는 강하고 건강한 몸과 더불어 감정상의 준비가 되어 있어야 한다. 감정이 부정적 에너지로 가득차 있다면 다른 사람을 도울 수 없을 것이다. 다른 사람을 접촉하려면, 특히 다른 사람의 감정의 균형을 잡는 것을 도와 주고자 원한다면 당신이 먼저 감정의 균형을 유지해야 한다.

오기조화신공은 감정상의 부정적 에너지를 제거해 주고 긍정적 에너지로 전환시켜 준다.

오기조화신공은 매우 강력하고 효과적인 명상법이다. 오기조화신공은 감정의 균형을 잡아 주는 테크닉이다. 오기조화신공Ⅰ을 수련하면 오행과 그와 관련된 장기들이 어떻게 상호 작용하는지를 알게 된다. 이 테크닉을 통해 당신은 감정을 정화하는 데 사용하는 내부 기관들을 구성하는 법을 배우게 된다.

오기조화신공Ⅱ는 오장의 순수한 에너지를 모으기 위한 추가적인 기법이다. 이 수련을 행하면 긍정적인 에너지를 증진시킬 수 있다. 피시술자에게 약간의 긍정적 에너지를 전달해 줄 필요가 있을 때 이 수련을 행하면 에너지를 보충할 수 있을 것이다.

오기조화신공Ⅱ, Ⅲ은 몸 전체의 경락을 뚫어 주고 넓혀 준다. 이 수련을 통해 피시술자에게 에너지를 전달하는 데 사용하는 에너지 통로가 막혀 있는 것을 뚫을 수 있다.

4. 내면의 미소와 소주천 활용하기

내면의 미소

내면의 미소는 미간과 눈에서 시작하는 강력한 이완법이다. 내면의 미소는 신체의 내부 장기와 대화하는 수단으로서 증폭된 행복의 에너지를 활용한다.

참다운 미소는 온기와 치유력을 담고 있는 사랑의 에너지를 전달한다. 장기와 내분비선에 내적으로 미소에너지를 보내면 신체 전체는 사랑과 관심을 받고 있음을 느낄 것이다. 에너지가 머리끝에서 발끝까지 폭포수처럼 흘러내리는 것을 느낀다. 이는 스트레스와 긴장을 물리치는 매우 강력한 방법이다.

① 발을 어깨넓이로 벌리고 의자 끝에 걸터앉아 눈을 감고 양손은 깎지끼고 무릎 위에 올려 놓는다.

② 당신 앞에 환하게 빛나며 웃는 얼굴을 그리며 내면의

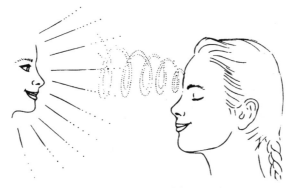

**그림 2-3. 당신 앞에 환하게 빛나며 웃는 얼굴을 그리며
내면의 미소를 보내기 시작하라.**

미소를 보내기 시작한다.(그림 2-3)

③ 우주진에너지를 일깨우기 위해 미소를 짓는다.(그림 2-4)

④ 미소를 짓기 위해 입의 가장자리를 약간 치켜든다.

⑤ 눈에서 서늘함을 느끼며 따뜻한 에너지를 끌어당겨 흡
수한다. 숨을 들이마시며 미간을 통해 에너지를 회전시
키며 끌어당긴다.

⑥ 흉선과 심장으로 미소에너지를 내려보낸다. 심장이 사랑,
기쁨, 행복으로 활짝 열리는 것을 느끼라.

⑦ 폐, 간, 췌장, 비장, 신장, 성기관, 그리고 생식기관 순으
로 모든 장기로 미소에너지를 내려보낸다. 그들의 역할
에 대해 고마움을 표시하라.

⑧ 당신의 주의력을 눈으로 되돌린다. 미소를 크게 지으며
우주진에너지를 끌어들인다.

⑨ 식도, 위, 소장, 대장, 방광, 요도 순으로 소화 기관을 따
라 미소에너지를 내려보낸다.

⑩ 당신의 주의력을 눈으로 되돌린다. 미소를 크게 지으며
우주진에너지를 끌어들인다.

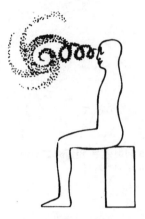

1. 우주진에너지를 일깨우기 위해 미소를 짓는다.
2. 미소를 짓기 위해 입의 가장자리를 약간 치켜든다.
3. 숨을 들이마시며 미간을 통해 에너지를 회전시키며 끌어당긴다.

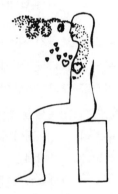

4. 흉선과 심장으로 미소에너지를 내려보낸다. 심장이 사랑, 기쁨, 행복으로 활짝 열리는 것을 느껴라.

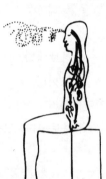

5. 폐, 간, 췌장, 비장, 신장, 성기관, 그리고 생식기관 순으로 모든 장기로 미소에너지를 내려보낸다.

그림 2-4. 내면의 미소

⑪ 두뇌와 뇌하수체, 시상하부, 송과선으로 미소에너지를 보낸다. 그 다음 척추를 통해 미소에너지를 보낸다.

⑫ 당신의 주의력을 눈으로 되돌린다.

⑬ 신체 전체로 미소에너지를 보낸다.

⑭ 단전에 에너지를 모은다.

소주천 명상

소주천 명상은 기를 일깨워 몸의 앞뒤 중앙을 달리고 있는 임맥과 독맥으로 그 기를 순환시킨다.(그림 2-5) 고대로부터 내려온 이 수련법은 스트레스와 신경의 긴장을 해소해 주고, 내부 장기를 마사지해 주고, 손상된 조직을 복원시켜 주어 건강을 되찾아 준다.

① 내면의 미소를 수련하라. 단전에 에너지를 모으라.

② 에너지를 성 센터, 난소궁이나 정궁으로 내려보내라.

③ 에너지를 성 센터에서 회음으로 보내라.

④ 에너지를 회음에서 천골로 올려보내라.

⑤ 에너지를 배꼽 반대편에 위치한 명문으로 올려보내라.

⑥ 에너지를 T-11로 올려보내라.

⑦ 에너지를 두개골 기부(옥침)로 올려보내라.

⑧ 에너지를 정수리로 올려 보내라.

⑨ 에너지를 정수리에서 미간으로 내려보내라.

⑩ 에너지를 혀를 통해 목 센터로 내려보낸다.

⑪ 에너지를 목에서 가슴 센터로 내려보낸다.

⑫ 에너지를 태양신경총으로 내려보낸다.

⑬ 에너지를 배꼽으로 되돌린다.

⑭ 에너지를 이 순서 전체를 따라 적어도 9, 10회 순환시킨다.

⑮ 단전에 에너지를 모은다.

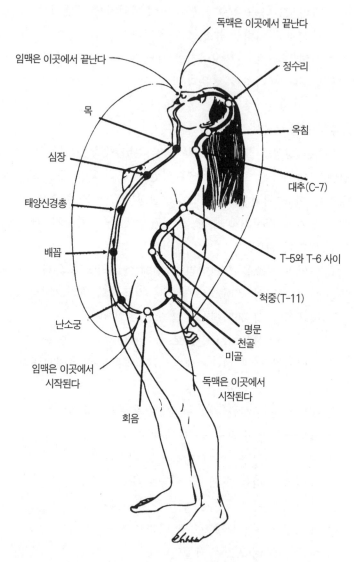

독맥은 이곳에서 끝난다

임맥은 이곳에서 끝난다

정수리

목

옥침

심장

대추(C-7)

태양신경총

T-5와 T-6 사이

배꼽

척중(T-11)

난소궁

명문
천골
미골

임맥은 이곳에서
시작된다

독맥은 이곳에서
시작된다

회음

그림 2-5. 임맥과 독맥, 그리고 소주천 회로상의 경혈

남성: 왼손을 오른손 위로 하고 양손으로 배꼽을 덮는다. 마음으로 배꼽에서 바깥쪽으로 시계방향으로 36회 원을 그린 후, 안쪽으로 반시계방향으로 24회 원을 그리며 에너지를 모은다.

여성: 오른손을 왼손 위로 하고 양손으로 배꼽을 덮는다. 마음으로 배꼽에서 바깥쪽으로 반시계방향으로 36회 원을 그린 후, 안쪽으로 시계방향으로 24회 원을 그리며 에너지를 모은다.

5. 약손 명상 수련하기

에너지의 근원을 더 많이 인식하면 할수록 그 에너지는 당신에게로 더 많이 솟아나올 것이다. 고대 도교인들의 지혜에 따르면 명상을 통하여 얻는 에너지가 음식에서 얻는 에너지보다 훨씬 우수하다고 한다.

약손 명상은 손과 손가락의 에너지를 키워 주고 강화시켜 준다. 손의 감각이 개발되면 당신은 당신 자신과 피시술자의 장기와 복부의 에너지를 느낄 수 있게 된다. 이런 감각은 치료에 매우 유용하다.

오라를 확장하기 위한 명상

① 장기들과 내분비선들로 내면의 미소를 보내라.

② 그 에너지를 단전으로 가져오고 오기조화신공을 수련하라.

ㄱ. 네 팔괘(八卦)와 응집점을 만들어라.

ㄴ. 부정적인 에너지를 긍정적인 치유력으로 변형시킴으

로써 부정적인 에너지를 청소하라.

ㄷ. 그 에너지들을 진주(에너지공)로 만들어라.

주의: 도치료 체계의 오기조화신공 수련에 익숙하지 않은 사람은 다른 수련으로 부정적 감정을 청소해도 된다. 아직 오기조화신공을 배우지 않았다면 소주천 명상을 하라.

③ 에너지가 몸 밖으로 발산할 때까지 소주천 회로의 에너지를 빠르게 회전시키라.

④ 단전에서 태양빛이 발사하는 것을 상상하며 에너지가 단전 밖으로 팽창되는 것을 느끼라. 그 에너지가 온화하고 기분좋게 당신의 오라를 가득채우는 것을 느끼라.(그림 2-6)

⑤ 당신 위의 북극성과 북두칠성을 인식하고 그 각각의 보라빛과 붉은빛, 우주진의 황금빛, 그리고 땅의 푸른힘을

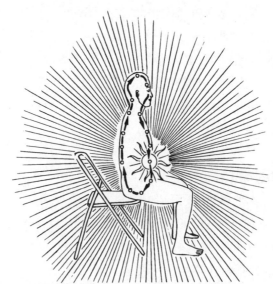

그림 2-6. 단전을 따뜻하게 데우고 그 온기를 몸 밖으로 방사시켜라.

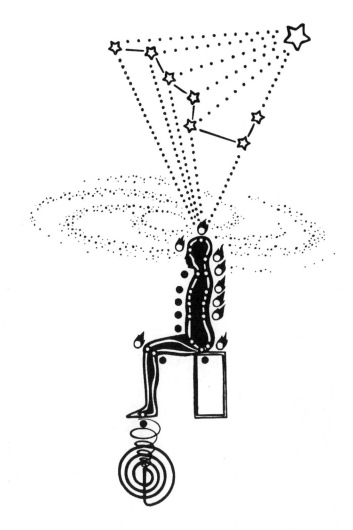

그림 2-7. 북극성의 보라빛, 북두칠성의 붉은빛, 우주진의 황금빛,
그리고 땅의 푸른힘을 단전으로 흡수하라.

단전으로 흡수하라.(그림 2-7)

⑥ 당신의 오라가 확장되는 것을 느낄 때 다른 사람으로부터 적어도 사방 1m의 거리를 유지하라. 만약 다른 사람의 오라가 더욱 강하면 당신의 오라가 위축되고 불편함을 느끼게 될 것이다. 바깥의 힘이 강력하게 느껴진 후에 다음의 명상법을 계속 진행하라.

손바닥을 통하여 에너지 보내기

① 눈 앞에 두 손을 놓고 양손바닥을 응시하라.(그림 2-8)

② 손바닥의 중앙을 응시하기 위해 양눈의 가장자리를 이용하여 손바닥의 중앙에 집중하라. 눈의 가장자리에는 매우 희미한 빛을 볼 수 있는 특별한 세포가 있다. 이런 방식으로 집중하면 어둠 속에서 오라와 그 움직임을 볼 수 있는 능력을 키우는 데 도움이 된다. 마음과 눈의 힘을 함께 활용하면 각 손바닥의 오라를 키우고 확장시킬 수 있다.(그림 2-9) 그 감각은 에너지를 손바닥으로 빨아들이고 손바닥이 확장되는 듯한 느낌이다. 눈의 가장

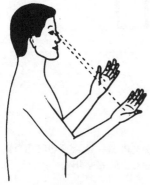

그림 2-8. 양손바닥의 중앙을 응시하라.

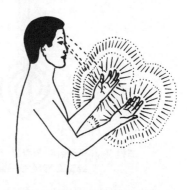

그림 2-9. 마음과 눈의 힘을 활용하여 각 손바닥의 오라를 확장시키라.

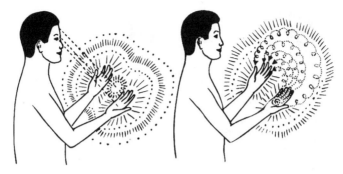

그림 2-10. 양손 사이에서 에너지공을 느끼라.

그림2-11. 손가락 끝이 맥동치는 것을 느끼라. 마음과 눈을 사용하여 그 기를 오른손 손바닥과 손가락에서 왼손 손바닥과 손가락으로 보내라. 이것을 9회 반복하라.

자리를 통하여 양손바닥 사이에서 기의 공이나 색깔을 띤 공을 볼 수도 있다.(그림 2-10)

③ 손가락을 의식하라. 손가락 끝이 맥동치는 것을 느끼라. 마음과 눈을 사용하여 우주의 기를 오른손 손바닥으로 흡수하라. 그 기를 오른손 손바닥과 손가락에서 왼손 손바닥과 손가락으로 보내라. 이것을 9회 반복한다.(그림 2-11)

④ 엄지손가락대 엄지손가락, 검지손가락대 검지손가락 등, 양손이 거의 닿을 때까지 양손의 손가락을 움직이라. 당신은 한 손가락 끝에서 다른 손가락 끝으로 전달되는 찌릿찌릿한 전기감을 느낄 수 있을 것이다.(그림 2-12) 어떤 사람은 손가락 끝이 부풀어오르거나 통증을 느낄 수도 있다.

⑤ 서서히 양손을 벌리되, 기연결이 끊어지지 않을 정도로 벌리라.(그림 2-13) 만약 기연결이 끊어지면 움직임을

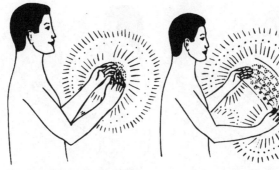

그림 2-12. 양손가락이 거의 닿을 정도로 양손을 가깝게 붙이라. 그리고 에너지가 한 손에서 다른 한 손으로 흐르도록 하라.

그림 2-13. 기연결의 느낌을 유지하면서 서서히 양손을 벌리라.

멈추고 마음으로 에너지를 더욱 투사하여 그 연결을 회복하라. 손을 벌리고 오무리기를 9~18회 반복하라.

이 훈련을 반복하면 에너지에 대한 감수성과 치유력이 증진될 것이다. 즉시 사용할 수 있도록 우주에너지와 우주진에너지를 전환시킬 수 있으면 생명력의 고갈을 방지할 수 있다. 그 에너지는 온화하고 유쾌한 느낌을 준다.

오른손 손가락의 오라 키우기

손바닥이 기로 가득찬 느낌이 들면 오른손 손가락의 기를 더욱 키우기 시작하라.

① 양손 손가락을 여전히 눈 앞에 든 채, 오른손 손가락을 응시하면서 수련을 시작한다.

② 양눈의 가장자리를 사용하여 손끝을 응시하라. 검지 끝을 집중한다. 눈의 에너지를 활용하여 검지손가락 끝의 오라를 키우고 확장하라.(그림 2-14) 그 손가락 끝이 맥

동치는 것을 느껴라. 그 에너지가 서늘하고 유쾌하도록
만들라.

③ 다음 중지, 엄지, 약지, 새끼손가락의 오라를 키우라.(그
림 2-15, 2-16, 2-17, 2-18)

④ 어느 손가락이 가장 많은 에너지를 흡수하고 방사하는
지를 관찰하고 느낌으로써 당신의 주된 약손 손가락을
선택하라. 각 손가락의 오라의 길이, 전기감의 강도를 비
교하거나 당신에게 편리하게 느껴지는 방법을 통하여
선별하기 바란다. 나머지 손가락들도 무시하지 말고 수

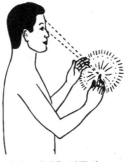

그림 2-14. 오른손의 검지손가락을 집중하고 그 오라를 키우라.

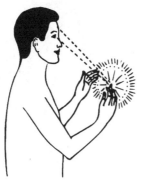
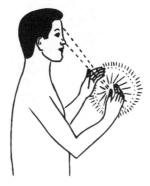

그림 2-15. 오른손 중지를 집중하고   그림 2-16. 오른손 엄지의 오라를
그 오라를 키우라.   키우라.

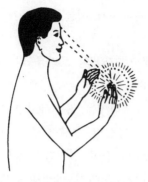 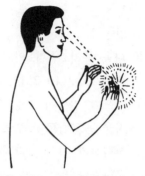

그림 2-17. 오른손 약지의 오라를 키우라.

그림 2-18. 오른손 새끼손가락의 오라를 키우라.

련을 계속 해야 한다.

왼손 손가락의 오라 키우기

① 왼손과 손가락을 통해 에너지를 들이마시라.

② 엄지 끝의 오라를 키우라.(그림 2-19)

③ 다음 중지, 엄지, 약지, 새끼손가락의 오라를 키우라.(그

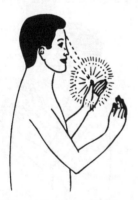 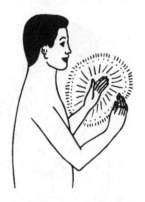

그림 2-19. 왼쪽 엄지의 오라를 키우라.

그림 2-20. 왼손 중지, 엄지, 약지, 새끼 손가락의 오라를 키우라.

림 2-20) 우주에너지와 우주진에너지를 느끼고 받아들이라.

④ 가장 강한 에너지를 지닌 왼손 손가락을 선택하라. 엄지 끝으로 원을 그리며 그 손가락 끝과 강하게 맞댄다. 나머지 다른 손가락은 반듯하게 펴라. 왼손을 무릎 위에 편히 놓는다. 이 손가락 원은 우주에너지와 우주진에너지를 받을 수 있는 최상의 방법이다.

⑤ 오른손 약지와 새끼손가락을 구부려 엄지 끝과 맞대며 역시 원을 만들어라. 검지와 중지는 바르게 편다.(그림 2-21)

⑥ 이 손가락원을 만들고 정신력과 눈을 사용하여 왼손의

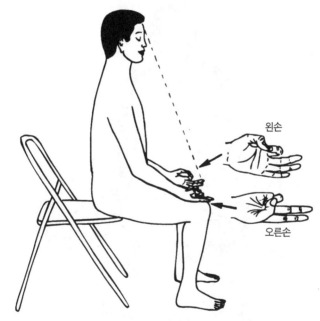

왼손

오른손

그림 2-21. 왼손에서 가장 강한 에너지를 지닌 손가락을 선택하라. 엄지 끝으로 그 손가락 끝과 강하게 맞대고 원을 만들어 왼손을 무릎 위에 편히 놓는다. 오른손 약지와 새끼손가락을 구부려 엄지 끝과 맞대며 역시 원을 만들어라. 검지와 중지는 바르게 편다.

손가락을 통해 외부의 우주진에너지를 흡수하라. 그 에
너지를 왼손을 통해 위로 보낸다. 왼팔과 왼쪽 어깨 바
깥쪽으로, 왼쪽 귀의 뒤쪽을 통해 정수리로 올린다. 이
에너지를 정수리를 통해 들어온 우주에너지와 섞는다.
그 다음 혼합된 에너지를 오른쪽 귀, 오른쪽 어깨, 오른
쪽 팔 바깥쪽, 오른손으로 내려보내고 검지와 중지를 통

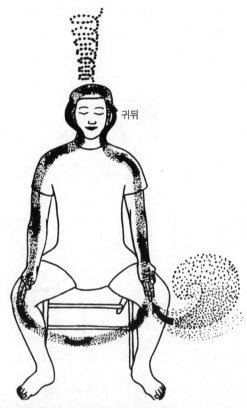

귀뒤

**그림 2-22. 왼손 손가락을 통해 우주진에너지를 흡수하라. 그 에너지를 순
환시켜 정수리에서 우주에너지와 혼합하라. 혼합된 에너지를
오른쪽 팔로 내리고 검지와 중지를 통해 내보내고 다시 왼쪽 손
가락으로 빨아들인다.**

해 내보낸다. 그 에너지를 검지와 중지로 내보낸 후 왼손의 확장된 손가락을 통해 다시 에너지를 받아들인다. 이 훈련을 9회, 18회, 혹은 36회 반복하라.(그림 2-22)

우주 기공 수련하기

우주 기공은 정적이고 동적인 훈련법을 통합하여 기를 배양하고 보강한다. 기는 당신의 장기에 축적되고 근막, 힘줄, 근육, 뼈를 투과하여, 결국 손과 손가락을 통해 피시술자에게 전달된다. 이는 더 많은 우주진에너지와 우주에너지를 보낼 수 있는 한층 고차원의 수련법이다. 우주 기공은 비디오테이프(부록 3 참조)나 도치료 센터에서 배울 수 있다.

6. 우주에너지와 땅에너지 받기

개인의 별에너지 선택하기

① 머리 위에 한 별을 그려서 당신의 개인별로 삼거나 북극성과 북두칠성을 선택하라. 당신의 별에너지가 정수리로 흘러들어오도록 하라.

② 발 밑에 달 하나를 그린다. 그 달은 땅과 연결되는 상징이다. 이 달에너지가 당신의 다리와 몸으로 올라오도록 하여 배꼽과 가슴, 혹은 머리의 별에너지와 혼합하라.(그림 2-23)

③ 이 혼합은 특정한 목적을 위하여 당신이 필요로 하는 에너지의 질에 따라 다른 장소(배꼽, 가슴, 미간)와 다른 시간에 발생한다. 이 중 배꼽이 초보자에게 가장 적합하다.

④ 다음, 이 혼합된 에너지를 소주천 회로로 3회 순환시킨

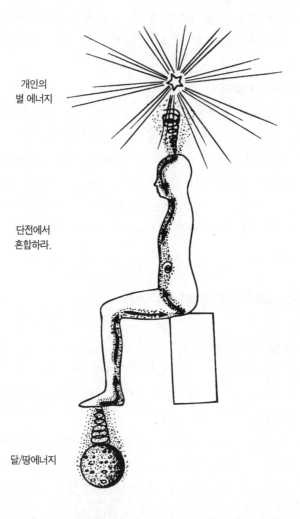

개인의
별 에너지

단전에서
혼합하라.

달/땅에너지

그림 2-23. 하늘과 땅에너지를 흡수하라. 개인의 별을 선택하여 머리 위에 그것을 그리라. 발 밑에 달과 땅에너지를 그리라. 에너지를 몸으로 끌어들여 단전에서 혼합하라.

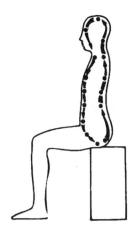

그림 2-24. 에너지를 소주천 회로로 순환시키라.

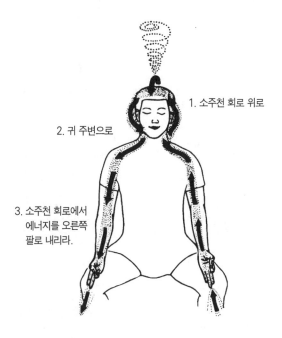

1. 소주천 회로 위로

2. 귀 주변으로

3. 소주천 회로에서
   에너지를 오른쪽
   팔로 내리라.

그림 2-25. 에너지를 소주천 회로에서 오른쪽 팔 통로로 순환시키라.

다.(그림 2-24)

⑤ 다음, 그 에너지를 오른팔 통로로 보낸다.(그림 2-25)
그 순환과 흐름을 계속 유지하라.

⑥ 명상을 끝내기 위해 에너지를 단전(배꼽 안쪽으로
3~5cm 지점)으로 끌어들이고, 그 에너지를 바깥쪽으로
36회 회전시키고 다시 안쪽으로 24회 회전시킴으로써
에너지를 모으라. 남성은 시계방향으로 36회 회전시키

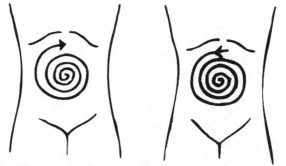

1. 남성은 에너지를 시계방향으로 36회 돌리고, 반시계방향으로 24회 돌림으
로써 배꼽에서 에너지를 모은다.

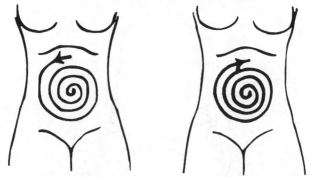

2. 여성은 에너지를 반시계방향으로 36회 돌리고, 시계방향으로 24회 돌림으
로써 배꼽에서 에너지를 모은다.

그림 2-26. 소주천 마무리하기

고, 그 다음 반시계방향으로 24회 회전시킨다. 여성은 남성과 반대로 실시한다.(그림 2-26)

가슴 센터에 사랑을 듬뿍 품고 치유하기

다른 사람을 치유할 때는 진심으로 그들의 완쾌를 빌어야 한다. 그들에게 사랑과 친절을 베풀라. 그러면 당신의 가슴이 열리는 것을 느낄 것이다. 우주의 치유력이 당신에게 쏟아져 내리고 즉시 상대방으로 흘러들어갈 것이다.

철삼기공은 시술할 때 당신과 땅에너지를 연결해 주는 수련법이기 때문에 매우 중요하다. 철삼기공은 당신의 에너지를 땅과 연결해 주고 피시술자의 병기를 땅으로 내려보내 준다. 또한 당신은 땅에너지의 상냥함과 온화함, 수용성을 느끼고 그 땅에너지를 시술자에게 흘러가도록 하는 방법을 배우게 될 것이다.

치유에너지를 베풀면 가슴의 통로가 열리고 시술자와 피시술자 모두에게 이익이 된다. 소주천을 수련하고 가슴 반대편 점을 집중하고 그 점이 앞의 가슴 센터와 연결되는 것을 느끼라. 이는 가슴을 여는 데 도움이 된다. 앞과 뒤가 마치 굴뚝처럼 연결되는 것을 느끼라. 일단 가슴이 열리면 우주로부터 에너지를 받기가 매우 쉬워진다.

소주천 회로 개통은 에너지를 순환, 재생, 전환시켜 주고 에너지 균형을 유지시켜 주기 때문에 매우 중요하다. 도치료의 명상 수련은 하늘의 천기와 땅의 지기를 연결시켜 준다. 그 에너지들을 결합하여 당신 자신과 타인을 치유할 수 있는 강력한 치유에너지로 만들라.

7. 우주진에너지 모으기

우주진(인간)에너지의 순환 수련
양에너지를 받아들여 음에너지와 균형 맞추기

① 이 수련은 서거나 앉아서 실시한다. 따뜻함이 느껴질 때까지 배꼽에 집중한다. 오기조화신공 I 에 익숙하다면 그것을 수련하여 단전에 진주(에너지공)를 만들어라.

② 그 에너지공이 강렬해지면 그 에너지를 정수리로 올리라. 그 에너지를 궁형으로 앞으로 약간 구부리며 머리 위 약 3m 밖으로 투사하라.

③ 그 에너지공과 머리 위 공간을 의식하라. 그 에너지공이 우주진에너지를 흡수하는 것을 느끼라.

④ 투사한 에너지공을 당신 앞 약 0.5~1m 지점으로 계속 내리라. 우주진에너지를 미간으로 흡수하고 그것을 에너지공처럼 축적시키라. 그 에너지공을 목, 가슴, 배꼽, 그리고 성센터로 내려 보내라.

⑤ 나머지 우주진에너지를 약 1.5~3m 땅 속으로 보내라. 땅은 공중보다 뚫기 어렵다는 사실을 명심하라.

⑥ 땅에너지를 발의 용천혈을 통해 흡수하라. 이 에너지를 발의 용천혈이나 뒤꿈치로 올리고 회음, 미골, 천골, 척추를 통해 다시 머리 밖으로 투사하라.

⑦ 결국 당신은 발 전체에 이 에너지를 느끼게 될 것이다. 그 에너지를 양다리를 통해 회음까지 올려라. 오기조화신공 II 를 수련하여 충맥이 열리면 그 에너지는 충맥을 통해 흐르고 충맥을 따라 위치한 모든 장기와 내분비선들을 보강하게 된다. 만약 소주천에만 익숙하다면 그 에너지를 미골, 척추를 통해 정수리로 올리라. 그리고 앞쪽

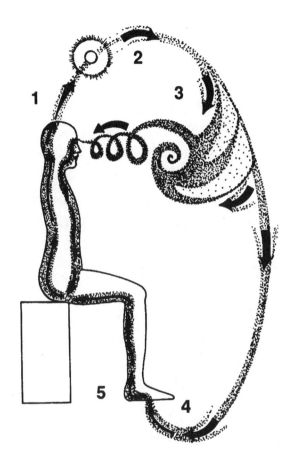

1. 에너지를 정수리 밖 3m 지점으로 투사하라.
2. 앞쪽 아래로 그 에너지를 순환시키라.
3. 우주진에너지를 흡수하라.
4. 땅의 1.5m 안쪽으로 에너지를 보내라.
5. 땅에너지를 용천으로 흡수하고 소주천 회로로 끌어올리라.
6. 에너지공을 이용하여 18~36회 이 훈련을 반복하라.

그림 2-27. 양에너지를 받아들여 음에너지와 균형 맞추기

에 궁형으로 다시 투사하라.

⑧ 이 수련을 9회, 18회, 36회 반복하라.(그림 2-27) 이 수련의 목적은 에너지를 투사하고 흡수하는 훈련일 뿐만 아니라 생명력을 정화하고 증진하는 것이다.

우주진에너지와 땅에너지를 흡수하는 수련을 계속하면 기의 농도가 짙어지는 것을 느낄 수 있을 것이다. 또한 당신 주변의 기가 마치 꿀처럼 두터워지는 것을 느낄 것이다. 그 에너지를 밖으로 투사할 때는 빛을 보게 되며 그 기를 안쪽으로 흡수할 때는 당신에게로 들어오는 빛을 보게 된다. 단전에 그 빛을 저장하라.

음에너지를 증진하여 양에너지와 균형 맞추기

음에너지를 증진하려면 앞의 수련과 반대로 하면 된다. 에너지나 에너지공을 약 1.5~3m 땅 속으로 투사시킨다. 그리고 땅에너지를 흡수하여 당신 앞 0.5~1m 공간까지 끌어올린다. 우주진에너지를 흡수하고 그 에너지를 머리 위 약 3m까지 궁형으로 끌어올린다. 다시 에너지를 정수리로 끌어들이고 척추를 통해 내린다.(그림 2-28) 수련을 거듭하면 우주진에너지를 더 많이 흡수할 수 있어 사람들이 더욱 빠르게 치유될 수 있도록 도울 수 있다.

파트너와 함께 수련하기

기방사에 익숙해지면 당신은 다른 사람 약 0.5~1m 앞에 서서 똑같은 기수련을 실시할 수 있다. 당신은 몸의 앞뒤로 더 많은 에너지가 흐르는 것을 느낄 수 있을 것이다. 만약 당신의 수련 파트너가 당신보다 약하다면 그의 몸이 당신이 방사하는 에너지를 다소 흡수하기 때문에 당신의 에너지 감도는

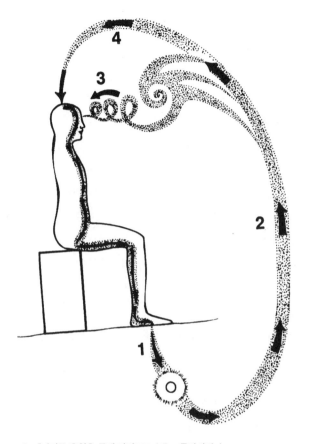

1. 에너지를 용천을 통해 땅밑으로 1.5m 투사시킨다.
2. 에너지를 앞쪽으로 끌어올린다.
3. 미간으로 에너지를 흡수한다.
4. 정수리로 에너지를 흡수한다.
5. 에너지공을 활용하여 이 훈련을 18~36회 반복한다.

그림 2-28. 음에너지를 증진하여 양에너지와 균형 맞추기
그림 2-27과 반대로 실시한다.

줄어들 것이다.

8. 나무에너지 흡수하기

나무의 치유력

도교 스승들은 관찰을 통하여 나무가 엄청나게 강력한 식물이라는 것을 알아냈다. 나무는 이산화탄소를 흡수할 뿐만 아니라 그것을 산소로 바꾸어 준다. 또한 부정적인 에너지를 흡수하여 양질의 에너지로 전환시켜 준다. 나무는 땅에 강하게 뿌리박고 있다. 나무는 땅에 깊게 뿌리박으면 박을수록 그만큼 하늘로 더 높이 뻗어나갈 수 있다. 나무는 꼼짝도 않고 서 있으면서 땅에너지를 흡수하고 하늘로부터는 우주에너지를 흡수한다.

나무와 모든 식물은 빛에너지를 흡수하여 그것을 영양소로 바꿀 수 있는 능력을 지니고 있다. 사실 나무는 영양소의 대부분을 빛에 의존하고 물과 땅의 미네랄은 약 30%만 의존한다. 나무는 수명이 매우 길다.

치유자이자 친구인 나무

나무는 지구상에서 가장 거대하고 가장 영적으로 진화된 식물이다. 나무는 끊임없이 명상 상태에 있으며 미약에너지가 그들의 자연스런 에너지이다. 이 언어에 대한 이해력이 커지면 당신은 그들과 교류할 수 있게 된다.

당신의 에너지 통로를 열고 평정과 활력을 얻기 위해 나무에게서 도움을 받을 수 있다. 당신은 나무의 막힌 부위와 활력이 약화된 부위를 해소하는 데 도움을 줌으로써 보답할 수 있다. 상호간의 에너지 교환을 통해 모두가 건강을 얻는 것이다.

나무 선택하기

오랜 역사를 통해 인간은 치유와 약용으로 나무의 모든 부위를 사용했다. 치유에 가장 적합한 나무는 큰 나무들, 특히 소나무이다. 소나무는 기혈을 보강하고 신경 계통을 강화하며, 장수에 도움이 된다. 또한 영혼을 고양시켜 주기도 한다. 소나무는 〈불멸의 나무〉이다. 고대 중국의 시와 그림에는 온통 소나무에 대한 찬미로 가득차 있다.

소나무가 가장 적합하지만 다른 나무나 식물들도 사용할 수 있는데 큰 나무일수록 더 많은 에너지를 담고 있다. 흐르는 물 가까이에서 자라는 나무가 가장 강한 나무에 속한다. 어떤 나무는 따뜻하거나 뜨겁게 느껴지고 또 어떤 나무는 서늘하거나 차갑게 느껴진다. 각 나무의 다양한 성질을 구분하는 것을 훈련하기 바란다.

① 노송나무류나 히말라야삼나무는 열을 덜어 주고 음에너지를 보강해 준다.
② 버드나무는 병기를 쫓아주고, 몸의 과도한 습기를 제거해 주고, 고혈압을 덜어주고, 요도와 방광을 강화시켜 준다.
③ 느릅나무는 마음을 안정시켜 주고 위장을 강화시켜 준다.
④ 단풍나무는 병기를 쫓아주고 고통을 덜어 준다.
⑤ 아카시아나무는 내부의 열을 덜어 주고 심장의 열의 균형을 유지시켜 준다.
⑥ 벵골보리수나무는 심장을 청소해 주고 몸의 습기를 제거해 준다.

⑦ 육계나무(동인도 지방산의 상록 교목)는 심장과 복부의 한기를 쫓아 준다.

⑧ 전나무는 타박상을 없애 주고 부기를 덜어 주고 부러진 뼈를 빠르게 치료해 준다.

⑨ 산사나무(가시가 있는 장미과 관목)는 소화를 돕고, 장을 강화시켜 주고, 저혈압을 해소시켜 준다.

⑩ 자작나무는 몸의 열과 습기를 제거해 주고 몸의 제독을 돕는다.

⑪ 서양자두나무는 비장, 췌장, 위장을 보해주고, 마음을 안정시켜 준다.

⑫ 무화과나무는 몸의 과도한 열을 제거해 주고, 타액을 증진시켜 주며, 비장을 보해 주고, 설사를 멈추는 데 도움을 준다.

⑬ 은행나무는 방광을 강화시켜 주고, 여성의 비뇨기 문제를 해소시켜 준다.

당신에게 적합한 나무를 찾기 위해 숲 속으로 멀리 나갈 필요가 없다. 주변의 사람들에게 익숙한 나무가 우리의 에너지를 잘 이해하며 외떨어져 있는 나무보다 실제로 더욱 친근하며 활용이 쉽다. 도시 공원이나 교외에는 그 환경을 지배하고 있는 인간들과 친밀한 교류를 갖기를 원하는 건강한 나무들로 가득차 있다.

그런 장소에는 우리가 활용할 수 있는 최상의 나무들이 있게 마련이다. 나무가 너무 작으면 당신에게 영향을 크게 미칠 수 있을 정도의 에너지를 보유하고 있지 못하다. 그리고 나무가 너무 크면 반대의 문제가 생긴다. 큰 나무가 당신에게 관심을 갖게 하려면 더욱 큰 인내가 필요하다.

손쉽게 활용할 수 있는 범위 내에서 크고 기운찬 나무를 치유에너지원으로 선택하는 것이 가장 좋다. 쾌활한 상호 교류를 위해서는 작은 치수에서 중간 치수의 나무가 가장 좋다. 관계를 발전시키기 위하여 나무에 반드시 올라갈 필요는 없지만, 그것은 새로운 세계를 열어줄 것이다. 나무가 다치지 않도록 부드럽고 조심스럽게 올라가라.

나무와 교감하기

나무에게 다가가고, 상호 교류하고, 물러나고, 나무와 작별 인사를 고하는 데는 특정한 방법이 있다. 특정한 절차를 따름으로써 당신은 당신과 나무 모두가 이해할 수 있는 침묵의 교감 의례를 만들어낼 수 있고, 조화로운 상호 작용을 위한 분위기를 고조시킬 수 있다. 그 절차는 미약에너지 교류에서 일어나는 자연스러운 과정에 대한 관찰을 통해 도출되었다. 그리고 그 절차는 나무, 바위, 인간, 동물 등, 그 어떤 존재와의 교감에도 그대로 적용된다. 다음은 특별히 나무와 관련된 경우이다.

무엇보다도, 사람과 마찬가지로 각 나무는 인격과 욕구, 그 고유의 삶을 가지고 있다. 나무는 인간과 접촉하는 취향이 광범위하게 다르다. 어떤 나무는 매우 관대하여 당신이 원하는 에너지를 모두 제공한다. 또 어떤 나무는 약하고 병들어서 당신의 위로와 치유에너지를 필요로 한다. 어떤 나무는 다정한 영혼을 소유하여 단순히 인간과 교류를 원하기도 한다. 또 어떤 나무는 당신에게 완전히 무관심할 수도 있다. 당신은 각종 나무들과 교류해 봄으로써 배우고 성장할 수 있다. 나무로 하여금 당신 자신의 뜻에 억지로 봉사하도록 만들기보다 수용적이고 존경하는 마음을 갖도록 노력하라. 그러면 나무는 우

정, 사랑, 유쾌한 표현 등 단순히 기의 근원 이상의 것을 선사
해 줄 것이다.

나무는 인간보다 효과가 훨씬 더 더디게 나타난다. 그러므
로 당신은 같은 나무와 반복해서 교류하여 그 관계를 발전시
킴으로써 그 차이를 메꿀 수 있다. 규칙적으로 같은 나무에
찾아가 그 나무가 언제 당신을 보게 될지 고대하도록 만들어
라. 당신이 평소보다 오랫동안 찾지 않을 때 그 나무가 당신
을 얼마나 그리워하게 되는지를 당신은 확실하게 느낄 수 있
을 것이다.

나무와의 영적인 교류는 인간의 다른 어떤 행동보다 성교
와 비슷하다. 그 교류에는 성교와 마찬가지로 관능과 부드러
움이 존재해야 한다. 당신이 항상 그 상황을 컨트롤해야 할
필요는 없다. 어떤 때는 단지 이완하고 그 교감 속으로 녹아
들어 가기만 하면 된다. 나무가 당신을 그 자신의 내적 삶의
경이 속으로 이끌도록 방임해야 한다. 이런 식으로 나무와 교
류하면 성적 좌절을 해소하는 데도 도움이 될 수 있다. 여기
에 제시한 몇몇 수련들은 성교에도 쉽게 활용할 수 있음을
알게 될 것이다.

나무와 지력(地力)으로 수련하기

손바닥을 사용하여 음에너지를 흡수하여 양에너지와 균형 유지하기(그림 2-29)

아침부터 정오까지가 나무 수련하기에 최적기이다.

① 자세를 취한다.

   나무 앞 30~60cm 지점에 앉거나 선다.

② 나무를 향해 당신 자신을 활짝 연다.

   이완하고 중심을 잡는다. 당신의 경계선이 느슨해지는

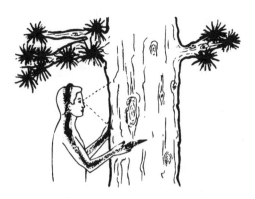

그림 2-29. 나무에너지를 흡수하고 그 에너지를 나무에 돌려주기 위한 나무 수련
음사이클: 손바닥과 팔의 안쪽을 사용한다.
양사이클: 손가락과 팔의 바깥쪽을 사용한다.

것을 느끼라. 당신 자신이 더욱 열려 있도록 허용하여
나무와의 접촉을 준비하라. 당신의 에너지장이 꽃처럼
열리는 것을 느끼라. 하지만 에너지를 방사하거나 흡수
하는 것이 아니라 단지 열고 있기만 하라.(그림 2-29)
③ 나무를 환영한다.

팔을 뻗어 손바닥을 나무로 향한다. 다정스런 〈베풂〉의
태도로 나무를 향해 당신의 에너지를 방사한다. 나무가
당신에게 에너지를 보냄으로써 응답할 때 〈환영〉의 태
도로 그 에너지를 몸 속으로 호흡하라. 당신의 정신력과
눈을 다음과 같이 활용하라. 눈의 아랫부위는 코끝에 집
중하고, 눈의 윗부위는 당신의 손바닥과 나무를 보라.

직관에 따라 다음 〈베풂〉의 몸짓으로 다시 나무에게 응
답한다. 이런 에너지 교환을 몇차례 실시한다. 느긋한 마
음을 갖고 진정 어떤 일이 일어나는지를 느끼라.

왼손 손바닥과 정신력, 눈의 윗부위를 사용하여 나무의
기를 흡수하라.

④ 평행 트래킹

내면의 중심을 유지한 채, 다가서거나 물러나지 말고 단지 당신과 나무 사이의 미묘한 관계를 지켜보기만 하라. 명상적인 집중을 통해 나무와의 연결 속으로 빨려들어가도록 하라. 그러나 일어나고 있는 일을 적극적으로 분석하거나 변화시키려고는 하지 말라. 그 교감을 깊게 하거나 덜려고 하지 말고 그저 연결 속으로 당신 자신을 방임하라. 나무가 자신의 에너지를 조절하고 당신을 지켜보는 동안 당신 자신의 에너지를 조절하고 나무를 지켜보라. 이는 〈평행 트래킹(Parallel Tracking)〉으로 알려져 있다. 그런 중립적 상황은 수련중 얕은 수준의 교감 상태뿐만 아니라 깊은 수준의 교감 상태에서 몇차례 일어난다.

⑤ 가까이 접근하여 친밀한 상태를 유지한다.

당신과 나무 사이의 에너지장을 강렬하게 하고, 두텁게 하고, 수축하여 함께 친밀한 상태로 머물러라. 육체적인 움직임이 개입되어도 되고 개입되지 않아도 된다. 당신의 내면의 중심이 더욱더 서로를 향해 열리면서 둘 모두가 에너지의 고치 속에 둘러싸이는 느낌을 가지면 된다. 급기야는 깊은 친밀감의 포옹 속에 머문다.

이와 같은 친밀한 상태는 베풂과 환영이 순환과 나눔을 이룰 때, 혹은 그 순환과 나눔이 더욱더 깊은 수준으로 무르익어갈 때 자연스럽게 일어난다.

⑥ 기를 인도한다.

모든 도치료 수련에서 기를 움직이거나 인도하기 위해 눈과 정신력을 훈련하는 것은 필수적이다. 또한 이 수련은 나무에너지의 성질을 인식하고 알아내는 것을 익히

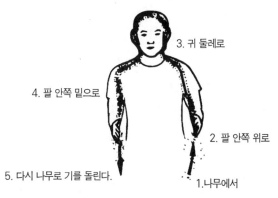

3. 귀 둘레로

4. 팔 안쪽 밑으로

2. 팔 안쪽 위로

5. 다시 나무로 기를 돌린다.

1. 나무에서

그림 2-30. 남자는 36회, 여성은 24회 기를 순환시킨다.

는 데 유용하다. 나무에너지가 당신의 체내에 들어올 때 그것을 느끼라. 그 에너지를 나무로 내보낼 때 그 에너지와 인간(우주진)에너지를 혼합하라. 그 에너지가 나무에서 당신에게로 되돌아올 때 그 느낌이 어떻게 변화되는지 관찰해 보라. 아마 서늘한 치유 기운이 더해진 느낌일 것이다. 또한 9회, 18회, 24회, 36회 순환을 실시한 후 에너지의 성질이 어떻게 변화되는지도 관찰해 보라.

눈의 윗부위를 움직여서 기를 천천히 왼쪽 팔의 안쪽(음부위), 왼쪽 어깨, 목의 왼쪽 부위, 왼쪽 귀, 정수리 위로 인도하라. 그 기를 정수리에서 오른쪽 귀의 뒤쪽, 오른쪽 목, 오른쪽 어깨, 오른팔의 안쪽, 오른쪽 손바닥으로 내려보내라. 그 기를 나무의 몸통으로 발사하라. 다시 기를 음에너지 순환로로 흡수하라. 남자는 36회, 여성은 24회 반복한다.(그림 2-30)

⑦ 더 깊은 차원으로 확장한다.

이제 더욱 깊은 수준에서 나무와 에너지를 교환하라. 더 깊은 수준에서 에너지를 교환하기 위해서는 당신의 특

정한 부위를 나무의 특정한 부위에 접촉해야 한다. 그리고 서로 에너지를 주고받는다. 여기서의 순환은 당신의 신체와 나무 사이를 지나는 길을 따라 에너지를 인도하고 그 출발점으로 되돌아오는 것을 의미한다. 당신은 위의 ⑥에서와 같이 기를 인도할 수 있다. 결국에 당신은 다른 많은 형태들이 가능하다는 사실을 알게 될 것이다.

⑧ 우아하게 끝내며 물러나기

물러나기는 매우 중요하다. 물러나기를 통해 에너지를 지나치게 많이 나무에게서 흡수하지 않게 된다. 또한 작거나 약한 나무의 에너지가 고갈될 정도로 과도한 에너지를 취하지 않게 해 주고 당신의 부정적인 에너지를 그 나무에 남겨두지 않게 해 준다. 그리고 나무와 함께 만든 연결을 봉쇄하여 당신이 떠난 후 에너지가 외부 환경으로 누출되지 않도록 해야 한다.

무엇보다도 물러나기는 심미적으로 완전한 명상이어야 하며 나무에게 존경을 표하는 것이어야 한다. 충분한 교감을 가진 후 정상적인 의식이나 얕은 수준의 교감상태로 되돌아 나오고자 원할 때 방금 나눈 교감의 아름다움을 방해하지 않도록 천천히, 단계적으로 물러나야 한다. 그 과정은 서서히 당신 자신에게로 되돌아오는 것이며, 나무에게 속한 에너지와 당신에게 속한 에너지를 구분하여 둘 사이의 경계를 다시 긋는 것이다.

이는 치유 시술의 경우를 상기해 보면 쉽게 이해할 수 있다. 치유 시술을 실시한 후에 여전히 손에 많은 에너지가 남아 있다고 느껴지면 백회를 닫아 당신의 치유에너지가 계속 흘러나가지 않도록 해야 한다.

나무는 인간과 접촉하는 것을 매우 좋아한다. 언제나 나

무보다 당신이 먼저 작별인사를 고할 준비를 하게 될
것이다.

ㄱ. 나무와의 접촉으로부터 주의력을 서서히 거두어 당신
   자신에게로 더욱 많이 돌린다.

ㄴ. 이것을 행할 때 공유한 에너지의 많은 부분이 당신의
   신체로 몰려들 것이다. 이때 당신이 방사한 인간에너지
   는 되돌아오게 하고 나무에너지의 흐름은 밀어내 당신
   의 몸으로 들어오지 못하게 한다.

ㄷ. 에너지의 흐름이 반대일 때는 나무에너지는 나무로 되
   돌아가게 하고 당신 자신의 의식에너지는 당신의 체내
   에 보존한다.

ㄹ. 몇 회의 교환 후면 나무는 알아채고 당신에게 협조하기
   시작할 것이다. 조금 후 당신은 당신 자신의 몸으로 완
   전히 물러나 마칠 준비를 하게 된다.

ㅁ. 강력한 순환 패턴에서 벗어나기 위하여 명상을 마치기
   위한 자리인 단전에 당신의 주의력을 서서히 집중하라.
   에너지를 단전에 저장할 때 과도한 에너지는 나무에게
   로 흘려보내라.

ㅂ. 만약 나무가 다른 지점을 통해 당신에게 에너지를 주려
   고 하면 위에서 기술한 방식으로 그 흐름을 밀쳐버리라.

ㅅ. 급기야 그 순환 패턴은 끊어지고 당신은 선택된 지점을
   통하여 에너지를 나무와 나누게 될 것이다. 이제 당신은
   당신에게 속한 에너지와 나무에게 속한 에너지를 확실
   히 구분하여 물러나기를 마칠 수 있다.

ㅇ. 나무와 매우 깊은 교감 속에 있을 때는 단 한 번에 물러
   날 수 없을 것이다. 이때는 부분적으로 물러난 후 덜 강
   렬한 상태로 순환과 나눔을 형성한다. 이런 절차를 몇 회

밟은 후 당신은 완전히 자기 자신에게 되돌아 오게 된다.

⑨ 끝맺음

항상 닫음으로써 끝내라. 닫음은 그 연결을 끊는, 신중하고 다소 급격한 몸짓이다. 닫음은 2, 3초 내에 좋은 의도의 감정을 나눈다. 닫음은 손뼉이나 고개의 끄덕임처럼 어떤 움직임이나 소리, 혹은 미묘한 에너지장 내의 어떤 변화일 수도 있다. 부드럽게 주먹을 들어올려 가볍게 아래를 치는 것도 아주 효과적이다. 기도를 끝내기 위해 사용하는 〈아멘〉 소리도 끝맺음 몸짓의 예이다. 강렬한 악수, 포옹을 끝낼 때 조금 더 세게 힘을 주는 것도 마찬가지이다. 손을 가볍게 흔들거나 나무 몸통에 빠르게 입맞춤함으로써 끝맺음을 마무리하라.

위의 ⑦, ⑧, ⑨항은 느낌을 강렬하게 했다가 늦추고, 수련을 끝내는 데 사용한다. 그리고 선택한 나무와의 교감을 끝내기 위해 언제라도 사용할 수 있다.

손가락을 사용하여 양에너지를 흡수하여 음에너지와 균형 유지하기(그림 2-29)

① 나무의 약 30~60cm 앞에 선다. 천천히, 부드럽게 나무에게 접근한다. 당신 주변의 에너지장이 마치 보호막처럼 두터워지는 것을 느끼라.

② 손바닥을 나무로 향하고 손가락을 편 채 팔을 나무로 뻗으라.

③ 나무에게 점점더 다가가기 위하여 당신의 위치를 서서히 조정해 나감에 따라 나무의 중심에서 발하는 밝은 에너지를 느끼게 될 것이다.

마찬가지로, 당신 자신의 오라도 나무에게 드러난다.

④ 동시에 당신을 둘러싸고 있는 꿀 같은 에너지는 고치 보호막처럼 작용하고 바깥 세계에 대한 인식은 사라진다.

⑤ 나무에 당도하여 크게 껴안는 형태로 나무 주변을 감쌈에 따라 당신의 빛나는 에너지들은 서로 결합되고 그 합일의 축복 속에서 잠시동안 당신 자신을 잊어버린다.

⑥ 이런 식으로 접촉을 이룬 후에, 당신과 나무 사이의 더 깊은 새로운 연결이 견고해지고 단순해질 때까지 잠시 동안 가만히 있는다. 곧 당신은 앞에서 기술한 평행 트래킹의 상태에 있는 자기 자신을 발견하게 될 것이다. 바로 평행 트래킹에서 순환과 나눔이 발전되게 된다.

⑦ 먼저 나무의 에너지를 느끼라. 나무의 기를 느낄 때, 마음과 눈, 눈의 아랫부위를 이용하여 코 끝에 집중하라. 눈의 윗부위는 손가락 끝과 나무를 본다.

⑧ 왼손가락과 마음, 눈의 윗부위를 이용하여 기를 내부로 흡수하라.

⑨ 눈의 윗부위를 천천히 움직여 기를 왼팔의 바깥부위(양부위), 왼쪽 어깨, 목의 왼쪽편, 왼쪽 귀, 그리고 정수리로 인도하라. 그 에너지를 오른쪽 귀의 뒷면에서 오른쪽 목, 오른쪽 어깨, 오른쪽 팔의 바깥쪽, 오른손 바닥과 손가락으로 내린다. 그 에너지를 손가락에서 투사하여 그것과 우주진에너지와 혼합하여 나무줄기로 보낸다. 그것을 다시 순환로를 통하여 흡수한다. 남성은 36회 반복하고 여성은 24회 반복한다.(그림 2-30 참고)

⑩ 여기서 체험을 끝내고 싶으면 앞항목의 ❼, ⑧, ⑨ 과정을 밟아 강렬하게 하고, 늦추고, 급기야 나무와의 연결을 끊어라.

양에너지 순환은 양 장기(대장과 소장, 담낭, 방광, 위장)의 에너지뿐만 아니라 만성적 질병과 외상적인 통증에 더욱 민감하게 만들어 준다.

손바닥(음부위)을 이용하여 나무의 기를 흡수하기

① 나무의 약 30~60cm 앞에 앉거나 서라.

② 손바닥을 나무로 향한 채 팔을 나무로 뻗으라.(그림 2-31)

③ 먼저 나무의 에너지를 느끼라. 나무의 기를 느낄 때 마음과 눈, 손바닥을 이용하여 손바닥으로 기를 흡수하라. 그 기를 양팔의 안쪽(음부위), 양어깨, 목의 양쪽면, 양쪽 귀, 정수리로 인도하라. 정수리에서 그 에너지를 임맥으로, 즉 미간, 목, 가슴, 태양신경총, 배꼽, 그리고 배꼽 안쪽의 단전으로 내려보내라.

④ 에너지를 단전에서 회음, 발바닥의 용천, 그리고 땅 속

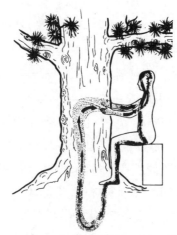

그림 2-31. 손바닥으로 나무의 기를 흡수하고 그 기를 약 3m 아래 뿌리 쪽으로 내려보낸다.

약 3m 정도로 계속 내려 보낸다.

⑤ 에너지를 나무뿌리와 줄기로 올려보낸다. 당신의 에너지가 나무를 통해 흐르고, 줄기에서 당신의 손바닥으로 솟아나오는 것을 느끼라. 그 순환을 9회, 18회, 24회, 36회 반복하라.

⑥ 당신의 에너지를 오른손바닥에서 나무를 통하여 왼손바닥으로, 그리고 왼손바닥에서 나무를 통해 오른손바닥으로 보내는 것을 수련하라. 남성은 36회, 여성은 24회 순환을 실시한다. 당신의 에너지가 나무를 관통하는 것을 느끼는 것이 가장 중요하다.

⑦ 나무의 다른 부위를 각기 구분할 수 있도록 수련하라. 윗줄기부터 시작한다. 당신의 에너지를 줄기로 보내고 그것이 반사되어 오는 것을 느끼라. 서서히 꿇어앉아 아랫줄기에서 수련하라. 그 다음 뿌리에서 수련하라. 나무와 에너지를 교환하며 그것을 느끼라.

정수리를 통해 나무의 기 흡수하기

① 팔을 옆구리에 붙인 채 나무의 약 60~90cm 앞에 선다.(그림 2-32) 나무의 에너지가 잘 느껴지지 않으면 더욱 가깝게 다가선다.

② 나무의 오라가 느껴질 때 정수리를 통해 에너지를 흡수하라. 나무의 균형잡힌 에너지는 매우 온화하고 부드러우며, 매우 강력한 치유력을 지니고 있다.

③ 나무의 에너지를 정수리로 빨아들이고 그것을 충맥이나 임맥을 통해 회음, 그리고 두 발로 내리라. 그 에너지를 발바닥의 용천혈을 통해 땅 속으로 보내라. 그 에너지를 땅에서 나무뿌리와 줄기로 올려보내라.

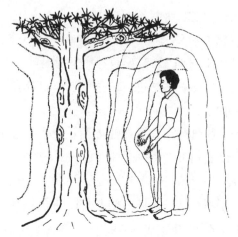

그림 2-32. 나무의 오라가 당신의 오라와 혼합되도록 하라.

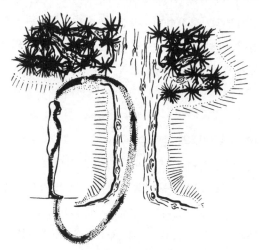

그림 2-33. 나무의 기와 땅에너지를 정수리로 흡수하라.

④ 땅에너지와 나무에너지를 빨아들이는 당신 자신을 느끼
라.(그림 2-33) 그 에너지들이 당신의 부정적인 에너지
와 병기를 제거하며 당신의 에너지를 정화시키는 것을
느끼라. 에너지가 나무줄기에서 나오는 것을 느낄 때 인

간(우주진)에너지를 흡수하고 그 에너지를 당신의 정수리로 되돌려라. 당신은 혼합된 에너지가 당신의 뇌와 분비선, 장기들을 보강하는 것을 느낄 수 있을 것이다. 그 과정을 9회, 18회, 36회 반복하라.

가슴으로 나무와 함께 나누기

이 경우 나무에너지는 팔을 통하여 가슴 센터로 흐르게 된다. 이는 시술 도중 치유자의 팔에 축적된 병기를 제거하거나, 혹은 단지 가슴을 열기 위하여 사용한다.

① 당신의 손이 쉽게 어떤 가지에 닿을 수 있는 편안한 자세를 취한다.

② 손바닥이나 손가락으로 나무와 접촉할 수 있도록 한쪽 팔을 뻗어라. 나무껍데기 아래의 생명에너지를 느끼고 그것과 접촉하라. 잠시동안 그 접촉이 깊어지도록 하라.

③ 잠시후에 자신의 손과 나무 사이에서 부드러운 호흡이 들락날락하는 형태로 나눔이 시작되는 것을 느끼게 될 것이다.

④ 팔 전체로 에너지를 흡입하고 당신의 가슴 센터와 나무 사이로 에너지가 들락날락할 때까지 점차적으로 그 과정을 심화시키라. 이러한 나눔이 한동안 계속되도록 하라.

⑤ 다음, 나머지 팔도 시도하라. 다른 손 가까이 같은 가지 위나 완전히 다른 가지 위에 놓는다.

⑥ 나무에너지가 한 팔을 따라 흐르게 하고, 가슴 센터의 당신 자신의 에너지와 섞어서 다른 팔로 흘려보낸다. 그 흐름의 방향을 거꾸로 시도해 본다.

⑦ 더 깊은 체험을 하려면 에너지를 나무에서 가슴, 배꼽으로 보내고 다시 가슴으로 되돌리는 등, 가슴에서 배꼽으

로 흐름을 확장하라.

⑧ 당신의 손을 떠나 나무로 들어간 에너지는 어디에 있는가? 마음으로 에너지를 추적함으로써 당신은 나무의 미묘한 해부에 대해 더 많은 것을 알게 될 것이다.

⑨ 당신은 에너지를 한 손에서 다른 한 손으로 흐르게 함으로써 정체되거나 막힌 부위를 발견하게 될 것이다. 당신의 시도에 대한 나무의 반응을 느끼고, 직관에 따라 움직이라.

땅에너지 흡수하기

① 배꼽에 온기(에너지공)를 만들고 그 에너지를 정수리로 끌어올리라.

② 그 기를 나무줄기의 꼭대기로 투사시키라. 나무 속으로 들어가 나무와 연결된 느낌을 품어라.

③ 이 수련 동안 당신은 나무에서 훨씬 멀리(3~9m) 떨어져 설 수 있다. 수련이 깊어짐에 따라 당신은 자신의 에너지를 더욱 멀리에서도 나무로 투사시킬 수 있다. 나무가 당신의 부정적 에너지나 병기를 흡수하도록 하라. 당신이 되돌려받는 에너지는 조화를 이루게 될 것이다.

④ 당신의 에너지를 나무줄기와 뿌리, 그리고 땅 속으로 내려보내라.(그림 2-34) 땅에너지로 당신의 에너지를 정화시키라. 이 혼합된 에너지를 발의 용천을 통해 회음, 다음 충맥, 혹은 등의 독맥을 통해 올려보내라. 에너지를 정수리로 올리고 다시 그것을 밖으로 투사시키라. 그 과정을 9회, 18회, 혹은 36회 반복하라.

그 순환을 더 많이 반복하면 할수록 그만큼 더 당신의 에

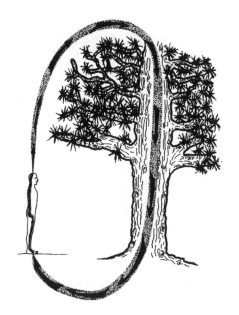

그림 2-34. 땅에너지를 흡수하라. 그 에너지를 정수리를 통해 투사시킨 후 나무를 통해 순환시키라.

너지는 정제되고 증진된다. 당신은 충맥과 소주천 회로가 더욱 정화되고 밝아지는 것을 느낄 수 있을 것이다. 일단 나무와의 연결이 굳건해지면 당신은 자신의 병기를 먼 거리에서도 나무에게 보내 당신의 에너지를 정화하고 당신의 건강을 증진할 수 있다.

나무 아래에 앉아 명상하기

일단 나무의 기를 느낄 수 있는 능력을 얻게 되면 당신은 나무 아래에 앉아 명상할 수 있다. 나무의 에너지를 소주천 회로의 경혈을 통해 흡수하라.(그림 2-35)

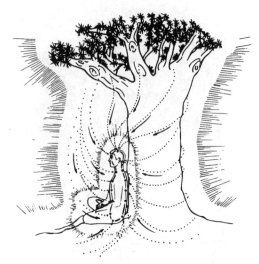

그림 2-35. 나무 아래에 앉아 명상하기

9. 여섯 가지 치유소리

여섯 가지 치유소리는 각기 다른 장기에서 생성되는 고유의 진동수와 색깔을 감지하는 데 도움을 준다. 손쉽게 소리와 장기를 연관시키고 그 장기의 성질을 감지할 수 있을 때까지 여섯 가지 치유소리를 수련하라.

여섯 가지 치유소리는 치유의 기초이다

특별한 치유 능력을 타고나는 사람에 대한 이야기를 들어본 적이 있을 것이다. 사람들은 위대한 치유자들을 찾기를 좋아한다. 하지만 그 치유자가 당신과 얼마나 오래 함께 할 수 있겠는가? 일주일에 한 시간, 혹은 하루에 한 시간? 그렇다면 나머지 시간은 어떻게 하겠는가? 하루 한 시간은 24시간 중한 시간을 뜻한다. 일주일의 한 시간은 168시간 중 한 시간을 의미한다. 그러므로 각 개인이 자신의 부정적인 에너지를 청소하고 그것을 양질의 에너지로 변형시키는 것이 중요하다.

자가 치유와 건강 유지를 위해 규칙적으로 수련하면 지속적으로 치유력을 증진시킬 수 있다. 여섯 가지 치유소리는 치유를 시작할 수 있는 손쉬운 수련법이다. 그 소리들은 매우 단순하지만 매우 강력하다.

여섯 가지 치유소리에 익숙하고 장기 기마사지를 수련하기 시작할 때, 당신은 학생들에게 그 치유소리를 가르칠 필요성을 느낄 것이다. 학생들은 집에서 수련하며 치유에 많은 도움을 얻게 될 것이다. 당신은 각 시간마다 하나 내지 두가지 소리를 가르치고 각 시간마다 그것을 복습시켜야 한다.

여섯 가지 치유소리의 수련 방법
폐의 소리

양(陽) 장기	오행	계절	색깔	감정		소리
				부정적 감정	긍정적 감정	
대장	금	가을	흰색	우울, 슬픔, 좌절	용기, 정의	스—(SSSSSSS)

① 자세: 척추를 바르게 하고 의자에 앉아 손등을 장딴지 위에 올려 놓는다. 폐로 미소를 내려보낸다. 숨을 깊이 들이쉬고 손을 당신 앞으로 치켜올린다. 손을 눈높이까지 올렸을 때 손바닥을 하늘을 향해 서서히 돌리면서 손을 머리 위로 밀어올린다. 양손가락이 마주보게 하고 팔꿈치는 양편으로 둥글게 구부린다. 팔을 쭉 펴지 말고 바깥으로 둥글게 유지하라.(그림 2-36)
② 소리: 턱을 닫아 이빨이 가볍게 만나고 입술은 약간 떨

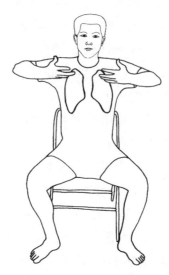

**그림 2-36. 숨을 크게 들이쉬면서 양
손을 앞으로 들어올린다.**

어지게 하라. 눈을 크게 뜨고 위를 보며 숨을 들이쉰다.
팔은 위와 밖으로 팽팽하게 밀고 이빨을 통해 숨을 천
천히 내쉬며 〈스-〉 소리를 고르고 길게 단 한 번에 낸
다. 처음에는 소리를 크게 내지만 나중에는 자신에게만
들리도록 부드럽게 내는 연습을 해야 한다. 폐를 둘러싸
고 있는 공기주머니들이 압축될 때 과도한 열, 병기, 슬
픔, 우울, 비통함이 배출되는 것을 상상하고 느끼라. 천
천히 완전히 숨을 내쉰다.(그림 2-37)
③ 휴식하며 집중하기: 휴식은 매우 중요하다. 휴식하는 동
  안에 자신의 내면의 자아와 내부 기관과 대화할 수 있
  기 때문이다. 숨을 완전히 내쉰 후 손바닥을 아래로 돌
  리면서 천천히 아래로 내려, 다시 장딴지 위로 돌아온

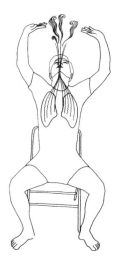

그림 2-37. 양손이 눈높이에 오면 손바닥을 돌리면서 팔을 머리 위로 올린다. 팔을 바깥으로 둥글게 유지하고 숨을 천천히 내쉬며 〈스─〉 소리를 고르게 길게 단 한 번에 낸다. 〈스─〉 소리를 낼 때 폐의 병기와 슬픔이 배출되는 것을 상상하라.

다음 손바닥을 위로 향한다. 눈을 감고 폐를 의식하라. 폐로 미소를 보내며 여전히 폐의 소리를 내고 있다고 상상하라. 규칙적으로 호흡하며 당신의 폐가 밝은 흰빛을 발산하고 있다고 상상하라. 이를 통해 당신의 폐는 강화될 것이며 폐와 관련된 우주에너지를 끌어들이게 될 것이다. 호흡을 할 때마다 과도한 열기가 서늘하고 신선한 에너지로 대체되는 것을 느껴라.

6회, 9회, 12회, 혹은 24회 반복하라. 슬픔, 우울, 감기, 치통, 천식, 폐기종 등을 치료하려면 더욱 자주 수련하라.

신장의 소리

양(陽) 장기	오행	계절	색깔	감정		소리
				부정적 감정	긍정적 감정	
방광	수	겨울	검정 혹은 진청	두려움	부드러움	후—(WOOOOO)

① 자세: 다리를 모으고 무릎과 발목이 닿도록 한다. 신장을 의식하고 신장으로 미소를 보낸다. 숨을 깊이 들이마시고 몸을 앞으로 굽혀 무릎 둘레에 양손을 깍지 끼고 댄다. 몸통을 앞으로 굽히고 등 아래를 뒤로 당기며 팔을 일직선으로 한다.(이런 자세는 신장 부위가 튀어나오도록 해 준다.) 동시에 고개를 앞으로 들어 정면을 바라보며 아랫등으로부터 팔이 당기도록 한다. 척추가 당기는 느낌을 갖도록 하라.(그림 2-38)

② 소리: 입술을 둥글게 하고 마치 촛불을 불어 끄듯이 숨을 조금씩 내쉬며 〈후—〉 소리를 단번에 고르게 낸다.

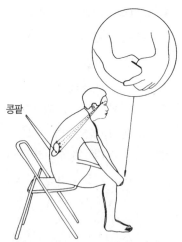

콩팥

그림 2-38. 한 손을 다른 한 손으로 꼭 쥔 상태에서 양팔 사이에 무릎을 끼운다.

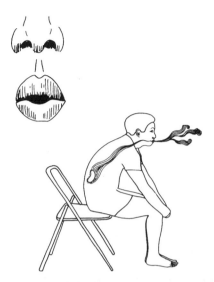

그림 2-39. 촛불을 끌 때처럼 입을 동그랗게 오므리고 숨을 내쉬면서 〈후―〉 소리를 단번에 고르게 낸다. 숨을 내쉴 때 신장의 병기와 두려움이 배출되는 것을 상상한다.

동시에 복부를 수축시켜 신장쪽으로 잡아당긴다. 신장 주변의 근막에서부터 과도한 열, 두려움, 병기가 짜여 배출되고 있는 것을 상상하라.(그림 2-39)

③ 휴식하며 집중하기: 완전히 숨을 내쉰 후 똑바로 앉아 다리를 벌리고 손등을 장딴지 위에 올려 놓는다. 눈을 감고 신장을 의식하며 호흡을 한다. 신장에 밝은 청색이 가득차는 것을 상상하라. 여전히 신장의 소리를 내고 있다고 상상하며 신장에 미소를 보내라.

위의 과정을 3회, 6회, 12회, 24회 반복하라. 두려움, 피로, 어지러움, 이명 등의 통증을 해소하려면 더욱 자주 수련하도록 하라.

간의 소리

양(陽) 장기	오행	계절	색깔	감정		소리
				부정적 감정	긍정적 감정	
담낭	목	봄	초록색	분노	상냥함	시—(SHHHHH)

① 자세: 똑바로 편안하게 앉으라. 간을 의식하고 간으로 미소를 보내라. 간과 접촉하고 있다는 느낌이 들 때 손바닥을 하늘로 향하며 양팔을 양쪽으로 쭉 편다. 숨을 깊이 들이마시며 천천히 양팔을 양옆에서 머리 위로 들어올린다. 이 동작과 더불어 눈도 따라간다. 손가락을 깍지끼고 깍지낀 손의 손바닥을 천장을 향해 돌린다. 손바닥의 아랫부위를 힘껏 밀어 팔을 어깨로부터 쭉 편다. 왼쪽으로 살짝 구부려 간이 부드럽게 당기는 느낌이 들

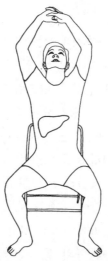

그림 2-40. 양손을 깍지끼어 손바닥을 뒤집어서 천장을 향하도록 한다. 팔과 몸통을 왼쪽으로 살짝 구부려 간이 부드럽게 당기는 느낌이 들도록 한다.

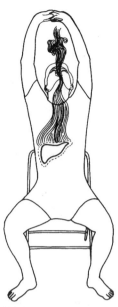

그림 2-41. 〈시ー〉 소리를 천천히 내며 간의 열과 분노가 배출되는 것을 상상하라.

도록 한다.(그림 2-40)

② 소리: 눈을 크게 뜨라. 그러면 간이 열리게 된다. 천천히
숨을 내쉬며 〈시ー〉 소리를 아주 부드럽게 한번에 낸다.
간의 근막이 압력을 받을 때 간의 과도한 열과 분노가
배출되는 것을 상상하라.(그림 2-41)

③ 휴식과 집중: 완전히 숨을 내쉰 후 손가락을 분리하여
손바닥을 아래로 돌리고 손의 아랫부위를 앞세운 채 팔
을 양옆으로 내린다. 손바닥을 위로 향한 채 장딴지 위
에 놓는다. 간에게 미소를 내려보낸다. 눈을 감고 간으로
호흡을 하며 여전히 간의 소리를 내고 있다고 상상하라.
3회, 6회, 12회, 혹은 24회 반복한다. 분노, 눈의 충혈, 시
거나 쓴맛을 제거하거나 간을 제독하려면 더욱 자주 간
의 소리를 수련하라.

심장의 소리

양(陽) 장기	오행	계절	색깔	감정		소리
				부정적 감정	긍정적 감정	
소장	화	여름	붉은색	조급, 거만, 잔인성	기쁨, 명예, 진실성	하─(HAWWW)

① 자세: 심장을 의식하고 심장으로 미소를 보내라. 숨을 깊이 들이마시고 간의 소리와 자세를 취한다. 하지만 간의 소리와 달리 오른쪽으로 약간 굽혀 가슴 중앙의 왼편에 있는 심장이 부드럽게 당기도록 하라. 심장에 집중하고 혀가 심장과 연결되어 있음을 느끼라.(그림 2-42)

② 소리: 입을 벌리고 입술을 둥글게 한 채, 숨을 천천히 내뱉으며 한번에 〈하─〉 소리를 부드럽게 낸다. 심낭이 열, 조급, 거만, 잔인성을 몰아내고 있다고 상상하라.(그림 2-43)

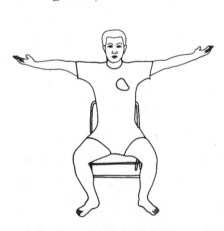 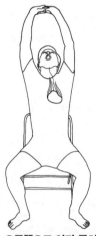

그림 2-42. 두 팔을 서서히 양쪽으로 들어올린다.

그림 2-43. 오른쪽으로 약간 굽히면서 왼쪽의 심장 부위가 가볍게 당겨지도록 한다. 〈하─〉소리를 부드럽게 내며 심장의 열과 조급함이 배출되는 것을 상상하라.

③ 휴식과 집중: 숨을 내쉰 후 심장으로 미소를 보내며 밝은 붉은빛을 상상하라. 이 과정을 3~24회 반복한다. 목감기, 입술 발진, 부은 잇몸이나 혀, 신경질, 우울, 심장병을 덜려면 심장의 소리를 더욱 자주 수련하라.

비장의 소리

양(陽) 장기	오행	계절	색깔	감정		소리
				부정적 감정	긍정적 감정	
췌장, 위장	토	늦여름	노랑색	걱정, 근심	공정, 수용	후—(WHOOOO)

① 자세: 비장을 의식하고 비장으로 미소를 보내라. 숨을 깊이 들이마시고 양손의 손가락을 왼쪽 명치 밑에 놓는다. 손가락으로 그 부위를 압박하면서 등의 중간을 밖으로 밀어내라.(그림 2-44)

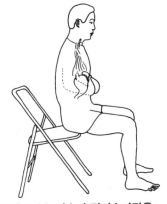

그림 2-44. 양손의 검지손가락을 가슴뼈 밑 약간 왼쪽에 위치시킨다.

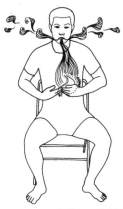

그림 2-45. 손가락들로 비장 부위를 안쪽으로 눌러주면서 〈후—〉 소리를 부드럽게 낸다. 비장의 근심과 걱정이 배출되는 것을 상상하라.

② 소리: 앞을 보고 손가락으로 태양신경총의 왼편을 밀면서 숨을 내쉬며 한번에 〈후-〉 소리를 부드럽게 낸다. 이는 신장의 소리와 비슷하지만 조금 다르다. 이것은 목에서 나오는 후음이다. 촛불을 끄는 소리와는 달리 이 소리는 입이 아니라 목 깊숙한 곳에서 나온다. 비장의 소리가 목청을 울리는 것을 느끼라. 근심과 걱정이 공정과 정직의 미덕으로 변화되는 것을 느끼라.(그림 2-45)

③ 휴식과 집중: 완전히 숨을 내쉰 후 눈을 감고 손바닥을 위로 한 채 허벅지에 올려놓는다. 비장, 췌장, 위장에 집중하며 미소를 보낸다. 밝은 노랑색이 이 장기들에서 빛나는 것을 상상하며 이 장기들로 호흡하라.

이 과정을 3~24회 반복하라. 소화불량, 메스꺼움, 설사를 치료하려면 비장의 소리를 더욱 자주 수련하라.

삼초의 소리

삼초는 몸의 세 에너지 중심을 가리킨다. 몸의 상부(뇌, 심장, 폐)는 뜨겁다. 중부(간, 신장, 위, 췌장, 비장)는 따뜻하다. 하부(대장, 소장, 방광, 성기관)는 서늘하다.(그림 2-46)

〈히—(HEEEEEEE)〉 소리는 뜨거운 에너지를 아래로 내려주고 차가운 에너지를 위로 올려 줌으로써 세 부위의 온도를 균형잡아 준다. 특히, 심장 부위의 뜨거운 열은 차가운 성기관으로 움직이고, 아랫배의 차가운 에너지는 심장 부위로 올라간다.

① 자세: 등을 대고 누워 손바닥은 위로 하고 팔을 양 옆에 놓는다. 눈을 감고 가슴, 태양신경총, 아랫배를 차례로 채우며 한껏 숨을 들이마쉰다.

② 소리: 숨을 내쉬며 가슴, 태양신경총, 아랫배를 차례로

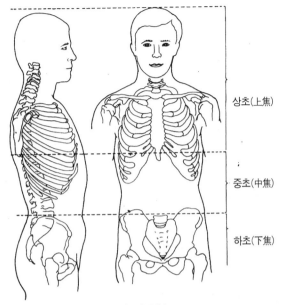

상초(上焦)

중초(中焦)

하초(下焦)

그림 2-46. 삼초(三焦)

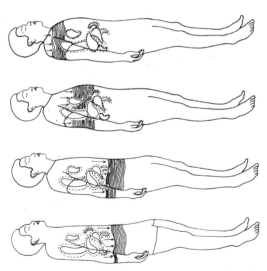

그림 2-47. 커다란 롤러가 숨을 가슴 위에서부터 아랫배 까지 밀고 내려가는 것을 상상한다.

납작하게 만들며 〈히―〉 소리를 한번에 부드럽게 낸다. 공기가 머리에서 성 센터로 내려갈 때 커다란 롤러가 공기를 따라 굴러가는 것을 상상하라.(그림 2-47)

③ 휴식과 집중: 완전히 숨을 내쉰 후, 신체 전체에 집중하라.

위의 과정을 3~6회 반복하라. 불면증과 스트레스를 덜려면 삼초의 소리를 더욱 자주 수련해야 한다.

취침 전의 일상 수련

밤에 잠들기 전에 여섯 가지 치유소리를 수련하라. 여섯 가지 치유소리는 몸을 차분하게 해 주고 과열된 장기를 식혀 주어 숙면을 증진시켜 준다. 그리고 잠들기 전에 부정적 감정을 씻어내고 긍정적 감정을 자라나게 한다.

부정적 감정을 씻어내면 나쁜 꿈과 악몽이 달아난다. 그러면 숙면을 취하게 되고 우주심과 연결되어 당신의 에너지가 재충전된다.

만약 어떤 문제나 어려움, 상한 감정을 지니고 있다면 공(空)의 감각에 도달해 우주심에 모든 쓰레기들을 던져 넣으라. 우주력이 당신을 도우리라는 것을 믿으라. 아침에 내면으로 미소를 보내며 당신의 문제점에 대해 어떤 해답을 얻었는지 점검해 보라. 종종 당신이 깨어날 때 해답이 거기에 존재하게 될 것이다.

여섯 가지 치유소리와 내면의 미소는 다른 도치료 책자 「스트레스를 활력으로 바꾸는 도인술(Taoist Ways to Transform Stress into Vitality)」에 자세히 소개되어 있다.

1Δ. 병기 몰아내기와 배출하기

이 훈련은 특별히 매일 수련을 행하여 병기와 부정적 감정을 제거하고 긍정적 감정을 키우고 순환시키기 위한 CNT 시술자들에게 좋다. 또한 피시술자의 과도한 열을 덜어 줄 수 있다. 하지만 피시술자가 충분한 효과를 얻으려면 집에서 규칙적으로 수련해야 한다.

몰아내기

긴장은 수많은 병기와 부정적 감정 에너지를 가슴에 맺히게 하여 가슴이 답답하게 만든다. 증오, 조급, 거만과 같은 오랫동안 쌓아둔 부정적 감정들은 직접적으로 심장에 영향을 미치거나 심장병의 주요 원인이 된다. 심장을 활성화시킴으로써 이런 질병으로부터 자신을 보호할 수 있다. 이 과정을 통해 당신은 부정적 감정과 병기를 가슴으로 끌어들여 가슴과 몸 밖으로 배출해버려야 한다.

몰아내기의 목적

도교인들은 발바닥의 용천과 손바닥의 중심이 심장과 연결되어 있다고 본다. 그러므로 병기의 배출은 가슴에서 발바닥의 용천으로 에너지를 몰아내는 과정이다.(그림 2-48) 병기를 용천으로, 땅 아래 깊숙히 몰아내면 용천과 연결된 대지가 그 병기와 부정적 에너지를 받아 그것을 유용한 에너지로 변형시켜 활용하게 된다. 바꾸어 말해서 부정적 에너지가 감정으로 표현되거나 높은 위치인 가슴에서 아무렇게나 발산되면 어머니인 대지가 그것을 받아 유용한 것으로 변형시킬 수 없다. 대신 그 사람과 관련된 다른 사람이 그것을 받아 병으로

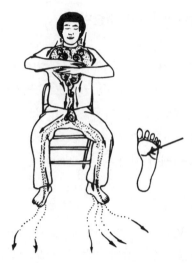

그림 2-48. 병기와 부정적 감정을 가슴에서 발바닥의 용천으로 몰아내기

발전하게 된다.

자세와 수련

몰아내기는 횡경막 위쪽과 마음으로 행하는 활동이다. 손바닥을 아래로 향한 채 왼손을 명치 꼭대기로부터 약 3~4cm 부위인 심장 센터에 위치시킨다. 오른손은 심막과 일직선상으로 하여 왼손 위에 평행으로 놓는다.

① 심장의 소리(하一)를 내고 모든 부정적인 감정을 끌어들이며 심장의 열이 타기 시작하는 것을 느끼라.

② 양손을 내리고 심장의 소리를 내면서 동시에 이 에너지를 내뱉으라. 계속 이 에너지를 회음, 양발 뒤꿈치, 용천으로 내려보내고, 어머니인 대지가 그것을 흡수하는 것을 상상하라. 무릎 위에 손바닥을 편히 놓고 휴식하라. 발바닥의 용천을 내려다보며 구름빛의 차갑고 으실으실

한 에너지가 빠져나가는 것을 느끼라. 다시 휴식하라. 휴식 시간은 매우 중요하므로 충분한 휴식을 취하도록 하라.

③ 양손을 심장 위치로 올림으로써 다시 시작하라. 총 5~10 분 동안 18~36회 반복하라. 더러운 병기를 말끔히 씻어 냄에 따라 가볍고 유쾌한 기분을 느끼게 될 것이다. 천기(天氣)가 황금빛으로 정수리를 통해 쏟아져 들어와 몸을 채우는 것을 느끼라.

④ 잠시 휴식하라. 또한 어머니 대지의 에너지가 푸른빛으로 발바닥의 용천을 통해 솟아올라오는 것을 느낄 것이다.

배기 훈련

배기의 목적

부정적인 감정이 장기의 병을 초래한다면 배기는 원치 않는 에너지를 제거하는 또다른 수련법이다. 예를 들어, 신장의 두려움을 배출하면 그 에너지 색깔을 거무칙칙한 푸른빛 에너지에서 밝은 푸른빛 에너지로 변화시킬 수 있다. 분노는 간의 색깔을 거무칙칙하게 변화시킨다. 분노를 제거하면 거무칙칙한 초록빛을 밝고 깨끗한 초록빛으로 변화시킬 수 있다.

자세와 수련

앞에서처럼 몰아내기를 끝낸 후, 똑같이 앉은 자세를 유지하고 배기 훈련을 시작하라. 배기 훈련은 다른 모든 장기의 부정적 감정을 제거하기 위하여 사용한다. 손가락과 발가락은 모든 장기와 분비선들과 연결되어 있기 때문에(그림 2-49), 병기가 거기에 정체되어 그것들을 무디게 만든다.

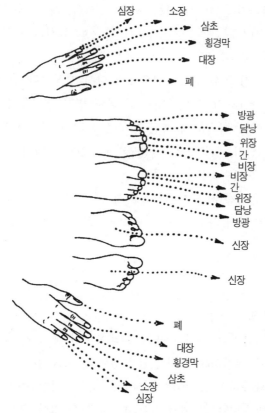

그림 2-49. 발가락과 손가락은 장기와 대응된다.

① 마치 눕는 자세처럼 비스듬이 앉아서 무릎 위에 양손을 놓는다. 손가락을 약간 떨어지게 쭉 뻗고 발가락으로 향하게 한다.

② 양발은 서로 평행이 되게 하고 발가락은 위로 치켜든다. 5~7cm 위와 엄지발가락 사이 지점을 의식하라.

③ 만약 어떤 장기에 영향을 미치는 병기를 지니고 있다면 그 장기와 대응되는 손가락이나 발가락을 결정하기 위

하여 그림 2-49를 보라. 배기 중에 그 장기와 대응되는 손가락이나 발가락에 더욱 강조점을 둠으로써 그 병기를 더 많이 몸 밖으로 내보낼 수 있다. 예를 들어, 심장에 문제가 있다면 새끼손가락에 더욱 집중하면 된다. 그 손가락을 통해서 거무칙칙한 에너지가 배출되는 것을 상상하라.

④ 삼초의 소리(히—)를 배꼽, 회음, 그리고 발가락으로 내려보내라.(그림 2-50, 2-51) 히— 소리와 함께 그 소리의 진동을 느끼고 손가락과 발가락의 끝으로 빠져 나가는 것을 느끼라.

⑤ 서서히 거무칙칙하고, 차갑고, 으실으실하고, 병적인 감정적 에너지가 손가락과 발가락 끝으로 발산되어 나가는 것을 느끼라.

⑥ 에너지가 점점 더 밝아지는 것을 상상하라. 계속 엄지발

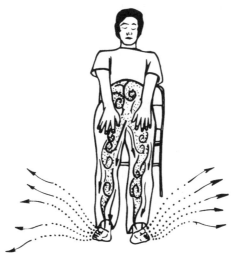

그림 2-50. 병기를 장기에서 아랫배와 발가락으로 배출하기

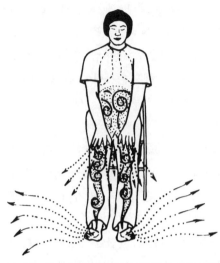

그림 2-51. 병기를 장기에서 횡경막으로 횡경막에서 아랫배로 배출하기

가락 사이의 점을 바라보며 더 많은 병기와 부정적 감
정이 발산되는 것을 지켜보라.

⑦ 간을 의식하며 간이 밝은 초록빛으로 빛나는 것을 상상
하라.

⑧ 비장과 췌장을 의식하고 그것들이 밝은 노란빛으로 빛
나는 것을 상상하라.

⑨ 폐를 의식하고 폐가 하얀빛으로 빛나는 것을 상상하라.

⑩ 심장을 의식하고 심장이 밝은 빨강빛으로 열리는 것을
상상하라.

⑪ 신장을 의식하고 신장이 밝은 푸른빛으로 빛나는 것을
상상하라.

제 3 장

보고, 만지고, 물어보며 진단하기

아픈 사람의 몸과 영혼을 관찰하는 기술은 수천 년에 걸쳐
발전되어 왔다. 어느 장기와 복부의 어느 부위가 보살핌과 마
사지가 필요한지 보고, 만지고, 물어보는 절차를 배워야 한다.
맥진이나 혀진단 같은 기술은 익히는 데 다소 시간이 걸린다.
그러나 그 모든 것을 꼭 알아야 마사지 기술을 사용할 수 있
는 것은 아니다. 지금 당장은 좀더 쉬운 기술을 활용하기 시
작하고 점차적으로 더욱 어려운 기술을 수련해 나가면 된다.

처음에는 복부를 관찰하고 배꼽 모양을 살펴보는 것으로
시작하라. 복부에 통증이나 딱딱함, 정체, 팽대, 축적된 독소가
발견되면 배꼽 주위에 부드러운 나선형 마사지를 실시한다.
자신의 손가락을 계속 훈련시켜 나가다 보면 결국 그 손가락
이 도움이 필요한 곳으로 정확히 당신을 인도하게 할 수 있
을 것이다.

1. 복부

복막 내 복강의 구조

복강의 신체 구조는 대장, 소장, 간, 담낭, 위장, 비장, 췌장, 방광, 성 기관, 대동맥과 대정맥, 수많은 림프절, 신경 체계, 복부 근육, 근막 등으로 이루어져 있다. 그것들은 모두 복부와 골반 벽 안쪽에 붙어 있는 복막 내에 담겨 있다. 신장과 부신은 복막과 갈비 사이 등쪽으로 위치해 있다. 복강의 뒤쪽은 갈비뼈, 척추와 골반, 그리고 근육이 보호한다. 내부 장기들과 약간의 혈관, 림프 혈관, 그리고 신경들은 몸의 앞쪽에서 접근해야 한다.

복부의 피부와 근육 조사하기

복부를 덮고 있는 근육은 장기 건강의 척도이다. 복부를 누르지 말고 부드럽게 복부에 손을 올려 놓는다. 원을 그리며 피부 상태를 감별하라. 건강하지 못한 조직은 너무 딱딱하거나 너무 늘어져 있거나 탄력이 없다. 복부의 탄력이 좋을수록 그만큼 장기가 건강하다는 증거이다. 건강한 조직은, 탄력성에 영향을 미치는 신경이 독소에 의해 손상되지 않았기 때문에 정상적인 탄력성을 지니고 있으며 피부의 조직과 색조가 고르고 만지면 보들보들하다. 건강한 피부는 마치 잘 맞는 신체옷처럼 몸을 보호한다. 건강하지 못한 피부는 독소를 제거하여 그 탄력성을 서서히 회복할 수 있다.

복부에는 수많은 근육층이 있다. 건강한 근육은 건강한 복부의 토대가 된다. 피부를 촉진(觸診)할 때와 같은 테크닉을 실시하되, 이번에는 약간 더 압력을 가하라. 피부 밑의 근육을 느끼고 근육의 정상적인 저항과 딱딱하고 단단한 저항 사이의 차이점을 구별하라.

복강에 염증이 있으면 몸은 그 염증 부위를 보호하기 위하여 복부 근육을 단단하게 조이므로 복부가 거칠고 단단하게 느껴진다. 이는 염증의 징조이다. 건강한 복부는 장기들을 제자리에 지탱해 주는 풍부하고 견실한 근육을 지녔으며 마치 아기의 것처럼 부드럽고 탄력있게 느껴진다. 또한 어떤 긴장이나 저항이 없어야 하고, 밑에 있는 장기들의 뚜렷한 윤곽을 보여주어야 한다. 과도하게 발달된, 딱딱한 바위 같은 복부는 장기들을 너무 단단하게 감싸 팽창할 수 있는 여지를 남기지 않는다. 또한 그런 근육에 묶인 복부는 척추, 어깨, 그리고 갈비뼈의 움직임을 제한한다.

복부로부터 올바르게 호흡하기

호흡 형태는 복부의 건강을 보여준다. 폐는 가슴 상부의 큰 부위를 차지한다. 스트레스나 감정적인 장애가 있으면 긴장된 상태로 가슴 호흡을 하게 된다. 그러면 호흡이 짧아지고 가슴에 응결이 생기게 된다. 건강한 사람의 정상적인 호흡 형태는 복부 호흡이다. 복부 호흡을 통해서만이 폐는 산소 교환, 연동 운동 촉진, 기 공급 등 그 역할을 더욱 효율적으로 수행할 수 있다. 적절한 복부 호흡은 응결을 제거하고 모든 장기의 운동을 돕는다.

복부 호흡 중 횡경막은 오르락내리락하면서 펌프질과 빨아들임을 통하여 장을 마사지하게 된다.

만약 복부에 염증이나 이상이 있다면, 혹은 소화기가 건강하지 못하다면 몸은 문제가 있다는 신호를 보낸다. 그 문제 부위를 보호하기 위하여 복부 호흡을 멈추고 흉식 호흡을 시작할 것이며, 그러면 복부의 움직임은 둔화된다.

2. 몸의 구조와 복부

지난 20년간 사람들은 건강을 위한 영양식의 필요성에 대해 더욱 크게 인식해 왔다. 하지만 아무리 건강식을 먹는다 하더라도 소화 기관이 건강하지 않다면 몸은 그 영양을 적절하게 사용할 수 없을 것이다. 따라서 건강은 점점 악화될 것이다. 근육과 힘줄로 구성된 복부는 유연하므로 복부의 정상적인 형태에서 벗어난 왜곡을 쉽게 가려낼 수 있다.

건강하지 못한 장은 몸의 형태를 변형시킨다

가스가 대장의 구석에 축적되면 갈비뼈가 위쪽이나 바깥쪽으로 눌리게 된다. 이는 한쪽이나 양쪽 갈비뼈에서 일어날 수 있다. 그 변형의 강도는 얼마나 많은 가스가 축적되느냐에 달려 있다. 이 상태가 만성적으로 지속되면 갈비뼈가 찌그러진다. 갈비뼈는 척추에 붙어 있기 때문에 척추의 위치 또한 변형되기 시작할 것이다.

한쪽에만 가스가 축적되면 척추가 틀어지기 시작한다. 정상적인 구조 내에 어떤 당김이 있다면 몸은 이 상태를 조절할 수 있는 방향으로 저절로 이동한다. 그리하여 몸은 그 문제를 더욱 가중시킨다.

예를 들어, 대장의 왼쪽면에 만성적인 심한 가스 축적이 있다고 하자. 그러면 왼쪽 갈비뼈가 들리게 되고 척추가 오른쪽으로 이동하게 된다. 몸이 척추의 왼쪽 근육을 수축시킴으로써 이 변화에 적응하려 하는 것이다. 이것이 갈비뼈에 의해 움직여지는 척추에 영향을 미치지는 않지만, 그 부위 아래 위의 척추를 다른 쪽으로 잡아당긴다. 이러한 반대 움직임을 통해 몸의 구조적 문제는 더욱 커진다.(그림 3-1)

등 아래(요추)의 팽창

요추가 자연스럽게 만곡을 이루지 못하고 쭉 펴져 있는 약한 근육을 지닌 사람은 장이 건강하지 못할 소지가 더 많다. 이렇게 요추가 일직선이 되면 머리가 앞으로 숙여지게 되고 자연스럽게 만곡을 이루어야 할 경추도 역시 일직선이 되고 만다.(그림 3-1의 ㄴ)

요추가 지나치게 굽은 자세

상복부에 문제가 있는, 강한 근육을 지닌 사람은 엉덩이를 뒤로 올리고 요추를 과도하게 만곡시킴으로써 장을 위한 공간을 더 많이 확보하는 경향이 있다. 흉추의 자연스런 만곡이 펴지기 때문에 가슴은 튀어나오고 목은 뒤쪽으로 단단하게 고정되고 두 견갑골의 거리가 너무 가까워진다. 이 구조는 요추의 통증을 유발하고 호흡이 짧아지는 원인이 된다.(그림 3-1의 ㄷ)

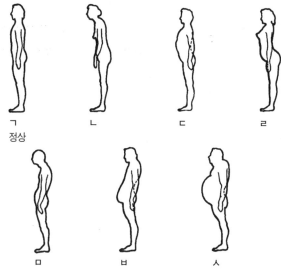

그림 3-1. 건강하지 못한 복부로 인한 구조의 기형적 변형

상체가 앞쪽으로 지나치게 내밀어져 일어나는 만곡 - 오리 자세

강한 근육과 건강하지 못한 장을 지닌 사람, 특히 여성은 요추 부위가 앞으로 내밀어져 요추 결합 부위가 과도하게 만곡된 구조를 보여준다. 등 아래는 굽고 엉덩이는 튀어 나온다. 상체는 뒤쪽으로 기울어져 있으나 가슴은 앞으로 튀어 나온다. 이 구조에서 장의 무게 때문에 등쪽으로 매달려 있게 되어 더 이상 자궁을 누르지 않게 된다. 또한 이 구조는 장이 가스로 가득차기 쉽다.(그림 3-1의 ㄹ)

요추와 흉추가 지나치게 굽은 자세

장이 건강하지 못하고 근육이 약하고, 피로한 사람은 요추 부위의 만곡이 자연스러움을 넘어 과도해지고 흉추도 과도하게 만곡시킴으로써 장을 위한 공간을 더 많이 확보하려고 한다. 결과적으로 복부가 튀어나오고 목이 뻣뻣하게 앞으로 내밀어져 있게 된다. 견갑골은 서로 넓게 벌어지고 가슴은 편편하거나 움푹 들어가게 된다.(그림 3-1의 ㅁ)

매달려 있는 장

장이 밑으로 처진 사람의 구조는 위에서 기술한 구조와 비슷하다. 등 아래의 만곡이 심하고 엉덩이가 옆으로 퍼지고, 흉추는 약하고 처진 배를 보충하기 위해 뒤로 젖혀져 있다.

늘어진 소장의 만곡부는 치골 부위에서 접혀 성기 위에 드리워지고 성기를 덮는다. 이렇게 접혀서 금이 생긴 부분은 빨갛게 되어 염증이 생기기 쉽다.(그림 3-1의 ㅂ)

커다란 배

이 체형은 크고 무거운 배의 결과이다. 가슴과 횡경막은 위

로 밀려지고 넓어진다. 목은 어깨와 목 뒤의 돌출된 살집으로 인해 거의 보이지 않는다.(그림 3-1의 ㅅ)

3. 배꼽의 형태

도교인들은 가장 명백한 외관을 관찰함으로써 많은 것들을 알아낸다. 그들은 단지 배꼽의 형태만 가지고도 복부와 장기의 상태에 대해 많은 것을 알아낼 수 있다.

배꼽 검사

시술을 시작하기 전에 항상 배꼽의 형태와 위치를 점검하라. 배꼽은 깔대기와 유사하다. 배꼽은 테두리, 옆벽, 바닥의 세 부위로 나누어진다. 배꼽은 둥글고, 중심잡히고, 균형잡혀야 한다. 배꼽은 건실하고 탄력성이 있어야 하며, 딱딱하거나 부드럽거나 약해서는 안 된다. 옆벽은 대칭적이어야 하며, 바닥은 원형 테두리의 중심에 위치해야 한다.

배꼽 테두리가 일그러지고 중심을 벗어날 수도 있다. 옆벽과 테두리가 때때로 부어오르거나 굽거나 높은 각이 지거나, 한쪽이나 여러 방향쪽으로 당겨질 수도 있다. 배꼽의 바닥은 부풀어오르고 뭉쳐지거나, 혹은 매우 깊을 수 있다. 배꼽의 바닥은 꼬이거나 당겨질 수 있는데, 옆벽과 테두리까지 포함될 수도 있다.

배꼽은 한쪽 혹은 여러 쪽으로 당겨들어갈 수 있다. 그것은 수직적으로, 수평적으로, 대각선으로, 아래로 처진 형태로, 함몰된 형태나 빵빵하게 튀어나온 형태로, 혹은 시계방향이나 반시계방향으로 틀어진 형태로 나타난다.

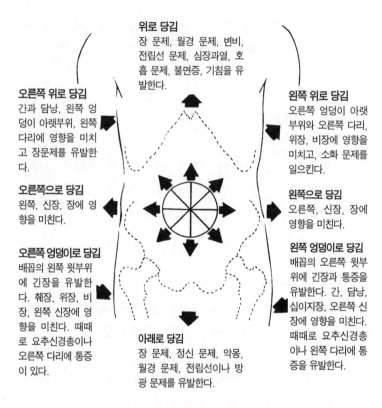

위로 당김
장 문제, 월경 문제, 변비, 전립선 문제, 심장과열, 호흡 문제, 불면증, 기침을 유발한다.

오른쪽 위로 당김
간과 담낭, 왼쪽 엉덩이 아랫부위, 왼쪽 다리에 영향을 미치고 장문제를 유발한다.

오른쪽으로 당김
왼쪽, 신장, 장에 영향을 미친다.

오른쪽 엉덩이로 당김
배꼽의 왼쪽 윗부위에 긴장을 유발한다. 췌장, 위장, 비장, 왼쪽 신장에 영향을 미친다. 때때로 요추신경총이나 오른쪽 다리에 통증이 있다.

왼쪽 위로 당김
오른쪽 엉덩이 아랫부위와 오른쪽 다리, 위장, 비장에 영향을 미치고, 소화 문제를 일으킨다.

왼쪽으로 당김
오른쪽, 신장, 장에 영향을 미친다.

왼쪽 엉덩이로 당김
배꼽의 오른쪽 윗부위에 긴장과 통증을 유발한다. 간, 담낭, 십이지장, 오른쪽 신장에 영향을 미친다. 때때로 요추신경총이나 왼쪽 다리에 통증을 유발한다.

아래로 당김
장 문제, 정신 문제, 악몽, 월경 문제, 전립선이나 방광 문제를 유발한다.

그림 3-2. 배꼽 당김 진단표

약간의 수련을 하면 당신은 배꼽의 세 부위를 읽음으로써 어느 쪽 방향으로 배꼽이 당겨지고 있는가를 결정할 수 있게 된다. 배꼽의 왜곡은 딱딱하고 정체된 부위와 막혀 있는 부위의 방향과 위치를 보여 주는데, 때로는 어떤 장기나 기관이 연관되어 있는지도 보여준다.

여러 가지 배꼽 당김과 그 영향

15cm 지름의 파이가 배꼽 위에 놓여 있다고 상상하라. 이제 그 파이를 여덟 부위로 나누어라.(그림 3-2) 배꼽이 그 여덟

방향에 따라 어디로 밀리거나 당기는지 주목하라.(그림 3-3) 배꼽이 한쪽 혹은 여러 쪽 방향으로 동시에 당기고 있는지도 점검하라. 각 파이 조각에 어떤 장기가 놓여 있는지를 알고 장기를 배꼽의 왜곡과 연관시킬 수 있으면 당신은 어떤 불균형이 몸에 존재하는지를 결정할 수 있는 좋은 척도를 지니게 된다.

배꼽의 당김이 표피 조직이나 특정한 장기나 기관에만 영향을 미칠 것이라고 생각하기 쉽다. 하지만 흔히 그 당김은 표피적으로뿐만 아니라 깊숙이 몸의 중심까지 영향을 미치고, 한 개 이상의 장기나 기관과 연관되어 있다. 어떠한 당김도 몸의 중심을 왜곡시킨다. 그리고 첫번째로 영향받는 기관은 배꼽 센터의 기(氣)체계이다. 기체계가 중심을 잃으면 육체 또한 중심을 잃게 되고 감정과 기관, 장기들이 균형을 잃게 된다.

왼쪽 엉덩이로 당김

① 왼편 아래쪽으로 당겨지는 배꼽은 오른편 위쪽의 긴장과 관련되어 있다. 이는 간, 담낭, 십이지장, 오른쪽 신장에 영향을 미치고 요추신경총이나 왼쪽 다리에 통증을 유발할 수 있다.

② 왼쪽 난소가 그 중심에서 벗어나면 월경 문제가 생길 수 있다. 난소와 자궁의 왼쪽을 부드럽게 진단하며 긴장을 찾아라. 난소 근처나 난소와 자궁 사이에 어떤 응어리가 느껴질 것이다.

아래로 당김

① 배꼽이 불두덩의 중심쪽으로 아래로 당겨질 때, 태양신경총이나 위쪽 가슴에 긴장이 있을 수 있다. 배꼽의 맥

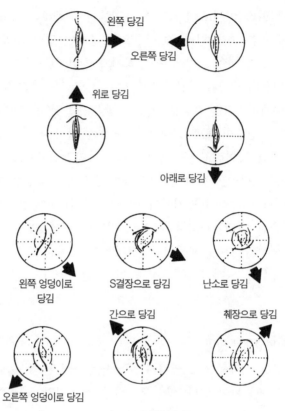

그림 3-3. 배꼽 당김

동도 아래로 당겨질 수 있다.

② 이는 소화 불량과 만성 통증을 유발할 수 있다. 또한 정신적 장애와 악몽을 불러오며 장에 대한 압박을 초래할 수 있다. 소장은 심장과 짝을 이루는 장기이다. 그러므로 소화 문제는 심장의 과열을 초래할 수 있다.

③ 그 당김은 위쪽과 아래쪽에 영향을 미치므로 아래쪽에 통증이 있을 수 있다. 긴장은 장들이 움직이지 못하도록 하는 원인이 된다.

④ 골반이 중심에서 빗나가면 여성은 월경과 임신 문제가 있을 수 있다.

⑤ 남성의 경우 치골 주변이나 방광 아래, 전립선 근처에 응어리가 만져질 수 있다. 이는 전립선이나 방광 문제를 일으킨다.

오른쪽 엉덩이로 당김

① 배꼽이 골반 오른편 아래쪽으로 당겨지고 왼편 위쪽으로 긴장이 있으면 췌장, 위장, 비장, 왼쪽 신장에 영향을 미치고, 요추신경총을 중심에서 빗겨나가게 해 오른쪽 다리에 통증을 유발한다.

② 여성의 경우, 한쪽으로 당겨지는 오른쪽 난소는 월경 문제의 원인이 될 수 있다. 난소와 자궁의 오른편을 면밀하게 진단해 보면 난소 근처나 난소와 자궁 사이에 응어리를 발견할 수 있다.

오른쪽 옆구리로 당김

① 배꼽이 골반의 오른편 위쪽으로 당겨지면 소장의 왼편이 딱딱하고 통증이 느껴질 수 있다. 그 선을 따라 문제가 표피에서뿐만 아니라 깊은 차원에서 일어날 수 있다. 이는 장의 기능과 오른쪽과 왼쪽 신장에 영향을 미칠 수 있다.

② 오른쪽 당김은 오른편 위쪽의 긴장을 유발하고 간과 담낭에 영향을 미친다. 그 당김은 왼쪽 다리와 엉덩이의 긴장을 유발하고 S결장에 영향을 미친다.

왼쪽 옆구리 위쪽으로 당김

① 왼쪽 옆구리 위쪽으로 당겨진 배꼽은 오른쪽 옆구리 아

래쪽의 긴장을 유발하고 요추신경총을 어긋나게 해 오
른쪽의 통증의 원인이 된다. 췌장, 위장, 비장, 왼쪽 신장
의 문제가 생길 수 있다.

② 여성의 경우, 월경 문제가 생길 수 있다.

③ 이 당김은 맹장판막과 소화 과정의 문제를 보여준다.

왼쪽 옆구리로 당김

① 배꼽이 골반의 왼편으로 당겨지면 장의 오른편이 딱딱
하고 통증이 느껴질 수 있다. 이는 깊게, 혹은 표피적으
로 중앙선 부위에 문제를 일으킬 수 있고 신장이 영향
받을 수도 있다.

오른편 위쪽으로 당김

① 오른편 위쪽으로 당겨진 배꼽은 왼편 아래쪽의 긴장을
유발하고 요추신경총을 어긋나게 해, 왼쪽 다리의 통증
의 원인이 된다.

② 여성의 경우, 월경 문제가 일어날 수 있다.

③ 이 당김은 S결장과 소화 과정의 문제를 보여준다.

위로 당김

① 위로 당겨진 배꼽은 배꼽 맥동을 같이 배꼽 위로 당길
수 있다. 배꼽 맥동은 배꼽 아래에 있어야 한다. 이는
소화 불량, 변비, 위산과다, 심장병, 인격 불량을 초래할
수 있다.

② 여성의 경우, 이는 자궁경부를 어긋나게 해, 월경 문제를
일으킨다.

4. 손으로 내부 장기를 진단한다

각 장기는 각기 다른 오라를 방사한다

각 장기는 피부를 통하여 다른 종류의 힘이나 오라를 방사한다. 피부 3~5cm 위에 손을 대고 탐색해 보면 내부 장기의 상태를 반영하는 각기 다른 감각을 느낄 수 있다. 당신은 각 장기의 진동수를 느낄 수 있는 감지력을 개발해야 한다.

오라, 나무, 그리고 약손 명상을 수련하면 그러한 감각을 개발하는 데 도움이 될 것이다.(제 2장 참조)

간과 담낭 진단

① 건강한 간과 담낭에너지는 따뜻하게 느껴진다.

② 부정적 감정: 갈비뼈 오른쪽 아래, 간 위로 손을 지나칠 때, 긴장된 에너지가 손에 와닿는 느낌이 들 것이다.(그림 3-4) 이는 간에 분노가 자리하고 있다는 징조이다.

③ 활동 과다: 간 위로 손을 지나칠 때, 뜨거운 에너지가 발산되는 것이 느껴지면 간이 독소나 감정적 스트레스 때문에 과열되었다는 증거이다.

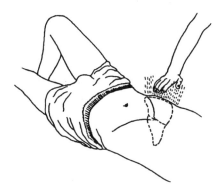

그림 3-4. 간 진단

④ 활동 저하: 간 위로 손을 지나칠 때, 농후하고 뜨거운 에너지가 발산되는 것이 느껴지면 간이 약하고 울혈돼 있고 병들어 있다는 증거이다.

폐 진단

① 건강한 폐에너지는 서늘하고 건조하게 느껴진다.
② 부정적 감정: 폐 위로 손을 지나쳐라. 폐의 소리를 내며 폐에서 되돌아오는 그 소리의 메아리를 들어보라. 공의 바람을 뺄 때 당신의 손 사이에서 오므라드는 공처럼 슬픔이 느껴질 것이다.
③ 활동 과다: 건조하고 뜨겁게 느껴지는 에너지는 장기의 과로를 보여 준다.
④ 활동 저하: 습하고 서늘하게 느껴지는 에너지는 호흡기 문제를 일으킬 수 있는 활동저하나 울혈된 폐를 보여준다.

심장 진단

① 건강한 심장에너지는 따뜻하고 활력있게 느껴진다.
② 부정적 감정: 뜨겁고 긴장된 에너지는 심장의 초조, 성급함, 교만을 보여준다.
③ 활동 과다: 뜨겁고, 긴장되고, 다소 팽창하는 에너지가 손에 느껴지면 심장과 피가 과열되었다는 것을 보여준다.
④ 활동 저하: 서늘하고 다소 덜 팽창되게 느껴지는 에너지는 활동 저하나 울혈된 심장을 보여준다.

비장 진단

① 건강한 비장은 미온적으로 느껴진다.

② 부정적 감정: 습하고 가라앉는 느낌의 에너지는 과도한 걱정을 보여준다.

③ 활동 과다: 비장이 과로한 상태이면 그 에너지가 뜨겁고 습하게 느껴진다.

④ 활동 저하: 이때의 에너지는 서늘하고 습하게 느껴진다.

신장 진단

① 건강한 신장에너지는 차가우나 그렇게 차갑게 느껴지지 않는다.

② 부정적 감정: 차갑고 으실으실한 느낌의 에너지는 두려움을 보여준다.

③ 활동 과다: 신장이 과다한 운동으로 과로하거나 과도하게 자극되었다면, 혹은 부적절한 음식과 음료 섭취로 타격을 받았다면 그 에너지는 습하고 끈적끈적하고 뜨겁게 느껴진다.

④ 활동 저하: 독소로 장기가 막혀 있을 때, 에너지는 습하고 차갑게 느껴진다.

5. 얼굴 진단법

장기 상태의 가장 중요한 지표는 배꼽의 형태이지만, 얼굴 진단과 같은 중국 의학의 전통적인 방법도 건강 상태를 검사하는 한 방법이다.

얼굴은 순환기계, 신경계, 그리고 그밖에 다른 몸의 기관들뿐만 아니라 오장과 직접 연관되어 있기 때문에(그림 1-26), 얼굴 관찰은 문제를 진단하는 데 도움이 된다.(그림 3-5)

일반적으로, 사람의 건강은 외관상 균형잡힌 얼굴에 반영된다. 불균형의 징조로는 얼굴 퇴색, 깊은 주름, 눈이나 입술 같은 부위가 부어오르거나 돌출된 형태로 나타난다. 얼굴 진단은 방대한 학문이기 때문에, 다음은 얼굴 진단의 몇 가지 표본일 뿐이다.

얼굴 색깔

붉은 얼굴, 특히 코끝 주변이 붉다면 심장 혈관계 문제를 보여준다. 얼굴이 검다면, 특히 눈 주변이 검다면 신장의 문제를 나타내 준다. 희고 창백한 얼굴은 폐의 문제를 암시한다. 노란 초록빛 얼굴은 간의 문제를 보여준다. 노란 오렌지빛 얼굴은 비장의 문제를 암시한다.

얼굴의 선

선의 깊이는 문제의 심각성을 나타낸다. 콧마루 위 눈 사이의 수직선은 장의 정체와 여성의 월경 문제를 나타낸다. 이마

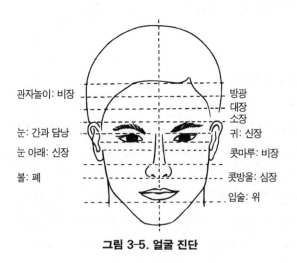

관자놀이: 비장
방광
대장
소장
눈: 간과 담낭
귀: 신장
눈 아래: 신장
콧마루: 비장
볼: 폐
콧방울: 심장
입술: 위

그림 3-5. 얼굴 진단

와 눈 아래의 수직선은 기관의 과도한 액체에 의해 생기는데, 신장의 문제를 보여준다. 코 위와 눈썹 사이의 깊고 긴 수직선은 간의 문제를 나타낸다.

눈

눈은 몸의 모든 장기의 상태를 반영한다. 하지만 가장 직접적으로는 간의 상태를 반영하고 그와 관련된 소화기계, 그리고 신경계의 상태를 반영한다. 건강한 간은 부드럽고 반투명인 홍채로 알 수 있다. 눈동자는 투명해야 하며 깊고 검은색은 신장의 문제를 보여준다. 눈꺼풀의 가장자리가 퇴색되어 있으면 비장이 건강하지 못하다는 표시이다. 눈의 흰자위는 폐의 상태를 보여주는데 흰자위의 퇴색은 폐의 문제를 보여준다. 흰자위가 충혈되어 있으면 몸 상태가 불균형하다는 것을 나타내는 것이다. 하지만 네 개의 충혈된 선 정도는 대부분의 사람들에게서 보인다. 눈의 양구석은 심장의 상태를 보여준다.

피부

피부 색깔은 폐 상태를 나타내 주는 척도이다. 볼의 색깔을 관찰하여 과도하게 창백한 부위가 있는지 점검하라. 콧구멍의 피부는 폐 상태의 또다른 척도이다. 건강한 피부는 적당한 습기를 포함하고 있다. 그러므로 지나치게 건조하거나 습한 피부인지 콧구멍을 점검해 보라.

입술과 입

입술의 각 부위는 소화기계의 각기 다른 부위 상태를 보여준다. 윗입술의 윗부위는 위의 윗부위와 대응되고, 윗입술의 중간부위는 위의 중간부위와 대응되고, 윗입술의 아랫부위는 십이지장(위의 출구, 간과 담낭, 췌장과 연결됨)과 대응된다.

아랫입술은 장의 상태를 보여준다. 입술이 부으면 소화관이 팽창된다. 아랫입술이 바깥으로 부으면 변비 경향을 보여준다. 입술의 점과 염증은 소화기계의 궤양과 피의 정체를 보여준다. 색깔이 흰 입술은 장 부위의 피가 약하고 흡수력이 불량하다는 것을 보여준다.

입안이 극도로 빡빡하면 장이 빡빡하고 흡수력이 불량하다는 것을 보여준다. 하지만 건강한 입은 적당하게 조여져 있어야 한다.

혀의 모양과 상태

혀의 정보를 읽는 것은 몸과 정신 상태를 결정하는 중요한 방법이다.

위치

혀의 각 부위는 내부 장기의 상태를 반영한다. 혀의 뿌리는 신장과 대응된다. 혀의 중심은 위와 비장과 대응된다. 혀의 끝은 심장의 상태를 나타내 준다. 혀의 끝과 중심 사이는 폐의 상태를 보여준다. 혀의 오른쪽은 담낭과 대응된다. 혀의 왼쪽은 간과 대응된다.(그림 3-6)

색깔

혀의 색깔은 피와 영기(營氣), 그리고 음장기의 상태를 보여준다. 혀의 정상적인 색깔은 옅은 붉은색이다. 너무 창백한 색깔은 양(陽) 혹은 피의 부족을 보여준다. 혀의 옆면이 창백하다면 간에 피가 부족하다는 것을 보여준다.

혀의 끝이 진홍색이라면 심장에 과도한 열이 있다는 징조

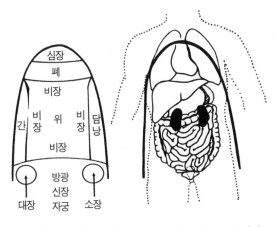

그림 3-6. 혀의 각 부위는 몸의 각 부위와 대응된다.

이다. 혀의 옆면이 진홍색이라면 간과 담낭에 과도한 열이 있다는 징조이다. 심각한 경우, 혀의 옆면이 부어오르거나 진홍의 반점을 보일 수 있다. 혀 중심의 진홍색은 위의 과도한 열을 보여준다.

남색의 혀는 피의 정체를 보여준다. 기혈의 흐름이 굳어진 것이다. 깊은 자주색은 심각한 피의 정체를 보여주고, 심각한 간이나 심장의 문제를 보여준다.

형태

혀의 형태 또한 피와 영기의 상태를 나타내 준다. 얇은 혀는, 창백하다면 피의 부족을 나타내 준다. 붉고 껍질이 벗겨져 있으면 음 부족을 나타낸다. 부어오른 창백한 혀는 습함과 양 부족을 나타낸다. 뻣뻣한 혀는 풍(風)의 문제를 보여준다. 흐늘흐늘한 혀는 액체가 충분하지 않다는 것을 의미한다. 긴 혀는 심장의 열을 의미한다. 짧은 혀는, 창백하고 젖어 있다면 내부의 한기(寒氣)를 보여준다. 혹은 붉고 껍질이 벗겨져 있으면 극도의 음 부족을 나타낸다.

짧은 수평의 금은 위의 음 부족을 나타낸다. 길고 깊은 중앙의 금은 심장의 문제를 보여준다. 혀 끝까지 이어지지 않은 중상선의 얇고 넓은 금은 위의 음 부족을 보여준다. 혀의 옆면이나 중앙의 짧은 가로의 금은 비장의 만성적인 기 부족을 보여준다. 떠는 혀 역시 비장의 기 부족을 보여준다.

외피

정상적인 혀의 외피는 가늘고, 희고, 촉촉하다. 이는 위가 음식을 잘 소화하고 있다는 것을 나타내 준다. 두껍고 흰 외피는 한기의 문제를 보여주고 노란 외피는 열의 문제를 보여준다.

습기

정상적인 혀는 약간의 습기가 있다. 과도한 습기는 액체가 잘 흐르지 않는다는 것을 보여주고, 너무 건조하면 몸에 과도한 열이 있다는 징조이다.

목소리의 음조

큰 목소리는 간의 활동 과다를 보여준다. 목소리가 즐겁고 과도하게 흥분되어 있으면 심장의 활동 과다가 있다. 목소리가 노래부르는 듯하면 비장의 활동 과다가 있다. 폐의 활동 과다나 이상 과민은 우는 듯한 소리에 의해 나타난다. 약하거나 떠는 목소리는 신장의 유약을 보여준다.

6. 손목 맥진

손목 맥진은 미세하고 복잡한 기술로 발전되었다. 숙련된 치료사는 28종류의 맥을 구분하여 몸에 대해 많은 것을 알아낸다. 그런 기술을 습득하는 데는 평생이 걸릴 수도 있다. 하지만 초보자라도 장기에 대한 중요한 정보를 알아낼 수 있다. 기내장(氣內臟)에서는 장기 상태를 알아내는 다른 방법이 많이 있기 때문에 몇 가지 단순한 맥진법만 알면 된다.

맥 진

① 맥진의 목적은 환자의 영적, 감정적, 육체적 상태를 검사하기 위한 것이다. 맥의 영혼을 느끼라. 환자가 깨어있는지 점검하라. 처음에는 큰 움직임만 검사하고 미세한 부분은 신경쓰지 말라. 큰 움직임을 잡아내면 미세한 부분은 자연스럽게 자리잡게 될 것이다. 맥이 명확한지 느껴보라. 맥이 흐리면 에너지가 긍정적이지 못하다. 맥이 일정한지 느껴 보라. 맥이 얼마나 단순한가, 복합적인가, 혹은 통합되었나 점검해 보라. 사람은 일정기간에 걸쳐 자신의 맥을 변화시킬 수 있다. 자신의 마음을 바꿈으로써 맥을 바꿀 수 있다.

도교인들은 맥은 장기를 떠나는 피의 소리라는 사실을 발견했다. 장기에 피의 흐름을 방해하는 어떤 요소가 있으면 맥이 느리거나 어떤 다른 이상이 있을 것이다. 각 장기는 각기 다른 소리나 메아리를 가지고 있다. 건강하다면 어떤 장애도 없을 것이다. 변화시킬 수 없는 장애도 있지만, 장기를 직접 마사지함으로써 제거할 수 있는 경우도 많다. 장기 기마사지는 새로운 맥을 만들어 준다.

② 기가 가는 곳에 피가 간다는 사실을 아는 것이 중요하다. 그러면 피의 흐름을 관찰함으로써 그 사람의 기의 흐름을 알아낼 수 있다. 당신은 어떤 사람의 내적 상태가 어떠한지 외면을 통해 알 수 있다.

손목 맥박의 위치 찾기

스스로 자신의 맥을 찾을 경우, 한 손의 손가락을 다른 손의 손목 꼭대기를 지나는 요골 동맥에 위치시킨다. 손목 바깥쪽 아래 약 2.5cm 부위의 두드려져 나온 뼈를 느껴 보라. 중지를 이 점에 위치시켜라. 그곳이 맥박의 중심이다. 이 뼈의 양쪽에 다른 두 개의 맥박 지점이 있다. 그곳에서 당신은 동맥이 맥동치는 것을 느낄 수 있다. 그 동맥 위에 검지와 약지를 올림으로써 쉽게 다른 두 개의 맥박을 찾을 수 있다. 검지는 엄지에 아주 가까이 놓는 반면, 약지는 손과 손목의 연결 부위에 있는 주름으로부터 되도록 멀리 놓는다.(그림 3-7)

이 맥박은 폐의 경락을 따라 위치해 있다. 폐경(肺脛)은 쇄골 근처의 어깨 부위에서 시작하여 이두근을 따라 팔로 내려가 팔꿈치가 접히는 부위를 지나 손목의 꼭대기를 따라 달리고 엄지 끝 근처에서 끝난다. 폐경을 따라 있는 손목의 맥박

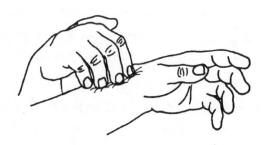

그림 3-7. 왼쪽 손목의 맥박 찾기

을 느낌으로써 몸 전체의 상태를 알아낼 수 있다.

맥박 느끼기

① 맥박 지점을 느끼라. 맥박은 어떤 방향으로 퍼져나갈 수
   도 있고, 바늘 끝처럼 느껴질 수도 있다.
② 힘껏 누르지 않으면 맥박이 느껴지지 않을 수도 있고,
   맥박이 명백하게 보여 누를 필요가 없을 수도 있다. 이
   는 〈맥박의 깊이〉라 불리운다.
③ 또한 〈맥박의 성질〉도 느껴 보라. 손가락을 툭툭 치는
   듯이 느껴지는 급박한 맥박이 느껴질 수도 있다. 반대로
   약한 맥박도 있는데, 이는 마치 솜뭉치처럼 맥박을 만질
   때 사라지는 듯한 느낌이 든다.

일반적인 맥박의 성질 읽기

건강한 맥박

건강한 맥박은 온화하게 느껴진다. 건강한 맥박은 너무 빠
르거나 느리지 않고, 너무 크거나 작지도 않고, 너무 강하거
나 약하지도 않으며, 너무 얕거나 깊지도 않으며, 너무 거칠
거나 딱딱하지도 않다. 건강한 맥박은 온화하고, 부드럽고(너
무 부드럽지 않다), 꾸준하고, 깨끗하고, 고요하고, 균형잡혀
있다. 건강한 맥박은 호흡사이클마다 네 번 뛴다. 다른 사람
의 맥박을 짚기 시작할 때 이런 건강한 맥박을 그려 보라.

텅빈 맥박

이 맥박은 솜뭉치를 미는 듯한 느낌이다. 저항이 매우 적다.
몸이 약하고 저항력이 약하다.

빠르고 격한 맥박

빠른 맥박은 매우 양적이며, 호흡마다 다섯 번 이상 뛴다. 이 맥박은 너무 강하여 손가락을 밀어내는 듯한 느낌이다. 당신은 맥박이 펄쩍펄쩍 뛰는 것을 볼 수 있다. 따라서 심장이 빠르게 뛴다. 이는 심장에 과도한 열이 있어, 다른 부위에는 충분한 에너지가 없다는 것을 보여준다.

맥박수의 증가는 염증을 암시한다.

꽉찬 맥박

이 맥박은 꽉차고 길고, 딱딱하고 강하다. 이 맥박은 악기의 팽팽한 코드처럼 느껴진다. 이런 맥박은 보통 간의 문제와 연관되어 있다.

미끈미끈한 맥박

미끈미끈한 맥박은 구르고 있는 미끈미끈한 진주처럼 부드럽고 둥글게 느껴진다. 이런 맥박은 장기의 점액 문제나 기의 정체가 있다는 것을 나타내 준다. 이런 문제는 소화 불량을 초래하기 쉽다.

불안정하거나 거친 맥박

이 맥박은 거칠고 불규칙하게 느껴진다. 이는 퇴화된 장기 기능 때문에 혈액에 기가 부족하다는 것을 나타내 준다.

체형 관찰하기

체형에 따라 맥박이 다르다. 큰 사람은 다소 넓은 맥박을 가지고 있고, 홀쭉한 사람은 다소 갸날픈 맥박을 가지고 있다. 몸통을 관찰해 보라. 몸통이 홀쭉하다면 갸날픈 맥박이 정상이다. 맥박과 체형은 일치해야 한다. 즉 맥박의 속도, 깊이, 힘, 형태, 길이는 체형과 맞아야 한다. 그러므로 체형이 큰데 맥박이 작으면 심각한 불균형이 초래된다.

폐의 경락과 맥박 느끼기

폐의 경락과 폐에너지는 몸의 건강한 기능에 엄청나게 중요하다. 심장과 폐는 밀접하게 연관되어 규칙적인 기혈 순환을 돕는다. 폐에너지는 기를 실어나르고 기는 혈액 순환을 가능케 한다. 이런 식으로 폐에너지가 혈액 속으로 들어간다. 또한 폐에너지는 삼초와 직접 연관되어 있다. 당신은 삼초와 관련된 맥박의 위치를 확인할 수 있다.

오른쪽 손바닥으로 왼쪽 손등을 감싼 다음 오른쪽 손가락 둘째, 셋째, 넷째를 왼쪽 손목의 엄지 부근에 댄다. 이제 그 세 손가락을 한번에 하나씩 부드럽게 누르면서 각각의 위치에서 가장 강한 맥을 찾아낸다. 세 손가락을 모두 누른 상태에서, 둘째 손가락의 맥은 자신의 가슴과 연관된다. 돌출된 뼈 위에 대고 있는 중지는 자신의 소화 기관, 비장, 간, 담낭, 췌장과 연결된다. 약지가 누르고 있는, 손목의 금에서 가장 멀리 떨어진 아랫부분의 맥은 비뇨생식기 부위로서 두 신장 사이에서 생성되는 원기(元氣)를 알아볼 수 있는 부위이다.

피시술자의 맥박 잡기

피시술자의 맥박을 잡을 때는 옆에서 진단하는 것이 최상이다. 당신의 팔을 피시술자의 몸을 가로질러 놓지 말라. 피시술자의 오른 팔목을 잡을 때는 당신의 왼손을 사용하는 것이 가장 손쉽다. 먼저 손가락 끝을 팔목에 90도 각도로 놓은 후, 그림 3-7과 같이 손가락을 정렬시킨다.

감각과 감수성을 동원하여 만져 보라. 당신이 무언가를 접촉하는 듯이 만지지 말고, 무언가가 당신을 접촉하여 인상을 남기려는 것처럼 만지라. 명상 상태처럼 이완하라. 건강한 맥박은 너무 강하거나 격렬하게 느껴지지 않고, 견실하게 느껴진다. 또한 숨어들어가는 듯하거나 약하게 느껴지지 않는다. 다른 사람을 시술할 때 적당한 저항과 힘을 찾도록 하라.

맥박이 세 위치 중 하나에서 약한가? 아니면 모두 다 약한가? 아마 맥박은 질병의 요소에 대응하는 피시술자의 에너지 수준에 따라 약하거나 강하게 된다. 피시술자는 긴장을 느끼는 과도한 맥박을 지닐 수도 있다. 맥박이 어떤 위치에서는 긴장되고 또 어떤 위치에서는 약할 수도 있다. 이런 상태를 잘 관찰해 보아야 한다. 맥박이 이완되는지, 약한 부위가 채워져 그 맥박이 고르게 되는지 관찰해 보라.

악기의 강철이나 섬유 유리 줄을 누르고 있는 듯이 느껴질 수도 있다. 맥박이 손가락을 확실하게 때리는 강철 줄의 느낌이 나면 철사 맥박이라 부른다. 그 맥박이 다소 부드러우면 줄 맥박이라 부른다. 두 가지 맥 모두 주로 감정을 반영한다. 철사 맥박은 간과 담낭의 부조화와 관련되어 있다.

깊은 맥과 얕은 맥의 여러 가지 특성들도 알아 보아야 한다. 이상적으로는, 맥이 충실하면서도 두 경우 사이의 조화가 이루어져야 한다. 어떤 사람은 단지 얕거나 깊은 희미한 맥박을 가지고 있을 수 있다. 맥박을 느끼기 위해 매우 세게 눌러야 한다면 에너지가 깊다는 것을 의미하며, 몸의 표면에 몸을 방어하는 에너지가 그다지 많지 않다는 것을 의미한다. 이런 상태는 감기에 쉽게 걸린다. 에너지가 얕으면 뜬 맥박이라 불리운다. 당신은 손목을 접촉하기도 전에 강한 맥박을 느끼게 될 것이다. 그런 맥박이라면 당신은 신장, 비장, 혹은 음에너지를 강화시켜야 한다.

만약 폐나 대장에 문제가 있다면 피부 표면이 병기와 싸우며 다른 부위와 마찰을 일으키고 있는 것을 보여주는 얕은 맥박을 지니게 된다. 맥박이 뜬 맥박으로서 몸의 표면에 있을 때 당신은 그 충돌을 느낄 수 있다. 폐와 장은 피부의 연장으로 생각되기 때문에 얕은 맥박을 지닌 사람은 감기에 걸리기 쉽다.

맥을 짚을 때 그 맥이 과도하면서 부족한 맥인지, 가득차고 강한 맥인지, 약하고 가늘면서 텅빈 맥인지를 주로 살펴보라.

혈관이 가늘게 느껴지면 그것은 혈액의 부족을 보여준다. 혈액은 모든 장기들이 제공하는 것이다. 혈액은 몸 전체에 음식과 산소를 제공하는 것과 관련되어 있고, 찌꺼기와 과도한 물을 청소하는 것과 관련되어 있다. 약하고 가는 맥박은 유약함의 징조이다. 반면 미끄러운 성질을 지닌 꽉 찬 맥박은 혈액이 에너지로 가득차 있다는 것을 보여준다.

특정한 맥박 읽기

손목 맥박을 따라 각각 다른 장기를 느낄 수 있다. 위에서 언급한 각기 다른 성질의 맥박을 느껴 보라.

왼손 손목 위의 맥박

왼손 손목(그림 3-8) 위, 손목 주름에서 가장 가까운 검지 지점은 두 장기의 상태를 나타내 준다. 소장은 표피맥과 관련 있다. 손가락으로 세게 누를 때, 심장의 상태를 읽을 수 있다.

중지는 표피에서 담낭의 상태를 읽는다. 압박하면 간의 상태가 드러난다.

손목 주름에서 가장 멀리 떨어진 약지는 표피에서 방광을

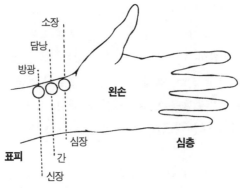

그림 3-8. 왼손 손목의 맥박

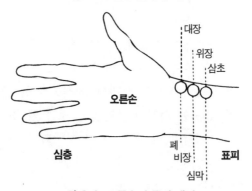

그림 3-9. 오른손 손목의 맥박

읽는다. 그리고 압박하면 신장을 읽을 수 있다.

오른손 손목 위의 맥박

피시술자의 오른손 맥박을 감지할 때(그림 3-9), 손목 주름에서 가장 가까이 놓은 검지는 표피에서 대장을 느끼고, 좀더 깊은 위치에서 폐를 느낀다.

중지는 표피에서 위장의 상태를 읽고, 좀더 깊은 위치에서 비장을 느낀다.

약지는 표피에서 삼초의 상태를 읽고, 좀더 깊은 위치에서 심막이나 심장 조절기를 느낀다.

7. 힘줄과 근육

감정, 날씨, 독소는 힘줄과 근막을 굳게 할 수 있다

몸의 유연한 기능에 영향을 미치는 중요한 요소는 힘줄의 상태이다. 힘줄은 유연해야 하며, 적당한 때에 적당한 위치에 있어야 한다. 분노와 무더운 날씨는 힘줄을 과열시키고 팽창시킨다. 공포와 같은 부정적 감정과 매우 추운 날씨는 생체 기관을 위축시키고 힘줄의 문제를 야기시킨다. 힘줄이 늘어나거나 위축되면 원래 크기와 형태, 위치로 되돌아가지 못할 수도 있다. 그리고 응어리와 엉킴이 형성되기 시작한다. 응어리가 늘어나고 커짐에 따라 그것은 단단해진다. 그러면 그 응어리는 힘줄, 신경, 혈관, 림프관을 당겨 함께 더욱 단단해진다.

또한 내부 장기는 색깔과 온도, 계절 등과 연관되어 있어, 감정이나 날씨, 혹은 착용하고 있는 옷 색깔이 변화되면 몸의 구조, 특히 힘줄의 구조에 변화가 일어나게 된다. 몸의 근막과 힘줄은 다섯 개의 주요 기관과 내부 장기를 통합한다. 이처럼 힘줄과 근막의 유연한 작용은 건강에 필수적이다.

근육 – 장기의 보조 탱크

근육은 보조 탱크와 같다. 장기가 부정적 감정이나 독소로 넘치면 그 에너지가 근육으로 떠넘겨지게 된다. 장기에 문제가 있으면 근육에 통증이 온다. 문제의 주원인은 장기이지 근육이 아니다. 장기는 내부 깊숙이 자리하고 있어 문제를 느끼기가 어렵다. 장기의 문제가 크게 심각하지 않을 때는 보통 그 장기보다 근육에서 먼저 문제가 나타난다.

기내장을 공부할 때, 보통 장기의 문제의 뿌리는 복부에 있는 림프계, 신경계, 순환계, 그리고 경락 체계(에너지 체계)의 상태를 감지함으로써 알 수 있다. 일단 문제의 주원인이 교정되면 근육 체계는 올바로 기능하게 된다. 그때 근육은 점차적으로 긴장과 통증을 덜게 될 것이다.

8. 질문

다음 질문 사항을 시술하기 전에 학생과 면담할 때 활용하라. 질문을 통해 학생의 상황을 정확히 파악할 수 있을 것이다. 이 책에 기술된 어떤 질병은 기내장 테크닉으로 시술해서는 안된다. 관찰과 질문 목록을 만들어 학생들에게 나누어 주라.

날짜:	추천한 사람:
이름:	
주소:	
전화:	비상연락처:
생일:	
결혼여부:	아이들:
직업:	
불만사항:	

질문 사항
다음의 병력과 상태에 대하여 질문하라.

① 간, 심장, 폐, 신장, 비장, 췌장, 장, 위, 방광, 담낭과 관련된 문제

② 비뇨생식기나 부인과 문제

③ 수술, 입원 경력

④ 사고 경력

⑤ 심리학자, 정신요법가, 정신과 의사의 치료를 받고 있는 중인가?

⑥ 현재 복용중인 약물

⑦ 커피, 담배, 알코올, 약물

⑧ 식욕, 소화 상태

⑨ 지배적인 감정, 신경

⑩ 수면 경향

⑪ 성에너지

⑫ 면역 문제

⑬ 당뇨병

⑭ 탈장, 궤양

⑮ 감염, 염증, 피부 감염

⑯ 암

⑰ 고혈압(운동할 수 있는가, 뛸 수 있는가, 계단을 오를 수 있는가?)

⑱ 발작

⑲ 심장을 자극하기 위한 맥박 조정기, 엉덩이 인공 관절, 혹은 다른 몸의 인공 부속품을 착용하고 있는가?

⑳ 피임용 자궁내 링

㉑ 동맥류(혈관벽의 확장에 의해 형성된 주머니)

㉒ 혈전증

㉓ 정맥염(혈관의 염증)

㉔ 흑색증(검게 착색된 세포로 만들어진 종기)

㉕ 림프종(림프샘의 부조화)

관찰 사항

① 안색, 얼굴선

② 호흡

③ 음색

④ 몸동작

⑤ 틱병(얼굴, 어깨, 목 등의 근육에 일어나는 급격하고 율
동적인 신경성 경련)

⑥ 자세, 골격

⑦ 대칭성(어깨, 다리, 눈, 입, 근육 긴장)

⑧ 피부 조직, 착색, 혈관이 뻗어 있는 모양

⑨ 노장(늘어난) 정맥

⑩ 배꼽 모양

⑪ 배꼽 안이나 근처의 검은점

⑫ 혀 분석

⑬ 특이한 버릇

느낌 감지

많은 기내장 시술자들은 제 6장(그림 6-13)의 기내장 차트
를 복사하여 문제 부위를 표시하는 방법을 쓰고 있다.

① 배꼽과 복부의 근육과 피부 상태

② 복부의 응어리와 긴장

③ 장기 스캐닝의 결과

④ 맥박

제 4 장

풍문(風門) 열기와 풍(風) 몰아내기

당신은 아직 몸과 정신, 영혼에 대한 도교의 개념에 익숙하지 않을 것이다. 처음 세 장에 걸쳐 몸에 활력을 제공하는, 기(氣)라고 부르는 비가시적인 에너지, 감정의 변화를 일으키는 장기의 변화들, 장기 상태를 보여주는 손목 맥박 등 새롭고 신기한 도교 개념을 몇 가지 소개했다. 이 개념을 믿는 것은 CNT 수련을 시작하는 데 그다지 중요하지 않다. 하지만 그 개념을 이해하고 탐구적인 자세를 갖는 것은 필요하다. 그러면 언젠가는 그 개념들이 현실적으로 다가오고 실제 몸으로 체험할 수 있을 것이다.

이 장 역시 신기한 개념에 대하여 토론할 것이다. 체내를 순환하면서 건강과 감정적 생활에 영향을 미치는 바람(風)이 있다. 이 바람들은 몸 안과 몸 밖에서 만들어진다. 몸에 영향을 미치는 외풍(外風)의 개념은 생각만큼 그다지 생소한 것은 아니다.

남캘리포니아와 로스앤젤레스 사람들은 지난 여름 〈산타

애너 태풍〉이 불어닥쳐 큰 피해를 겪었다. 그 태풍은 사막에서 생성되어 사람들의 사고를 교환시키고 심리적인 문제를 야기시킨 원인이 되었다. 스위스의 많은 언덕에서 살고 있는 사람들은 매년 평화로운 언덕에 불어닥치는 이상한 바람 때문에 평온이 깨지곤 한다. 나이든 노인이나 자연 속에서 사는 사람들은 어떤 바람이나 기후는 단순히 보이는 것 이상의 의미를 담고 있음을 인식한다.

바람은 몸 밖에서 들어오거나 몸 안에서 일어나는 일종의 기(氣)이다. 바람은 배꼽, 머리 뒤쪽, 팔뚝, 다리 아래를 통해 들어오고 나간다. 양질의 바람은 몸에 이로운 기이다. 고대 도교인들은 비정상적이고 해로운 바람을 병적이고 부정한 바람으로 인식하여 〈사악한 바람〉이라 불렀다.

사악한 바람은 독소나 응어리, 흐르지 않는 에너지로 갇히게 된다. 이러한 바람은 기로 만들어지는데 몸을 빠져나가면 그 기는 원래대로 건강한 기가 된다. 기 자체는 좋은 것이지만 그것이 잘못 갇혀 있어서 해로운 것이다. 예를 들어, 신선한 공기로 가득찬 방이 있다고 하자. 그런데 그 방 안에 죽은 물고기나 쥐가 있다면 그 공기는 탁하고 해롭게 될 것이다. 그런데 그 해악의 원인을 제거하고 창문을 활짝 연다면 공기는 다시 상쾌해진다.

자연의 바람은 기압차에 의해 생기는데, 공기는 저기압 지역에서 고기압 지역으로 움직인다. 그리고 온도차에 의해서도 바람이 생기는데, 저온 지역에서 고온 지역으로 움직인다. 바람이 어디에서 불어오는지 누가 알겠는가? 또 누가 바람을 조절할 수 있겠는가? 바람은 재빨리 일어나고 쉽게 방향을 바꾼다.

체내에도 서로 다른 압력들이 존재한다. 그러한 압력차는 응어리, 활동 과다, 정체, 움직임이 있는 장소에서 일어나고 온도차는 고활동 지역과 저활동 지역에서 생긴다. 오장은 온도와 습기나 건조 수준이 제각기 다른 상태에서 활동한다. 몸이 균형잡혀 있을 때, 심장은 뜨겁고, 신장은 차갑고, 폐는 서늘하고 건조하며, 간은 따뜻하고 축축하며, 비장은 습하고 따뜻하다. 몸의 전체적인 기온은 온화하다. 장기들은 상호 균형을 자동적으로 유지함으로써 몸의 항상성을 유지한다. 장기들의 상태는 이상적인 경우가 드물며, 장기들은 항상 다른 온도 변화를 겪고 있다. 그런 변화는 몸의 기온에 영향을 미치며, 바람을 체내에서 일으키는 원인이 될 수 있다.

바람(風)은 몸 밖에서 독소를 끌어온다. 바람은 가스, 트림, 하품, 혹은 관절의 딱 소리 형태로 몸 밖으로 배출된다. 그런데 때때로 바람은 몸에 갇혀 딸꾹질, 동통, 가려움증, 열, 관절통, 찌뿌둥함, 둔함, 경련, 두통, 현기증, 그리고 심한 경우, 통풍, 중풍, 관절염을 일으킨다. 바람은 손과 사지를 무겁고 무디게 만든다. 경련은 신경 주변에 갇힌 바람으로서 신경을 당겨 통증을 일으킨다. 또한 바람은 편두통, 눈의 통증, 신장통, 근육통, 장기의 기능 부진을 야기하기도 한다.

피부발진은 가장 확실한 바람 문제의 징조이다. 팔꿈치 안쪽, 목 주변, 무릎 뒤의 발진을 찾아보라. 발진은 바람의 확연한 징조인데, 이는 바람이 순조롭게 몸을 빠져나가지 못하고 큰 곤란을 겪으며 비정상적으로 몸을 빠져나가고 있는 상태라는 것을 보여주는 것이다. 그러므로 발진은 건강하게 독소가 제거되고 있는 것이 아니기 때문에 더욱 현명한 제독 시술이 필요하다.

1. 병적인 바람(病氣, 갇힌 가스)

가스는 어떤 종류의 음식이나 극한적인 날씨, 계절의 변화, 환경의 독성 요소, 부정적 감정, 그리고 그밖의 다른 요인들에 의해 생겨난다. 이 가스들은 몸의 기관, 생명 장기들 내에 응어리와 막힘으로 갇히게 되어, 점차적으로 병기나 사악한 바람이 된다.

바람의 문 열기는 기내장 마사지의 첫번째 과정이다. 적합한 지점을 지압하는 CNT 테크닉을 적용하면 바람을 몸 밖으로 몰아낼 수 있다.

그런데 모든 바람이 병적인 것은 아니다. 바람은 공기나 가스이다. 호흡의 과정, 공기를 몸 안팎으로 움직이는 과정은 바람과 관련되어 있다. 각 장기는 고유의 바람을 가지고 있다. 바람은 그 몸의 부위에 부적합할 때만, 혹은 갇히거나 정체될 때만 병이 된다. 막힘이나 응어리를 만드는 갇힌 에너지는 해방되어야 한다. 그러면 활력을 주는 바람이 몸 전체로 자유롭게 흐른다. 양질의 에너지 흐름은 병적인 바람이 일어나는 것을 막아 준다.

병적인 바람은 달아나거나 숨을 수 있다

CNT 테크닉은 바람의 관리에 탁월하다. 병적인 바람(독가스)은 어떤 문제를 일으키기 전에 제거해야 하고 그 갇힌 에너지(바람)에 의해 유발된 굳음, 딱딱함, 무감각을 해소해야 한다. 때로는 마사지가 이 문제를 일시적으로 덜 수 있지만, 그것은 단지 병기가 다른 장소로 달아나거나 숨게 만드는 것으로 그칠 수도 있다.

CNT 시술자는 병기를 몸 밖으로 몰아내는 방법을 알아야 한다. 체내에 갇힌 에너지는 치유에너지가 주요 통로와 경락을 통해 자유롭게 순환하는 것을 방해한다.

대부분의 사람들이 막힌 부위와 갇힌 바람을 가지고 있다. 막힘은 직접 관련된 기관뿐만 아니라 다른 기관의 순환에도 영향을 미친다. 모든 기관은 상호 연관되어 있기 때문이다. 그러므로 복부의 막힘과 갇힌 바람을 해소하는 것이 중요하다. 그러면 기는 다양한 통로를 통해 자유롭게 흐르고 몸은 더욱 효과적으로 기능할 수 있다.

병적인 바람은 질병을 일으킨다

중국 전통 의학에 의하면 병적인 바람은 질병을 일으킨다고 한다. 병기가 있으면 독소가 몸에 쌓인다. 몸은 림프계를 통해 독소를 제거하려고 시도한다. 병기가 만성적으로 쌓일 때, 배꼽, 목, 겨드랑이의 림프절이 딱딱해지고 확대된다. 이 때 그 부위를 부드럽게 마사지하면 독소가 해소되고 림프절은 더욱 유연하게 기능하게 된다. 때때로 병기는 혈액에 갇혀 거품 상태로 여행하기도 한다.

각 장기는 건강하지 못할 때 그와 관련된 특별한 종류의 바람이나 에너지를 갖게 된다. 그러나 CNT와 도치료 체계의 명상수련을 통해 병기를 몸에서 깨끗이 청소할 수 있다.

병기는 어떻게 느껴지는가

직접 병적인 바람을 깨닫는 사람들도 있고, 다른 방법으로 병기를 감지하는 사람들도 있다. 당신은 각 장기가 생산하는 감각과 함께 장기들에서 발견되는 다섯 가지 병기에 대하여 배우게 될 것이다.

① 폐는 근질근질하고, 가렵고, 병적인 에너지를 생산할 수

있다. 그것은 시술자의 피부에 축적되어 결국 체내로 침투한다. 피시술자의 피부에서는 발진으로 나타나는데, 그것은 쉽게 시술자에게로 전이될 수 있다. 이 에너지는 당장 느껴지지는 않지만, 급기야는 심각한 통증을 유발할 수 있다.

② 신장, 방광, 그리고 다른 음장기들은 상태가 좋지 않을 때, 춥고 으실으실한 에너지를 생산한다. 이 한기는 뼛속까지 침투하므로 제거하기가 매우 어렵다.

③ 간은 다소 가려운 병적인 에너지와 유사한, 얼얼한 병적인 에너지를 만들어 낸다. 찌르는 듯한 성질의 병기인데 마치 개미가 피부를 깨무는 듯한 느낌이다.

④ 심장은 붉은 발진으로 나타나는, 뜨겁고 타는 듯한 병기를 생산한다.

⑤ 비장, 위장, 췌장은 습한 에너지를 생산한다. 그 에너지가 손으로 침투하면 축축하고 끈적끈적한 느낌이 난다.

근질거리고, 얼얼하고, 뜨겁고, 차가운 에너지의 결합

앞에서 언급했듯이 차고 얼얼한 에너지가 결합된 느낌은 가장 나쁘다. 시술자는 이 에너지가 몸 속으로 들어와서 내부 장기 중의 하나에 머물지 못하도록 하는 것이 중요하다.

열을 일으키는 대류 전기의 법칙 때문에 이런 에너지가 피부에 닿으면 따뜻하거나 뜨겁게 느껴진다. 내부 장기와 다른 조직들, 그리고 몸의 공간에서 생성되는 이 열은 상체, 머리, 목, 그리고 윗장기들로 상승한다. 이는 체내에 열층을 형성한다. 차가운 병기는 상승한 뜨거운 에너지 층 밑에 갇힌다. 그러므로 근질거리고 병적이고 얼얼한 에너지가 몸의 상층부에서 발진을 일으키는 것이다.

또한 당신은 체내에 여러 층의 차갑고 뜨거운 에너지가 있다는 사실을 발견하게 될 것이다. 이러한 갇힌 에너지 층들에 의해 생기는 발진들이 무릎 뒤와 팔꿈치 안과 같은 몸의 다른 부위에 발진이 또 생기도록 부추긴다. 그러므로 이 문제들의 뿌리에 도달할 수 있을 때까지 한번에 하나씩 이 에너지 층들을 제거해 나가는 것이 중요하다.

이 독소들은 간이나 심장, 그리고 혈액 안에 쌓여 있다. 이 기관들 내에 과도한 독소들이 쌓이면 과도한 열이 따라서 발생하고, 장기들은 쌓여 있는 독소 때문에 각기 다른 에너지들을 생성한다.

차가운 병기 자세히 관찰하기

차가운 병기는 뼈를 차갑게 한다

차가운 병기를 지닌 사람을 만지면 오싹한 한기가 배어나온다. 이러한 상태는 장기나 몸의 다른 부위에 갇힌 차가운 바람에 기인한다. 신장이나 방광에 문제가 있는 사람에게도 한기가 느껴진다. 이 한기가 뼛 속으로 들어가면 제거하기가 무척 어렵게 된다. 차가운 병기는 느리게 움직이면서, 몸의 다른 부위로 자꾸 숨어들어 가려는 경향이 있기 때문이다.

차가운 병기는 무겁게 느껴진다

차가운 병기는 차갑고 축축한 성질을 지니고 있어, 매우 무겁다. 차가운 병기는 몸의 심층, 특히 중력과 대류 전기 때문에 사지 아랫부위와 아래의 내부 장기들로 찾아 들어간다. 이 차갑고 무거운 병기는 역시 몸 아래의 조직과 내부 장기의 중력에 의해 갇힌 독소와 결합된다.

차가운 병기 알아내기

차가운 병기가 있는 사람은 쉽게 알아낼 수 있다. 피부, 특히 얼굴, 볼 주변, 눈 아래, 코 옆, 귀 안, 입술, 잇몸, 그리고 혀에서 나는 엷은 남빛이나 회색빛을 주목하라. 손톱과 발톱은 푸르스름하거나 창백하며, 손가락과 발가락은 차갑다. 맥박은 느리고 약하며, 특히 대동맥이나 대정맥, 혹은 다른 주요 동맥을 만지면 차갑게 느껴진다. 또한 확장된 정맥과 때때로 피부 반점이 보이기도 한다. 도교 명상과 기내장을 일정 기간 수련하고 나면 차가운 병기에 대해 민감해질 것이다.

2. 풍문 열기

매 세션을 시작할 때마다 바람(風)을 제거하는 것이 중요하다. 이는 복부의 에너지를 활성화하고 복부의 긴장과 딱딱함을 풀어주는 데 도움이 된다. 어떤 사람은 복부의 통증이 너무 심해 이 과정을 견뎌내지 못한다. 그런 경우, 먼저 부드러운 피부 제독부터 시작하라.

3. 풍문을 여는 테크닉

병기는 출구가 있으면 배꼽을 통해 떠나보낼 수 있다. 배꼽 주변의 경혈들을 열면 병기를 장기들이나 몸의 다른 부위들로부터 끌어들일 수 있다. 배꼽의 지압점 그림(그림 4-1)의 ❶에서 ❽까지의 숫자는 지압 순서를 표시하며, 또한 영향을

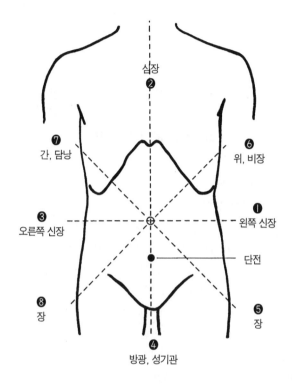

심장
❷

❼
간, 담낭

❻
위, 비장

❸
오른쪽 신장

왼쪽 신장
❶

단전

❽
장

❺
장

❹
방광, 성기관

**그림 4-1. 배꼽 주위의 지압점: ❶에서 ❽까지의 번호는 지압 순서
를 표시하며, 영향을 미치는 장기를 나타내 준다.**

미치는 장기를 나타내 준다. 풍문 차트(그림 4-2)는 그림 4-1
보다 더욱 상세하며 풍문을 다루는 일상의 지침으로 활용할
수 있다.

점 번호 \ 요일	단전 (배꼽 아래 점)	❶	❷	❸	❹	❺	❻	❼	❽
월요일	15	8	17	19	21	10	12	6	15
화요일	8	17	19	21	10	12	6	15	8
수요일	17	19	21	10	12	6	15	8	17
목요일	19	21	10	12	6	15	8	17	19
금요일	21	10	12	6	15	8	17	19	21
토요일	10	12	6	15	8	17	19	21	10
일요일	6	15	8	17	19	21	10	12	6

그림 4-2. 풍문(風門) 차트

월요일 시술의 예

① 36~72회 맥박 동안(혹은 당신 자신의 맥박을 세도 된다) 당신의 손바닥 날로 양불두덩 지역에 지압을 지속하라.

② 지시된 횟수(15회) 동안 단전(배꼽 아래 3~4cm)을 엄지손가락이나 팔꿈치로 지압하라. 여기서 맥박을 느끼지 못하면 그날의 횟수를 천천히 세며 지압을 지속한다.

③ 지시된 횟수 동안 배꼽 센터 점 ❶ ~ ❽을 지압하라.
왼편에는 맥박을 느낄 수 있는 대동맥이 있다. 오른편에는 맥박을 강하게 느낄 수 있는 대정맥이 있다.

❶ 왼쪽 신장: 8회 혹은 맥박수

❷ 심장: 17회 혹은 맥박수

❸ 오른쪽 신장: 19회. 대정맥에서 신장으로 흐르는 정맥이라 맥박을 느끼지 못할 것이다.

❹ 방광과 성 기관: 21회 혹은 맥박수

❺ 대장과 소장: 10회 혹은 맥박수

❻ 비장, 오른쪽 폐, 위장: 12회 혹은 맥박수

❼ 간장, 왼쪽 폐: 6회 혹은 맥박수

❽ 대장과 소장, 오른쪽 난소: 15회 혹은 맥박수

풍문 차트

① 기록한 순서대로 바람의 문을 열라.(그림 4-2) 배꼽으로 태극 문양을 그린다.

② 배꼽 센터 지침 ❶ ~ ❽을 따르고 엄지손가락이나 팔꿈치를 사용하여 지시된 지점을 지압하라.(그림 4-3, 4-4) 예를 들어, 불두덩의 문과 기해(단전)의 문을 지압한 후, 점 ❶로 가서 월요일이면 맥박이 8회 뛸 동안 지압을

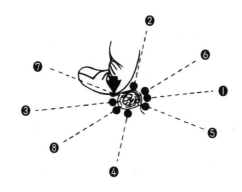

그림 4-3. 풍문 점들은 배꼽 안이 아닌 배꼽 둘레에 있다.

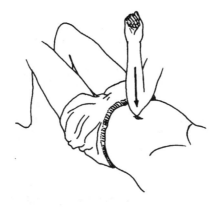

그림 4-4. 매우 건장하고 뚱뚱한 사람을 시술할 때는 팔꿈치를 사용한다.

지속한다. 화요일이면 17회 지속하고, 수요일에는 19회, 목요일에는 21회, 이렇게 주말까지 실시한다.

③ 그 다음 점 ❷로 가라. 그 부위의 점은 월요일에는 17회, 화요일에는 19회, 등등 지압을 계속한다.

④ 풍문을 열기 위하여 배꼽 주변을 모두 돌아야 한다. 각 점을 지압한 후, 효력이 발생하고 에너지가 안정되도록 잠시 휴식하라. 요일에 따른 횟수는 도교의 수점술(數占術)에서 전통적으로 풍문을 열기 위한 숫자 지침이다.

불두덩의 혈액을 유출시키기

① 피시술자 옆에 서거나 무릎을 꿇고 앉는다.(피시술자가 거구라면 피시술자의 무릎 사이에 꿇어 앉는 것이 좋다.) 양손날로 불두덩의 서혜부 금을 따라 있는 대퇴골 동맥을 지압하라.(그림 4-5)

② 아마 한쪽의 맥박이 다른 쪽보다 더욱 강하게 느껴질 것이다. 그런 경우, 강한 맥박을 세게 눌러라. 이렇게 하

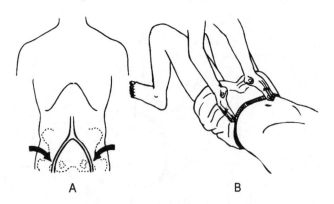

A   B

그림 4-5. A. 불두덩을 여는 지압점
B. 불두덩의 풍문 열기

면 기혈이 약한 맥박으로 흘러가게 되어 양쪽이 균형을 이루게 된다.

③ 36회나 72회 맥박 동안 지압을 유지하여 하복부와 다리의 순환을 촉진시키고 막힘을 풀어라. 어떤 풍(風)들은 다리를 통해 빠져나간다. 바로 이러한 절차를 통해 통로를 열게 된다.

주의: 혈전증이나 심한 정맥확장증을 앓고 있거나 발병 위험이 있는 사람에게는 이 테크닉을 실시해서는 안 된다.

기해(氣海, 단전)의 문 열기

피시술자의 발 사이에 머물러도 되고, 몸 옆으로 이동해도 된다.

① 6시 방향 배꼽 아래 약 4cm 부위의 단전 맥박(기해의 문)을 짚어라.(그림 4-6)

당신이 느끼게 되는 첫번째 맥박은 마치 에너지 감각처럼 느껴지는 대동맥의 맥박이다. 그 감각을 느낄 수 있으려면 몇 개월간 이 과정을 수련해야 한다. 다른 모든

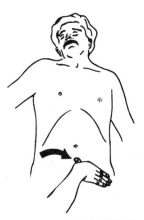

그림 4-6. 기해의 문 열기

위치에서는 대동맥의 맥박을 느끼기만 하라.

② 맥박이 느껴질 때까지 지압하라. 보통은 엄지손가락을 사용하고, 매우 뚱뚱하고 건장한 사람을 시술할 때는 팔꿈치를 사용하여 맥박을 찾아야 한다.(그림 4-4) 어느 것을 사용하든, 부드러워야 하며 미끄러져서는 안 된다. 맥박을 찾지 못할 경우에는 단지 그날의 횟수를 천천히 세기만 하면 된다.

③ 그날 지속해야 할 맥박 횟수를 기억하라. 차트의 단전 항목을 참조하라.

④ 필요한 횟수 동안 유지한 후 지압을 풀어라. 피시술자는 에너지가 신체 하부로 흘러내려가는 것을 느껴야 한다.

⑤ 경험을 얻으려면 당신 자신의 점이나 문들을 모두 자신에게 실습해 보아야 한다.(그림 4-7)

좌신장의 풍문 열기 - 서문(西門)

① 차트의 점 ❶을 참조하여 그날의 맥박 횟수를 알아내라.
② 맥박이 느껴질 때까지 세시 방향 배꼽 왼쪽의 점을 누

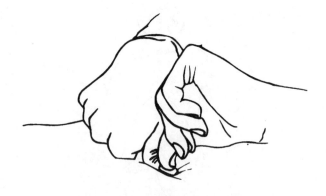

그림 4-7. 자가 시술하기—배꼽점 누르기

르라.(그림 4-8)

③ 그날의 횟수 동안 유지하라.

④ 이완하기 전에 정신력과 의지력을 사용하여 에너지를 좌신장으로 보내라. 피시술자는 온기와 안락감이 그 부위로 퍼져나가는 것을 느낄 것이다.

심장의 풍문 열기 - 남문(南門)

① 차트의 점 ❷를 참조하여 그날의 맥박 횟수를 알아내라.

② 열두시 방향 배꼽 위의 점을 누르라.(그림 4-9)

③ 적당히 지압한 채 그날의 숫자 동안 유지하라.

④ 이완하기 전에 에너지를 명치로 보내라. 피시술자는 온기와 안락감이 가슴과 심장 부위로 퍼져나가는 것을 느낄 것이다.

우신장의 풍문 열기 - 동문(東門)

① 차트의 점 ❸을 참조하여 그날의 맥박 횟수를 알아내라. 9시 방향을 누르라.(그림 4-10)

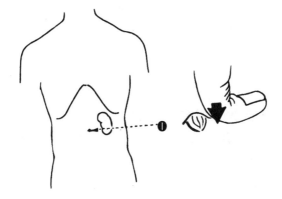

그림 4-8. 좌신장의 문 열기

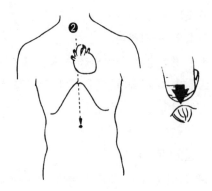

그림 4-9. 심장의 풍문 열기

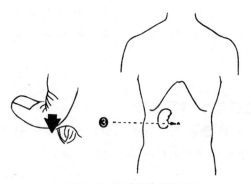

그림 4-10. 우신장의 풍문 열기

② 이완하기 전에 에너지를 우신장으로 보내라.

성 기관과 방광의 풍문 열기 - 북문(北門)

① 이제 점 ❹로 이동하라. 그날의 맥박 횟수를 체크하라.

② 6시 방향 배꼽 바로 밑을 지압하라.(그림 4-11)

③ 이완하기 전에 에너지를 성 센터와 방광으로 보내라.

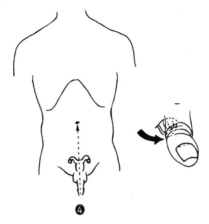

그림 4-11. 성기관과 방광의 문 열기

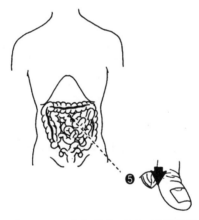

그림 4-12. 소장과 대장, 좌난소의 풍문 열기

소장과 대장, 좌난소의 풍문 열기 – 북서문

① 점 ❺의 그날의 맥박 횟수를 체크하라.

② 이 지압점은 4시와 5시 사이에 있다.(그림 4-12)

③ 맥박을 느낄 때까지 배꼽 가까이를 지압하라.

④ 이완하기 전에 에너지를 소장과 대장, 좌난소로 보내라.

비장, 위장, 췌장, 삼초, 좌폐의 풍문 열기 - 남서문

① 점 ❻의 그날의 맥박 횟수를 체크하라.

② 이 지압점은 1시와 2시 사이에 있다.(그림 4-13)

③ 그날의 맥박 횟수 동안 지압하라.

④ 에너지를 다섯 부위로 인도해야 하므로 잘 준비해야 한다. 피시술자는 기혈이 비장, 위장, 췌장, 삼초, 좌폐로 흘러가는 것을 느껴야 한다.

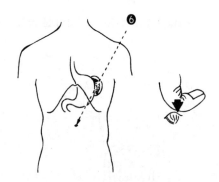

그림 4-13. 위장과 비장의 풍문 열기

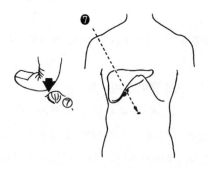

그림 4-14. 간과 담낭의 풍문 열기

간, 담낭, 우폐의 풍문 열기 - 남동문

① 이 지압점은 10시와 11시 사이에 있다.(그림 4-14)

② 그날의 맥박 횟수 동안 지압하라. 반드시 맥박을 느끼라.

③ 이완하기 전에 에너지를 간, 담낭, 우폐로 보내라.

소장, 대장, 우난소의 풍문 열기 - 북동문

① 이 지압점은 7시와 8시 사이에 있다.(그림 4-15)

② 다른 모든 점과 마찬가지로 적당한 압력으로 그 점을 지압하라. 이완하기 전에 에너지를 장과 우난소로 보내라. 피시술자는 그 부위에서 온기와 안락감을 느끼게 될 것이다.

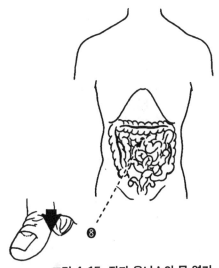

그림 4-15. 장과 우난소의 문 열기

4. 병풍(病風) 요리하기

베이킹 테크닉(baking technique)을 사용하여 뜨겁고 확장
되거나 차갑고 수축된 병풍(病風)을 태우거나 요리하라.

뜨거운 바람 요리하기

① 바람을 요리하기 위한 최적의 장소는 소장이다. 양손을
소장 위에 놓고 피시술자와 함께 심장의 소리를 행하라.
이를 통해 뜨거운 바람을 소장으로 끌어들인다.

② 뜨거운 바람의 열기와 압력이 소장으로 들어가는 것을
느끼라. 오른손은 바람이 갇힌 복부 위에 남겨두라.(그림
4-16)

③ 왼손은 오른손의 반대편 등에 두라.

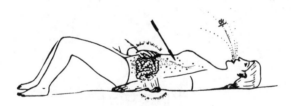

그림 4-16. 소장 요리하기

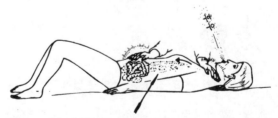

그림 4-17. 차가운 바람을 가슴에서 배꼽으로 옮겨 요리하기

④ 다시 심장의 소리를 함께 행하여 병풍을 배출시키거나 요리할 수 있을 정도로 그 부위의 온도를 상승시키라.

차가운 바람 요리하기

① 차가운 바람 위에 오른손을 놓고 소장 위에 왼손을 놓음으로써 차가운 바람을 끌어들이거나 인도할 수 있다.

② 피시술자와 함께 신장의 소리를 행함으로써 소장으로 차가운 바람을 끌어들여 찬 공(ball)을 만들라.(그림 4-17)

③ 차가운 바람이 소장으로 들어온 후 한 손은 복부에, 다른 한 손에 복부 밑 등에 위치시킴으로써 그 바람을 요리하라. 심장의 소리를 함께 행하여 바람을 요리하라. 반드시 차가운 바람을 완전히 요리하여 소장의 통증을 막아야 한다.

④ 손바닥을 떨거나 진동시키면 그 과정을 촉진시킬 수 있다. 손가락 끝으로 배꼽 주변을 강하게 두드리는 것도 이 바람들을 몰아내는 데 도움이 된다.

⑤ 차가운 바람이 잘 요리되지 않으면 손톱을 사용하여 그 부위의 피부를 가볍게 긁을 수 있다. 이렇게 하면 바람이 빠져나갈 수 있는 문을 열 수 있다.

병풍 태우기

① 복부의 병풍 에너지를 제거하려면, 스쿠핑 테크닉(scooping technique)을 사용하여 배꼽 아래 4cm 부위의 단전으로 병기를 끌어모은다. 당신은 점차적으로 단전에서 차갑거나 으실으실한 에너지를 느끼게 될 것이다.

② 피시술자가 그 점에 집중하고 있는 동안, 인지와 중지로

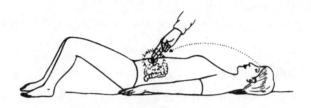

그림 4-18. 피시술자는 배꼽에서 풍을 태울 때 그 풍에 집중한다.

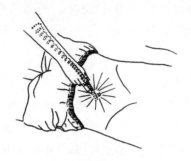

그림 4-19. 병풍 태우기

그 부위를 지압하라.(그림 4-18, 4-19)

③ 그 부위에 집중하고 손가락으로 나선형을 그리라. 서서히 온기가 차고 으실으실한 병풍을 몰아낼 때 그 부위에서 햇볕의 열기를 느끼라.

제 5 장

피부와 대장, 소장의 독소 정화하기

배꼽 주위의 피부는 더 깊은 수준의 신체 기능에 영향을 미치도록 조작할 수 있는 부분이다. 배꼽 주위를 누르면 근육, 지방 조직, 장을 거치지 않고도 직접 림프계, 순환계, 신경계에 영향을 줄 수 있다. 이 조직들은 배꼽 부근에서 정체되어 독소와 노폐물이 쌓이기 쉽다. 림프 조직의 순환이 원활하지 못하면 몸의 방어 체계가 무력해지고, 순환 체계가 지방과 침전물로 굳어버리거나 엉키면 혈액 순환이 제대로 되지 않는다. 그리고 신경 조직이 얽히게 되면 신경 신호가 조직 전체 속으로 매우 느리게 움직이거나 막히고, 기가 정체되면 종기와 종양들이 생겨난다.

그러므로 항상 먼저 제독을 실시해야 한다. 독소를 정화하지 않으면 피부와 장기와 림프선들이 능률적으로 일을 할 수 없기 때문이다. 이 조직들은 인체에서 커다란 부분을 차지하고 있다. 그들의 업무가 과중되면 일의 속도가 둔화된다. 그 조직들도 일이 너무 많아 힘에 부치게 되면 쉬고 싶어한다.

CNT는 피부와 조직과 장기가 과중한 업무를 잘 처리하도록 도와줄 것이다. 당신은 손가락을 이용해서 그 일을 할 수 있다. 마사지를 하는 것은 이 조직들에 휘발유를 넣고 시동을 걸고 움직이게 하는 것이다. 해야 할 일이 적을수록 그조직들은 더 많은 에너지를 가지고 일을 완수할 수 있다. 쌓인 독소들이 일단 제거되면, 다음에 인체로 들어오는 독소들은 아주 빨리 처리될 수 있다.

신체 기관은 스스로를 정화하려고 애쓰는데, 자신이 과도한 독소를 제거할 수 없으면 그 독소를 근육과 피부(인체의 가장 넓은 기관)로 밀어내어 거기에 독소를 쌓아둔다. 피부에서는 독소들이 쉽게 제거될 수 있다. 그리고 몇 가지 특별한 기법들을 사용하면 더욱 쉽게 기관들을 제독할 수 있다.

독소는 다양한 방법으로 인체에서 배출된다. 피부를 통해 여드름, 발진, 부스럼, 땀으로 배출되기도 하고 대장과 방광을 통해 빠져나가기도 한다.

그런데 독소를 과도하게 제거하지 않는 것이 중요하다. 노폐물을 제거할 때에는 인체에 무리가 되지 않는 적절한 수준을 파악하여 그 적정 수준을 넘지 않도록 해야 한다. 특히 중환자나 노인과 어린이를 시술할 때는 특별히 주의를 기울여 행해야 한다. 너무 많은 독소들이 풀려나 신체가 그 독소들을 효과적으로 제거하기가 벅차게 되면, 몸이 아프거나 명현 현상을 경험할 수도 있다. 명현 현상은 발진이나 열, 혹은 구역질로 나타난다. 인체가 독소를 배출할 수 있는 능력에는 한계가 있기 때문에 풀려났더라도 배출되지 않은 노폐물들은 다시 제자리로 되돌아가고 만다. 그러면 그 독소는 다음 세션에서 다시 처리해야 한다.

1. 피부의 제독

장기 기마사지는 배꼽에서 시작하여 복부의 피부를 다룬다. 배꼽은 태아적부터 영양분을 받아들이고 노폐물을 배출하는 인체의 최초의 중심부로서, 탄생 후에도 여전히 모든 기관이 서로 연결되어 있는 곳이다. 인체는 기관들이 처리하지 못한 노폐물을 모두 배꼽에 쌓아 두었다가 나중에 정화한다.

배꼽 주위의 피부를 가볍게 마사지하고 자극함으로써, 인체의 모든 부분에 깊이 억압되어 있는 독소를 표면으로 끌어낼 수 있다. 피부에서는 보다 쉽게 독소에 접근해 제거할 수 있다. 오랜시간 피부를 시술하면 할수록 더 깊은 곳까지 영향을 줄 수 있다. 피부는 장기들이 가지고 있는 여분의 모든 독소들을 쌓아 두는 곳으로 피부에 저장된 독소들이 방출될 때 피부의 한 구역이 열리게 된다. 그리하여 장기는 새로 열린 창고로 더 많은 독소들을 방출하게 된다. 깨끗이 정화되지 않고 이따금 피부가 부풀어오를 수도 있다. 이는 너무 많은 독소가 장기에서 피부로 방출되기 때문이다. 그러나 일단 독소가 정화되면 피부는 균형을 회복할 것이다.

복부의 독소나 긴장, 뭉침도 역시 생명의 원천인 복부 센터 혹은 단전의 에너지 흐름을 방해한다. 그 부분이 정화될 때 원기(元氣)가 좀더 힘차게 몸으로 흐를 수 있다.

주의: 어떤 혹이나 점이 배꼽 둘레에 아주 가까이 있으면 시술하지 말라. 이것은 심각한 바이러스 문제가 있다는 것을 암시하며 의사에게 상담해야 한다. 그러나 그 학생에게 자가 시술법을 가르쳐 주는 것은 괜찮다.

나선형 기법(Spiraling Technique)

나선형 기법은 피부의 독소를 제거하는 가장 중요한 기법이다. 배 위에 두 손을 부드럽게 올려 놓고 조직을 풀어준다. 먼저 양엄지손가락이나 손가락 한 개 혹은 손가락 몇 개를 같이 사용하여 배꼽 주위에 작고 좁은 원을 시계방향으로 그리면서 마사지하는 것으로 시작한다. 그림 5-1의 시술 순서는 피부를 누르고, 나선형으로 마사지하면서 끌어주는 것이다. 각 지점을 차례로 나선형으로 누르면서 피부를 풀어 주라. 계속 시계방향으로 작은 원을 그리면서 바깥쪽으로 마사지해 가라. 배꼽에서 복부 바깥 경계선까지 이르는 커다란 나선형 모양이 되도록 계속 마사지해 간다.(그림

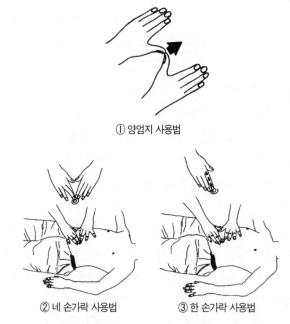

① 양엄지 사용법

② 네 손가락 사용법   ③ 한 손가락 사용법

그림 5-1. 나선형 테크닉: 양엄지(①)와 네 손가락(②), 한 손가락(③)을 사용하여 누르고, 나선형으로 마사지하면서 피부의 독소를 풀어 준다.

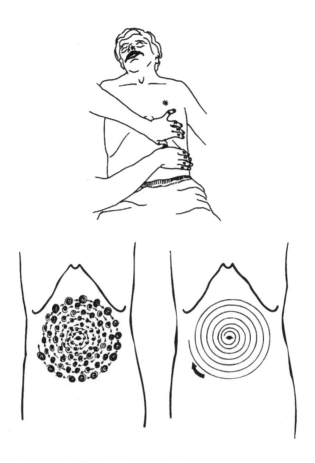

그림 5-2. 촘촘하게 나선형으로 마사지하기: 배꼽 근처에서 시작하여 시계 방향으로 움직인다. 점점 복부 주변으로 넓게 퍼져 나가면서 나선형으로 마사지하라.

5-2) 이 과정은 주로 소장에 영향을 주지만, 또한 시계방향으로 움직이는 인체의 〈거대한 배출기〉인 대장에도 큰 영향을 미친다. 이 나선형 마사지와 함께 독소들이 몸에서 활발

히 빠져나간다. 이 기법은 특히 대장의 운동 불량으로 생긴 변비를 해소하는 데 효과적이다.

반대로, 설사를 하는 사람은 시계 반대방향으로 나선형 마사지를 해야 한다. 이것은 묽은 대변이 정상적인 농도로 굳어질 때까지 배출되지 않도록 그 배출 속도를 늦추어 준다.

피시술자의 복부가 긴장되어 있고, 예민하고, 뜨겁고, 딱딱하며, 너무 양(陽)적이면 에너지가 과도하다는 징조이므로 에너지를 좀 배출해야 한다. 에너지를 배출하기 위해서는 시계 반대방향으로 나선형 기법을 실시하라. 당신의 집중력을 사용하여, 에너지에게 떠나가라고 부탁하라. 그 에너지를 소우주 궤도로 이끌어라. 소우주 궤도를 통해 에너지는 순환될 수 있고 단전 센터에 안전하게 저장될 수 있다. 또한 에너지를 직접 단전으로 들어가게 할 수도 있다.

만약 복부가 차고, 부드럽고, 약하고, 아프고, 너무 음적이라면, 에너지가 부족하다는 징조이다. 시계방향으로 문지르는 나선형 기법을 사용해서 에너지를 보태주어라. 복부가 따뜻해지도록 당신의 손가락에서 피시술자의 복부로 당신의 에너지가 흘러가도록 집중하라.

손가락 나선형 테크닉이 끝나면 다음과 같은 손 테크닉들을 실시하라. 이 테크닉들은 CNT에 자주 사용되기 때문에 이것들에 익숙하게 될 것이다.

스쿠핑 테크닉(Scooping Technique, 파내는 기법)

손가락을 합쳐서 안쪽으로 밀면서 파들어가거나, 아래쪽으로 밀면서 파낸다. 이 기법은 방향을 달리하여 여러 가지로 변형시켜 사용할 수 있다.(그림 5-3, 5-4, 5-5)

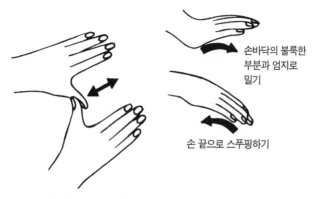

손바닥의 불룩한
부분과 엄지로
밀기

손 끝으로 스푸핑하기

그림 5-3. 손바닥의 불룩한 부분으로 밀기와 손끝으로 스쿠핑하기

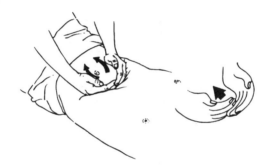

그림 5-4. 양손으로 스쿠핑하기

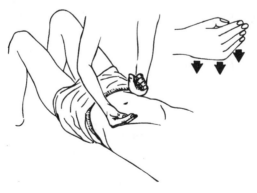

그림 5-5. 한 손으로 스쿠핑하기

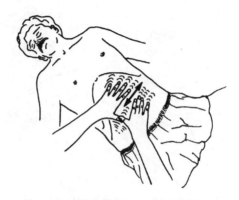

그림 5-6. 록킹(앞뒤로 흔들기)

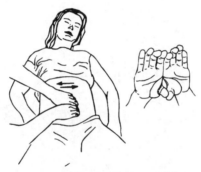

그림 5-7. 니딩(주무르기)

록킹 테크닉(Rocking Technique, 앞뒤로 흔드는 기법)

손가락을 모두 사용하여 복부의 근육을 붙잡고 앞뒤로 흔들라. 손가락을 펼쳐서 상행결장과 하행결장을 흔들고, 손가락을 모아 소장을 흔들라.(그림 5-6)

니딩 테크닉(Kneading Technique, 주무르는 기법)

양손의 손가락을 모두 사용하여 장을 배꼽과 중심 부위쪽으로 파서 들어 올린다. 그리고 손바닥의 불룩한 부분으로 빵 반죽을 주무르는 것처럼 배꼽과 중심 부위쪽으로 밀고 당긴다.(그림 5-7)

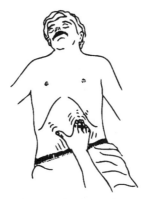

그림 5-8. 셰이킹(위 아래 혹은 옆으로 빨리 흔들기)

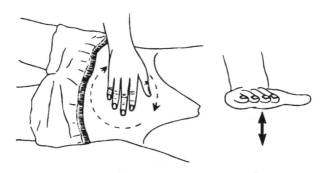

그림 5-9. 패팅(쓰다듬기)

셰이킹 테크닉(Shaking Technique, 위아래 혹은 옆으로 빠르게 흔드는 기법)

검지나 중지를 사용하여 뭉쳐 있는 곳이나 문제가 있는 부분을 누른다. 그 손가락을 위 아래로 혹은 옆으로 빠르게 흔든다. 범위가 넓으면 손가락을 두 개나 세 개 사용한다.(그림 5-8)

패팅 테크닉(Patting Technique, 쓰다듬는 기법)

손가락과 손바닥으로 배꼽 주위와 배 전체를 가볍게 쓰다듬는

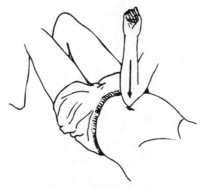

그림 5-10. 팔꿈치로 누르기

다.(그림 5-9) (CNT 세션은 패팅으로 마무리된다.)

팔꿈치로 누르기

몸집이 아주 크거나 근육이 매우 발달한 사람을 시술할 때, 때로는 팔꿈치를 사용해야 효과를 얻을 수 있다. 팔꿈치로 똑바로 아래로 누르거나 나선형으로 누른다.(그림 5-10)

2. 대장의 제독

대장의 모양과 기능

대장에는 충수, 결장(상행, 횡행, 하행, S형으로 나누어져 있다), 항문도관, 직장 그리고 맹장이 포함된다.(그림 5-11) 대장은 약 1.5m 길이의 관으로 오른쪽 복부하단 맹장판막(소장에서 대장으로 통하는 문)에서 시작해서 간쪽으로 올라가 간 아래에서 왼쪽으로 돌아 비장쪽으로 가로질러 간다. 그리고

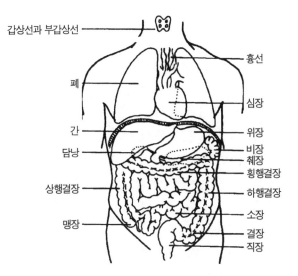

갑상선과 부갑상선

흉선

폐

심장

간

위장

담낭

비장

췌장

횡행결장

상행결장

하행결장

소장

맹장

결장

직장

그림 5-11. 대장을 비롯한 내장

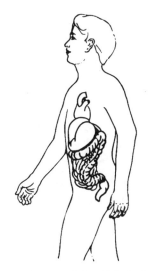

그림 5-12. 대장의 모서리는 쉽게 손이 닿지 않는다.

비장에서 또 다시 구부러져 복부 왼쪽 아래로 내려가서 왼쪽 좌골부위에서 구부러져 S형 결장이 된다. 그리고나서 골반 동공의 한가운데로 휘어져서 직장과 항문도관에서 끝난다. 특히 왼쪽에 있는 대장의 만곡부들은 복부의 가장자리에 깊숙히 감추어져 있어 쉽게 접근할 수가 없다.(그림 5-12)

소화되지 않은 음식과 분비물들은 결장을 통과한다. 결장은 수분, 영양분, 비타민 등, 흡수할 수 있는 것은 무엇이든지 흡수하고, 흡수되지 않은 것들은 대소변으로 배출한다. 맹장에서 직장까지 이동하는 동안 음식은 연동 운동에 의하여 빙글빙글 돌면서 움직여간다. 이렇게 장이 번갈아가며 지렁이처럼 나선형으로 전진하는 것은 장의 세로 근육과 원형 근육의 수축에 의해 일어난다. 특히 장에서는 짧은 시간 내에 격렬한 연동 운동이 일어난다.

변비

연동 운동이 꼭 내용물을 직장으로 밀어내는 것은 아니다. 때로 그것은 내용물을 맹장쪽으로 도로 보내기도 한다. 이때 장은 그 내용물에서 수분과 염분을 흡수한다.

변비는 장이 수분을 지나치게 흡수하여 내용물이 너무 건조해져 쉽게 움직일 수 없어서 정체된 것이다. 이처럼 때로는 변비의 원인이 아주 단순할 수도 있다. 그러나 변비는 또한 장근육의 기능이 약해서 생길 수도 있는데, 근육의 강도와 상태가 정상적이지 못하거나 경련성이 되었을 수도 있다. 설사약은 장 근육을 죽어가는 뱀처럼 빌빌 꼬이게 하고 경련을 일으키게 하므로 해가 된다.

중국에서는 변비의 주원인이 복부와 장의 과도한 열이라고 본다. 그 열로 인해 배와 장의 수분이 너무 많이 증발되는 것이다. 또 다른 원인은 간기(肝氣)의 정체인데, 그것 역시 열을 발생시킨다.

음식과 관련된 일련의 작용만이 변비의 유일한 원인은 아니다. 어떤 사람들은 자신을 내맡기는 능력이 부족하여 자연스런 인간 관계를 맺는 데 아주 서투르다. 아마도 두려움 때문일 것이다. 그들은 이러한 행동 때문에 자신들이 자주 변비에 걸리게 된다는 것을 모른다.

대장이 변비가 되고 넓어지면, 횡경막의 자유로운 움직임이 방해를 받는다. 독일의 의사인 로엠헬트는 장 속에 들어찬 가스의 압력이 갈비뼈의 수축을 증가시키고 횡경막 부위를 따라 독소가 정체되도록 만드는 것을 발견했다. 이것을 〈로엠헬트 증후군〉이라고 하는데 이는 결국 갈비뼈 안에 있는 심장 부위를 압박하게 될 것이고 불안감, 심장의 통증, 호흡 곤란을 초래할 수 있다. 정체된 이 에너지는 가끔 심장의 〈변비〉라고 부르기도 한다.

또한 변비는 폐에 점액질이 쌓이게 해서 천식 증상을 일으킬 수 있고, 요근, 다리, 등의 통증의 원인이 될 수도 있다.

설사

설사는 비정상적으로 변을 자주 보거나 변의 농도가 묽은 것을 말한다. 서양에는 설사약이라는 이름이 붙은 약이 50가지가 넘는다. 설사는 회장(소장의 아랫부분)과 직장이 수분을 충분히 흡수하지 못하여 일어날 수 있다. 또한 걱정과 불안이 지나치게 신경을 자극하여 그것이 과도한 연동 운동과 조급한 배변을 초래하기도 한다. 몸에서 기생충이나 독소를 배출할 필요가 있을 때는 설사가 때로는 도움이 될 수도 있다.

중국 의술에서는 설사의 가장 일반적인 원인이 비장과 신장에 양에너지가 너무 많기 때문이라고 본다. 그러므로 이 에너지의 균형을 맞추어 주어야 한다. 그 방법은 7장에서 배우게 될 것이다.

결장 세척

CNT는 어디에서나 손쉽게 대장을 제독하고 세척할 수 있는 가장 좋은 방법이기는 하지만, 소화와 배출 기관을 건강하게 하려면 적어도 한 번은 강도높은 결장 세척을 해 주는 것이 바람직하다. 결장은 틈새, 분열, 굴곡으로 가득차 있다. 흔히 어릴 때부터 쌓여온 노폐물이 결장의 벽 안쪽에 두껍게 굳어 있다. 그것을 완전히 씻어내는 유일한 방법은 호스로 충분히 물을 끼얹는 것으로 70~120리터의 여과된 물을 직장으로 흘려보내야 한다. 그리하여 끊임없는 물의 압력으로 굳어 있는 찌꺼기와 노폐물이 조금씩 떨어져 나가게 해야 한다.

대장의 기능을 회복하기 위하여는 대장 전체의 완전한 세척이 꼭 필요하다. 그 후에 CNT와 식이요법으로 대장의 정상적인 작용을 도와줄 수 있다. 그러나 결장 세척에만 의존하면 대장의 정상적인 작용을 방해할 수도 있으므로 결장 세척은 단지 장 청소의 시작으로서 권유할 뿐이다.

인체의 이 중요한 장기를 대중에게 교육시키는 데 자신의 삶을 바쳐온 V. E. 아이런스의 다음과 같은 말에 공감한다.

"특정한 원인이 없는 경우 다양하고 광범위한 질환들에 대한 원인의 1/10은 대장에 있다고 생각할 수 있다. 거의 모든 만성적인 질병들이 간접적이든 직접적이든 대장에서 흡수된 박테리아들이 내뿜는 독소 탓인 것으로 알려져 있다. 결장이야말로 진정 판도라의 상자인 것 같다. 다른 어떤 원인보다도 결장에서 육체적인 것뿐만 아니라 정신적이고 도덕적인 인간의 고통과 불행이 초래된다.

결장은 일종의 하수처리 시스템이다. 그런데 방치하거나 남용함으로써 그것은 더러운 오물이 고여 있는 곳이 되고 만다. 결장이 깨끗하고 정상적일 때 우리는 건강하고 행복하다. 결장이 침체되면 그곳에서 썩고 부패해서 발효된 독들이 증류되어 혈액 속으로 침투해 뇌와 신경 조직을 오염시킨다. 그렇게 되면 우리는 우울증에 빠지고 화를 잘 내게 된다. 또한 그것이 심장을 오염시켜 기운이 없고 굼뜨게 만들고, 폐를 오염시켜 호흡 곤란을 일으키고, 소화 기관을 오염시켜 속이 더부룩하고 답답하게 만든다. 또한 혈액을 오염시켜 피부를 창백하고 혈색이 좋지 않게 만든다. 한마디로 인체의 모든 기관이 오염되어 빨리 늙고 만다. 그리고 관절이 뻣뻣하고 아프며, 신경염이 생기고, 눈이 침침해지며, 뇌의 기능이 둔해진다. 결국 결장의 침체로 인해 삶의 즐거움이 몽땅 사라지는 것이다."

고대 도교의 스승들과 근대의 의사들은 건강한 대장의 중요성을 잘알고 있었다. 도교인들은 확실하게 대장을 정화하기 위해 몇 년 동안 단식을 하기도 했다. 그러나 현대의 많은 건강 전문가들은 대장의 역할에 대한 중요성을 적극적으로 인식하지 못하는 것 같다. 미국에서 결장암은 폐암을 제외한 다른 어떤 암보다 많이 사람들의 생명을 빼앗아간다. 일반적으로, 미국인 15명 중 1명은 암에 걸려 있다. 그리고 45세 이상의 사람 가운데 5명 중 한 명은 결장의 벽을 통해 암이 자라고 있다.

우리는 도교인들의 관심과 지혜를 다시 세상에 알려 이러한 문제를 해결하는 데 도움을 주고 싶다. 특히 CNT가 만들어진 후부터 적절하게 대장을 돌보기가 아주 쉬워졌다.

건강하지 못한 대장

대장이 너무 딱딱하면 팽팽한 고무줄처럼 압력에 민감하다. 양손의 엄지손가락이나 손바닥 날을 사용해서 맹장과 S결장을 검사해 보라.(그림 5-13) 가볍게 누르기도 하고 중간정도로, 혹은 세게 누르기도 해 보라.

맹장과 S결장을 아주 가볍게 눌렀는데도 아프면 이것은 아주 심각한 문제와 함께 심한 변비가 있다는 것을 말해준다. 중간 정도의 세기로 눌러서 아프면, 문제는 그렇게 심각하지 않다. 세게 눌렀는데도 아프지 않으면, 아주 양호한 상태이므로, 맹장과 대장을 그냥 두어도 좋다.

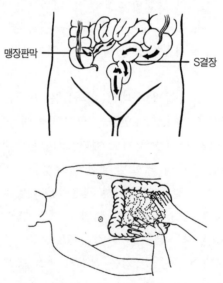

그림 5-13. 변비가 있다면 맹장판막과 S결장을 면밀히 조사해서 대장의 상태를 알아본다.

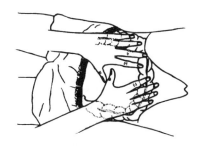

그림 5-14. 대장의 상태 알아보기

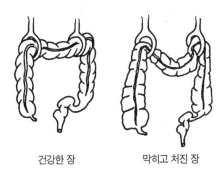

건강한 장   막히고 처진 장

그림 5-15. 건장한 장은 정상적으로 매달려 있지만 건강하지 못한 장은 축 처지고 구부러져 있다.

　건강한 대장은 손으로 촉진했을 때 전혀 아프지 않고 불편한 느낌이 거의 들지 않는다.(그림 5-14) 가끔 횡행결장이 침체되어 한 뼘 정도의 길이밖에 되지 않는 경우가 있다. 그렇게 늘어지고 흐름이 막힌 횡행결장은 축 처진 채 매달려 있게 된다.(그림 5-15)

　횡행결장이 축 처져 있게 되면 그 왼쪽 모퉁이에 대변이 쌓여 있게 된다. 이런 대변의 정체는 염증과 가스를 발생시키는 박테리아가 자랄 수 있는 비옥한 토양이 된다. 가스로 가득찬 대장은 왼쪽 갈비뼈를 밀어붙여 구조를 변형시키고 중

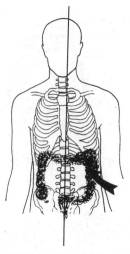

그림 5-16. 왼쪽 옆구리 부분의 대장이 가스로 가득차면 갈비뼈의 구조가
변형될 수 있다.

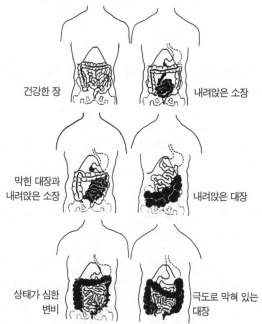

건강한 장

내려앉은 소장

막힌 대장과
내려앉은 소장

내려앉은 대장

상태가 심한
변비

극도로 막혀 있는
대장

그림 5-17. 건강한 상태와 건강하지 못한 상태의 대장과 소장

심에서 벗어나게 할 수 있다.(그림 5-16) 그림 5-17은 건강하지 못한 대장과 소장의 여러 가지 유형을 나타낸 것이다.

대장의 장애물(숙변) 제거

대장의 많은 문제들은 맹장판막이나 S결장에서 발생한다.(그림 5-18)

이 부분들을 손으로 촉진하면 문제를 알 수 있다. S결장 부위에 문제가 있다면, 그곳에서 직접 시작하지 말고 그 주위부터 시술하라. 절대로 아픈 부위(대장이든 다른 어떤 곳이든)를 직접적으로 시술하지 말라. 다른 곳에서 시작해서 환부나 정체되어 있는 곳으로 접근하라. 대장에 정체되어 있는 것들을 풀어 주기 위해서는 비장 만곡부 부분의 왼쪽 갈비뼈에서

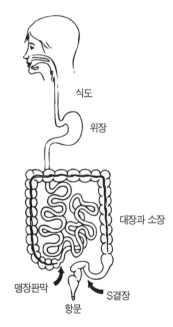

식도

위장

대장과 소장

맹장판막

항문

S결장

그림 5-18. 소화 기관은 입에서 시작해 항문에서 끝나는 하나로 연결된 관이다.

시작하라. 이렇게 먼저 그 부분의 정체를 해결하면 문제 부위의 정체물이 좀더 흘러갈 수 있는 여지가 생긴다.

5자 그리기 테크닉(Figure Five Technique)

5자 그리기 테크닉은 한 손으로 숫자 〈5〉를 그리는 것을 말한다. 이것은 비장 만곡부에 있는 하행결장의 흐름을 원활하게 하는 데 사용된다.(그림 5-19) 이 부위에는 가스와 배설물이 고여 있어서 그것을 깨끗이 제거할 필요가 있다. 이 동작은 연동 운동을 흉내내서 장을 활성화시킨다.

① 왼쪽 몸과 결장을 시술하기 위해 시술자는 피시술자의 오른쪽에 앉거나 선다. 몸 위로 양손을 뻗어 양손바닥으로 흉골 부근을 쓰다듬는다. 왼쪽 갈비뼈를 흉골 방향으

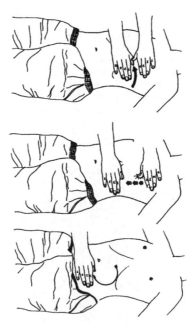

그림 5-19. 5자 그리기 테크닉은 복부에 아라비아 숫자 〈5〉를 그리는 것이다.

로 솔질하듯이 쓰다듬는데, 솔질보다는 좀 더 세게 쓰다듬으며 갈비뼈도 움직여야 한다. 이렇게 하면 유동체가 갈비뼈 중앙으로 집중되어 비장 만곡부가 자유로워진다.

② 오른쪽 엄지손가락을 여덟 번째와 아홉 번째 갈비뼈 사이 젖꼭지 아래의 기울기 시작하는 지점에 둔다. 그리고 중앙선과 평행선을 이루며 복부 쪽으로 쓰다듬어 내려와 흉골과 배꼽 사이 중간 지점에서 멈춘다.

③ 그리고나서 왼쪽 갈비뼈 아래에서 하행결장을 따라 왼쪽으로 커다란 반원을 그린다. 그 원은 S결장에서 끝난다.

마우스 테크닉(Mouse Technique)

양손의 손가락들을 나란히 사용해서 맹장에서 시작하여 생쥐가 조금씩 갉아먹는 것처럼 대장을 따라 5cm 정도씩 짧게 주물러 나간다. 이 갉아먹는 동작은 대장의 정상적인 연동 운동을 모방한 것으로 에너지가 다시 흘러가게 도와준다.

스쿠핑 테크닉(Scooping Technique)

스쿠핑 테크닉을 사용하여 대장을 정상적인 위치로 옮긴다.

시계방향 웨이브 테크닉(Clockwise Wave Technique)

웨이브 테크닉을 실행하라.(그림 5-20) 두 손을 복부 쪽으로 뻗어 두 손을 교대로 한쪽씩 회전시키면서 긴장을 풀어주라. 장 내부에 웨이브를 일으킴으로써 장의 연동 운동을 증가시킬 것이다. 이 동작을 두세 번 되풀이하라. 혹은 그 이상을 해도 좋다. 다른 테크닉 사이에 이 테크닉을 하면 항상 긴장이 풀어지고 기분이 좋아진다.

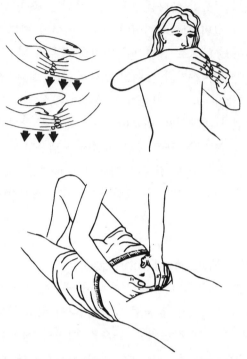

그림 5-20. 웨이브 테크닉을 실시할 때의 손의 모양

왼쪽 손바닥 날을 사용해서 상행결장을 따라 횡행결장 쪽으로 아래위로 누른다. 곧이어 오른쪽 손가락들을 사용하여 하행결장을 따라가라. 이것은 시술자의 팔꿈치가 시술자의 오른쪽 갈비뼈 쪽으로 가서 오른쪽 손바닥으로 S결장을 누르는 원형 동작으로 끝난다.

S결장 풀어 주기

S결장은 왼쪽 엉덩이 안쪽에 있는데 대장의 일부이다. 대부분의 문제들이 S결장이나 회장과 연결되는 맹장판막에서 발생한다.

① 피시술자와 마주본 채 왼쪽에 앉아 그의 왼쪽 무릎을 올리게 한다. 오른손 손바닥 날을 피시술자의 왼쪽 엉덩이뼈에 갖다댄다. 반대 압력으로서 왼손의 손끝을 치골 맨 위에 둔다.(그림 5-21)

② 오른손으로 S결장 바로 밑을 누른다. S결장의 맨 윗부분을 누르면 통증이 생길 수도 있다.

③ S결장 아랫부분이 손으로 느껴지면, 오른손 손등으로 그것을 갈비뼈 쪽으로 펴라. S결장이 쭉 펴지는 느낌이 들면 그때 막혀 있거나 뭉쳐 있는 것이 풀어진다. 이 동작을 여러 번 반복하라.

④ 웨이브 테크닉을 3~6회 실시하고 끝마친다.

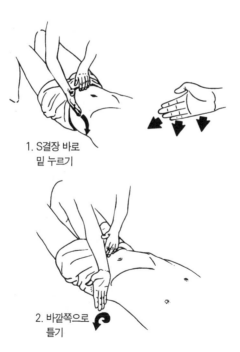

1. S결장 바로
   밑 누르기

2. 바깥쪽으로
   틀기

그림 5-21. 손 날을 이용하여 S결장 풀어 주기

맹장(그림 5-22)

① 맹장은 오른쪽 엉덩이 안쪽에 있다. 손가락으로 오른쪽 엉덩이 부근을 눌러 불룩한 곳을 찾아 보라. 그곳은 회장과 연결되는 맹장판막 바로 밑에 있는데, 길이는 약 2.5cm 정도이다. 이곳이 과민해지거나 충혈되면 염증을 일으키거나 충수가 막힐 수도 있다. 이곳이 바로 대장이 시작되는 곳이다. 이 부위의 긴장이나 정체가 풀어지면 가끔 에너지의 폭발이 일어나 장 전체가 뚫리고 깨끗해지는 것을 느낄 수 있다.

② 정체되어 있는 노폐물이 움직일 수 있는 공간을 만들기 위해서는 반드시 먼저 비장 만곡부와 간 만곡부의 정체를 풀어주어야 한다.

③ 양엄지손가락을 회장과 연결되는 맹장판막 쪽으로 조금씩 들어올림으로써 그곳을 풀어 주라. 튜브를 짜는 것처럼 계속해서 단단히 누르고 있으라.

④ 그 부위의 정체나 딱딱함, 장애 혹은 통증이 없어질 때까지 두세 번 반복하라.

회장과 연결되는 맹장판막(그림 5-22)

① 맹장판막은 배꼽과 오른쪽 엉덩이뼈 사이의 중간 정도에 있을 것이다. 이 판막에 의하여 대장과 소장이 연결된다. 방해물이 있으면 이 판막이 닫힌다. 이 판막은 맹장 지점의 대장으로만 일방적으로 열린다. 이것은 맹장 내부의 압력이 빠질 때 열리고, 맹장 내부의 압력이 강해지면 닫힌다. 이 판막은 또한 위장에 음식이 들어오면 활동을 시작하는데, 그것이 소장의 수축 운동을 일으켜 소장하부의 내용물이 대장으로 보내진다.

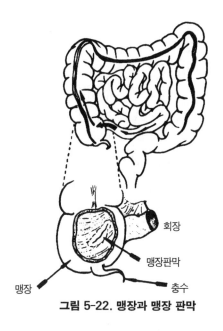

회장

맹장판막

맹장   충수

그림 5-22. 맹장과 맹장 판막

이 판막은 아주 중요하다. 만약 이 판막이 활동을 하지
않고 닫혀 있으면 변비와 두통이 생긴다. 그리고 계속
열려 있으면 설사를 일으킨다. 그러므로 변비를 해소하
려면, 대장 전체와 맹장을 풀어 주어야 한다. 그러면 맹
장판막이 자동적으로 열린다. 만약 자동적으로 열리지
않으면 다음의 방법을 써 보라. 판막이 열릴 때 꾸르륵
거리는 소리가 들리면서 맹장이 가득 채워진다.

② 오른손 날을 오른쪽 엉덩이뼈에 얹고 왼손은 등 뒤에
있는 신장을 받쳐 준다.

③ 오른손 날로 천천히 아래로 압력을 가한다. 그리고나서
손바닥을 대각선 위치의 갈비뼈를 향해 위쪽과 바깥쪽
으로 굴린다. 이것은 대장과 소장을 연결하는 그 입구를
열 때만 일어나는 소장의 운동이다.

④ 이 조직은 매우 민감하므로 한 번이나 두 번 이상은 이 운동을 하지 말라. 그리고 먼저 지그시 누른 다음에 움직이기 시작해야 하는 것을 명심하라.

⑤ 설사가 일어나는 경우에는 대장이 열려 있다. 설사는 맹장판막을 계속 활짝 열려 있게 함으로 이때는 손가락을 이용하여 맹장판막을 닫아야 한다. 대장이 소장의 수분을 흡수할 수 있도록 반시계방향으로 웨이브 테크닉을 실시하여 대장의 연동 수축을 재개시키라. 물을 많이 마셔 손실된 액체를 보충한다.

3. 소장

소장은 위장과 맹장 사이에 있는 소화관이다. 이것은 소화와 흡수를 담당하고 있다. 소장은 십이지장, 공장, 회장으로 나뉜다. 소장은 길이가 약 6m 정도로 복부의 중앙을 거의 다 차지하고 있다.(그림 5-23) 소장의 주 역할은 음식을 흡수하는 것이다. 소장은 소화된 음식물이 문정맥 기관을 거쳐 간으로 가도록 한다. 간에서 음식물은 좀더 심도있는 소화 과정을 거친 후 인체의 나머지 부분으로 보내진다.

복부 뇌

소장은 음식뿐만 아니라 감정들의 소화도 담당하고 있다. 소화되지 않은 감정들에 따라 이 장기의 수축이 달라진다. 그러므로 중국 의학에서는 이것을 〈복부 뇌〉라고 부르고 있다. 모든 부정적인 감정들은 소장에서 축소되고 얽혀서 표현된다. 분노는 간 근처 소장의 오른쪽을 긴장시키고 근심은 왼쪽 상

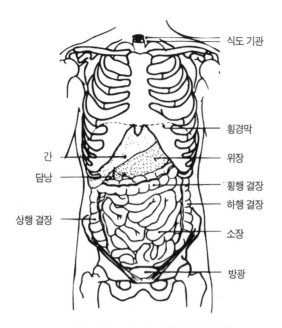

식도 기관

횡경막

위장

간

담낭

횡행 결장

하행 결장

상행 결장

소장

방광

그림 5-23. 소장과 그 주위의 장기들

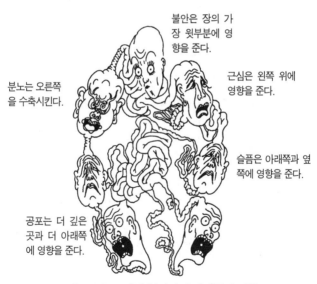

불안은 장의 가
장 윗부분에 영
향을 준다.

근심은 왼쪽 위에
영향을 준다.

분노는 오른쪽
을 수축시킨다.

슬픔은 아래쪽과 옆
쪽에 영향을 준다.

공포는 더 깊은
곳과 더 아래쪽
에 영향을 준다.

그림 5-24. 소장의 부정적인 감정들의 영향

부 비장 근처에 영향을 준다. 초조와 불안은 맨 꼭대기에 영향을 주고, 슬픔은 양쪽 옆구리에 영향을 미치며, 공포는 복부 아래쪽 가장 깊숙한 곳에 영향을 준다.

소장의 노폐물

장 속에서 움직이는 노폐물은 여전히 인체 외부에 있다고 할 수 있다. 그 노폐물은 소화 조직의 피막 속으로 침투한 것이 아니라 배설되고 있는 중이기 때문이다. 이것들은 위나 위액에 의하여 작은 입자로 분해되거나 소화되지 않은 찌꺼기들로서 소화막과 혈액 조직 속으로 침투하지 못한다. 그런데 장이 이러한 노폐물로 가득차게 되면 소화 속도가 느려지고 소장의 흡수 기능이 약화된다. 장이 심하게 침체되면 모든 생리적인 기능이 멈추게 되는데, 그렇게 되면 아무리 잘 먹어도 영양 부족이 될 수 있다.

건강한 소장

건강한 소장은 손바닥 하나를 펼쳐서 덮을 수 있을 정도의 크기다.(그림 5-25) 만졌을 때 그것은 평평하고 부드러운 느낌이 나야 한다. 그리고 아무 통증이 없이 쉽게 움직여야 하고 어떠한 근육의 반사 작용도 일으키지 않고 손가락이 움직이는 대로 따라가야 한다. 손을 떼면 그것은 정상적인 위치로 되돌아갈 것이다.

가벼운 소장은 만졌을 때 딱딱하고, 대동맥의 맥박이 아주 강하게 느껴진다. 느슨하고 허약한 소장은 모양이 불규칙하고 부글부글 끓는 가스와 액체로 가득차 있다. 종종 어떤 부분은 너무 좁고 어떤 부분은 너무 느슨하다.

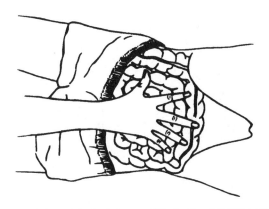

그림 5-25. 건강한 소장은 손바닥으로 덮을 수 있고 부드럽고 평평한 느낌이 나야 한다.

건강하지 못한 소장은 조직을 손상시킨다

소장은 복부의 형태와 크기를 결정한다. 소장이 노폐물로 가득차 정상적인 상태보다 늘어나면, 아래로 처져 복부 아래쪽의 혈액 순환을 방해한다. 이것은 정맥을 압박하고 치질과 노장정맥이 생기도록 한다. 또한 여성에게 호르몬의 불균형과 월경 장애를 유발할 수 있다.

건강하지 않은 장의 무게는 때로 척추를 잡아당긴다. 그렇게 되면 등 아래쪽이 지나치게 휘어지고 가슴이 만곡 된다.(그림 5-26) 그리고 그것은 반사적인 호흡 작용을 왜곡시키고, 횡경막을 잡아당기며 갈비뼈가 지나치게 벌어지도록 한다. 이것이 늑간근육의 만성적인 수축을 초래한다. 또한 이것은 폐에 점액이 쌓이는 것을 촉진하고 복부가 움직이지 못하도록 하여 림프 조직을 약화시킨다. 이것은 노폐물과 긴장이 계속 악순환 되도록 만든다.

소장에 쌓인 노폐물은 그 무게로 인해 천골신경총과 요추의 전달 센터와 신경을 압박하게 된다. 이로 인해 하복부와

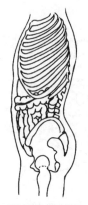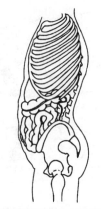

정상적인 복부와 장   늘어난 복부와 축 처져 있는 장

그림 5-26. 정상적인 장과 비정상적인 장

장기들에서 오는 신경 전달이 마비되고, 중요한 정보가 뇌에 전달되지 못한다. 또한 뇌의 정보가 기관으로 전해지지도 않는다.

바로 이것이 장 속에 저장된 감정적인 긴장들이 등이나 다리, 요근에서 근육의 긴장으로 바뀌게 되는 이유이다. 망상 조직에 압력이 가해지면 등에 반사 작용이 나타난다. 그것을 느끼지 못할 수도 있지만, 느낀다 해도 신경을 차단하고 있는 압력 때문에 근육이 풀어지지 못할 것이다. 그리고 점점 그런 근육의 수축이 다른 부위의 신경을 자극하기 시작해서 통증을 유발시킨다.

신경의 압박으로 인한 그러한 통증은 완화시키기가 힘들다. 이것이 소장을 시술할 때, 어떤 지점을 누르면 다리, 등, 어깨, 혹은 팔과 같은 인체의 다른 부위에서 날카로운 통증이 느껴지는 이유이다.

소장 마사지

　피시술자는 공복 상태가 되어야 한다. 이따금 위가 매우 쓰리고 극도로 울혈된다. 이럴 때는 피시술자에게 이삼일 간 하루 세끼 쌀밥을 먹게 하는데 한입 먹을 때마다 50번에서 100번까지 씹도록 한다. 소화에 필요한 침을 고이게 하기 위해서다. 침은 위를 깨끗하게 해준다. 약간의 요구르트로 침을 보충할 수도 있는데, 이것이 장의 치료를 도와줄 것이다.

　그리고나서 마사지를 하게 되면 막혀 있고 꼬여 있는 소장 부분이 더 쉽게 느껴질 것이다. 소장을 마사지함으로써 소장이 음식을 소화하고 찌꺼기를 보다 원활하게 내보낼 수 있도록 도와줄 수 있다. 그때 감정적인 상처들도 함께 제거되고 있다는 것을 명심하라. 그러므로 소장 내부의 건강한 흐름을 방해하는 정체나 장애를 꼭 제거해야 한다.

　가끔 소장에 문제가 있는 사람은 쌀밥과 침을 이용하는 식이요법을 따라갈 수 없을 것이다. 그런 경우 아주 부드러운 기본 테크닉 몇 가지를 사용해서 독소를 정화해야 한다.

소장 테크닉

　CNT에서 소장의 시술은 무엇보다도 중요하다. 정체된 감정을 포함해서 소장의 어떤 침체나 독소, 노폐물은 단전이 인체의 다른 부분으로 에너지를 공급하는 것을 방해하기 때문이다.

　CNT 시술은 단순히 테크닉으로 그쳐서는 안 된다. 거기에는 시술자의 인격과 영혼이 가미되어야 한다. 상대방의 배를 나선형으로 마사지할 때 시술자도 역시 똑같이 나선형 마사지를 자신의 배에 받는 것처럼 느껴질 것이다. 시술자의 에너지장의 기운이 상대방의 장에 연결되고 시술자의 치유에너지도 역시 같이 전달된다. 이것을 잘 해내려면 약간의 시간이 걸릴 것이나 일단 당장 시작하라.

소장을 마사지하는 것은 재미있는 놀이와 같다. 아주 즐거운 마음으로 다가가야 한다. 시술자가 너무 딱딱하면 그것이 그대로 상대방에게 전달된다. 그러므로 시술자는 아주 안정되고, 차분하고, 편안하고, 이완되고, 자연스러운 상태에 있어야 한다.

① 피시술자의 복부가 너무 딱딱하고 만지면 아파서 손댈 수 없을수록 시술자는 더욱 부드러워지고 더욱 느긋해져야 한다. 그리고 손가락으로 깃털처럼 가볍게 스치기만 해야 한다. 손바닥 전체나 손목 가까이의 불룩한 곳으로 부드럽게 나선형으로 마사지하라. 조금 있으면 부드러워지기 시작할 것이다. 배가 딱딱하면 딱딱할수록 더욱 부드럽게 마사지해야 한다. 깊이 들어가고 싶을 때도 역시 부드러운 손길이 되어야 한다.

② 피부를 깊숙히 제독하고 웨이브 테크닉을 실시하라.

③ 웨이브 테크닉을 실시할 때 유난히 딱딱한 부위나 결절이 느껴질 수도 있다. 이것은 장 조직 내의 불수의근의 만성적인 수축이거나 게실(낭이나 주머니), 혹은 탈장일 것이다. 크게 아프지 않다면, 마사지를 통해 점차적으로 뭉친 것이 풀릴 것이다.

④ 소장은 뱀처럼 구불구불하거나 S자 모양이 중첩되어 있다. 소장을 정화할 때, 손가락으로 하는 기초적인 나선형 테크닉들을 사용하라. 그리고 소장의 꼬불꼬불한 모양을 따라가면서 느껴 보려고 노력하라. 손가락이 구부러지는 지점에 이르면, 유연해지는 느낌이 들 때까지 흔들어라. 이는 음식(유미즙)을 이동시키며 장이 활성화되는 것을

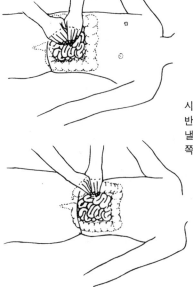

시계방향과 반시계방향으로
반원형 나선형을 그린다. 끝
낼 때는 항상 에너지를 맹장
쪽으로 잡아당긴다.

5-27. 소장 시술하기

도와줄 것이다.

⑤ 반시계방향으로, 시계방향으로 반원 나선형을 그리면서
앞뒤로 짧게, 마구 주물러라. 왼쪽-오른쪽-왼쪽-오른쪽
으로 한 번, 두 번, 세 번, 네 번, 혹은 그 이상 번갈아 주
물러도 된다. 끝낼 때는 항상 손가락과 에너지를 맹장
쪽으로 끌어당겨야 한다. 맹장은 소장의 내용물이 대장
으로 흘러 들어가는 곳이다.(그림 5-27)

⑥ 소장 전체를 자극할 때까지 계속 마사지하라.

⑦ 양손으로 소장을 덮고 상대방의 호흡이 손으로 들어오
도록 하라. 두 사람 모두 〈내면의 미소〉를 실시하라. 상
대방과 같이 호흡하라. 당신 자신을 빛으로 가득 채워

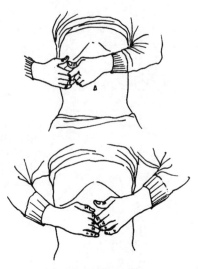

그림 5-28. 자가 시술하기

상대방이 숨을 들이마실 때 당신은 숨을 내쉬면서 당신의 손을 통하여 상대방에게 빛이 흘러들어가게 하라. 피시술자로 하여금 깊이 복부 호흡을 하게 하라.

⑧ 혼자서 소장(그리고 다른 모든 부위들)을 마사지할 수 있는 좋은 시간은 화장실에 앉아 있을 때이다. 몸을 구부릴 수도 있고 손가락으로 누르며 깊숙이 검사할 수도 있다.(그림 5-28)

4. 결절과 엉킴

결절

소장에 결절이 생기면, 척추에서 나오는 신경을 압박하게 된다. 이때 긴장되는 것은 신경이 아니라 근육들이다. 신경은

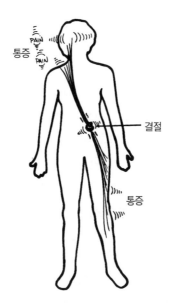

그림 5-29. 복부의 결절은 당김과 긴장을 초래하기 때문에 멀리 떨어져 있는 부위에 통증이 생길 수도 있다.

단지 정보를 전달할 뿐이다. 분노 때문이든, 병 때문이든, 걱정 때문이든 스트레스에 시달리면, 교감신경 조직이 흥분되어 근육 조직에 긴장을 유발시킨다.

결국, 근육, 신경, 림프, 혈관들이 얽혀서 결절이 생긴다. 때때로 그 결절들은 작은 자두만하게 느껴진다. 겉으로 느껴지는 긴장만 없애려 해서는 안 되고 내부에 있는 〈결절의 씨앗〉을 제거해야 한다. 이 결절들은 신체의 여러 부위들을 잡아당겨 수축과 통증을 유발한다.(그림 5-29)

결절을 푸는 방법

복부가 특별히 뭉쳐 있고 딱딱하다면, 처음부터 직접적으로 그 결절을 시술하려 하지 말라. 대신 유연하고 이완되어 있는

피부와 대장, 소장의 독소 정화하기

부위를 찾아서 그곳에서 시작하라. 유연한 부위를 점차적으로 확장시켜서 유연해진 조직들로 결절 부위를 둘러싸라. 결절에 접근할 때쯤이면, 수축되어 있던 부위가 이완되어 그렇게 아프지 않을 것이다.

① 상대방에게 어디가 불편한지 물어 보라. 상대방의 얼굴을 살펴 보면서 아픈 곳이나 불편한 곳을 감지해 내라.

② 결절을 부드럽게 누르며 나선형으로 문지르라. 시작할 때는 손바닥으로 한 다음, 조금 있다가 손목 근처의 불룩한 부분으로 바꾸고, 그리고나서 손가락 세 개로, 그 다음에 손가락 두 개로, 그 다음에 손가락 하나로 옮겨 가면서 마사지를 계속하라.

하지만 꼭 이대로 해야 하는 것은 아니다. 손가락 두 개로 시작해서 손가락 하나로 할 수도 있다. 여러 사람을 하다 보면 개인적인 기법을 발견하게 될 것이다.

③ 결절이 풀어지는 일련의 작용은 세션이 끝난 후에도 계속될 수 있다. 피시술자에게 혼자서 할 수 있는 숙제를 내주라.

엉킴

엉킴은 결절보다 좀 더 깊은 곳에서 생긴다. 엉킴은 신경과 정맥과 힘줄들이 함께 꼬여서 이루어진다.(그림 5-30) 그 안에는 림프절과 지방 조직이 들어 있다. 엉킴들의 일부는, 모든 장기에 걸쳐 자라면서 그 기관들을 제자리에 유지시켜 주는 결합 조직의 가느다란 층들로 이루어져 있다. 이 조직들은 유연하여 장기들은 이리저리 떠다니며 움직일 수 있어야 한다. 결합 조직들이 엉키고 굳어버리면, 그것들이 장기를 너무 단단히 붙잡고 있게 된다.

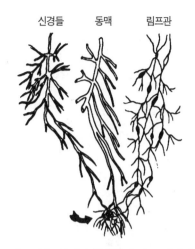

신경들　　동맥　　림프관

그림 5-30. 신경과 동맥들과 림프 기관의 엉킴

움직임이 적으면 적을수록 그 조직들은 더욱 **빡빡**하게 연결될 것이다. 이때는 그 결합 조직을 스트레칭시키고 이리저리 움직여서 좀 더 부드럽게 만드는 것이 중요하다.

엉킴을 푸는 방법

① 복부 전체를 풀어 주라. 피부 제독을 실시하라. 뭉친 곳이 있으면 풀어 주라.

② 엉킴 가장자리부터 마사지하라. 엉킴들은 머리와 꼬리가 달린 큰 실뭉치처럼 느껴질 수 있다. 그 실뭉치가 풀어지는 느낌이 들 때까지 그 가장자리를 마사지한다.

③ 그것이 풀어지기 시작하면, 가운데로 마사지해 가면서 뭉쳐 있는 곳을 풀어라.

④ 강한 인내심을 가져라. 엉킴을 다 풀려면 몇 주가 걸릴 수도 있다. 숙제를 내주고, 커피를 마시지 말게 하라. 커피는 복부를 단단하게 만든다.

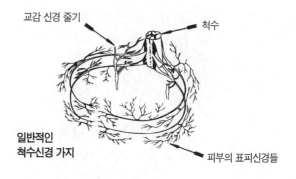

교감 신경 줄기

척수

일반적인
척수신경 가지

피부의 표피신경들

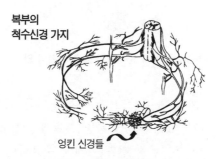

복부의
척수신경 가지

엉킨 신경들

그림 5-31. 신경들이 엉킬 수 있다.

먼저 결절을 위쪽, 배꼽 반
대방향으로 마사지한다.

결절의 상태가 그대로이면 배꼽
쪽으로, 아래로 마사지한다.

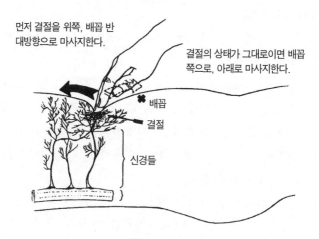

배꼽

결절

신경들

그림 5-32. 결절 풀기

엉킴과 결절 구별하기

결절은 대개 소장에서 굵어지거나 울퉁불퉁해지는 부위에 나타날 수 있는 표면적인 장애이다. 엉킴은 표면의 근막, 림프, 작은 신경들, 모세관층과 얽혀 있다.

엉킴은 결절보다 더 깊은 곳에서 일어나며 더 광범한 조직의 신경들, 림프들, 힘줄들, 근육들, 동맥들, 정맥들, 근막들과 장기 조직과 그 장기들의 에너지와 연루된다. CNT를 실시할 때 가볍게 누르면 결절에 닿게 되고, 좀더 세게 누르면 엉킴이 만져진다. 약간의 훈련으로 엉킴과 결절 조직의 감촉과 크기를 느낄 수 있다.

얽힌 신경 풀기

신경이 얽혀 있는 것을 풀어주면 혈액과 기가 원활하게 흐를 수 있다.(그림 5-31) 얽힌 신경 때문에 혈액이 흐르지 못하면 그곳에 마비가 일어난다. 그렇게 신경이 얽힌 곳을 찾아내 얽힌 신경을 먼저 배꼽 방향과 반대로 위쪽으로 풀어주라. 그렇게 해도 상태가 좋아지지 않으면, 배꼽을 향하여 아래쪽으로 마사지해서 풀어 주라.(그림 5-32)

제 6 장

감정의 균형 회복과 장기 기운 북돋우기

정서적인 긴장은 호흡하는 방식으로 표현된다. 정서적인 감수성은 폐와 대장과 연관되어 있으므로 감정의 균형을 잘 이루려면 좋은 호흡 양식을 따라야 하며, 노폐물을 원활하게 배출하도록 인체의 기능을 향상시켜야 한다.

오행의 상생과 상극의 법칙이 여기에 도움이 된다. 폐와 대장은 오행에서 금으로 이루어진다. 오행의 상생법에 따르면 금은 불(심장과 소장)에 의하여 통제된다. 이것은 곧 음식을 소화하는 역할을 담당하고 있는 불의 장기인 소장을 조절함으로써 폐와 대장에 영향을 줄 수 있다는 것을 뜻한다.

소장은 또한 감정을 소화하는 역할도 하고 있어서 소장의 상태에 따라 마음이 느끼는 방식이 달라진다. 소화되지 않은 삶의 모든 충격들은 소장에 모여 하나의 결절이 된다. 소장은 그 상처가 확실히 사라질 때까지 그것을 붙잡고 있다. 대부분의 경우, 대장을 통해 소장의 결절을 풀 수 있다. 정신적인 충격을 해소하면 불에너지가 더욱 강해지고 그 불에너지는 폐와 대장의 금에너지가 풍부해지고 강해지도록 도와준다. 그러므로 자유롭고 충분히 호흡할 수 있는 능력을 얻게 되면 감정을 해방할 수 있을 것이다.

폐에서 슬픔을 완화시키려면, 대장의 정체를 풀어 주고 배꼽과 폐 지점 사이의 양 옆구리를 각각 풀어 주라. 또한, 횡경막을 완전히 활용하고 갈비뼈의 측면 움직임이 자유로운 건강한 호흡 양식을 정착시켜야 한다. 마지막으로, 불은 금을 지배하기 때문에, 심장과 심장제어기, 삼초를 보해야 한다.(〈보한다〉는 것은 침술에서 사용되는 용어로, 에너지를 주입함으로써 정상적인 상태가 되게하는 것을 뜻한다.)

각각의 장기가 그만의 특별한 부정적인 감정을 가지고 있다는 것은 이미 앞에서 언급했다. 그러므로 특별한 장기를 마사지하고 보함으로써 부정적인 감정을 풀어버릴 수 있다.

간에 쌓인 분노를 풀어버리려면, 오른쪽 옆구리의 호흡을 자유롭게 해야 한다. 호흡이 긴장되어 있고 수축되어 있는지 살펴보기 위하여 횡경막을 점검하라. 그리고나서 배꼽과 간 사이의 소장에 쌓여 있는 정체를 풀어 주라.

비장과 췌장에 있는 근심은 배꼽과 비장과 췌장 사이에 있는 소장 부위의 결절과 뭉침을 풀어 줌으로써 해소할 수 있다. 횡경막을 자유롭게 하고 간을 보함으로써 중앙과 왼쪽 갈비뼈의 호흡이 건강해지도록 만들어야 한다.

신장에서 공포와 편집광을 해소하기 위하여, 소장의 신장 부위 아래에 있는 결절과 뭉침과 정체를 제거하는 작업을 하라. 이것은 복부 아래까지 깊숙히 호흡하는 습관을 들이는 데 도움이 될 것이다.

심장의 잔인함과 초조함을 해소하려면 소장 전체에 걸친 깊은 처치가 요구된다. 그러나 먼저, 횡경막을 아주 깊이 마

사지하고 신장을 보함으로써 가슴 한가운데의 강한 압박을
없애야 한다. 이 과정을 두세 번 반복하라.

1. 횡경막 이완시키기

횡경막은 갈비뼈 아랫부분에 붙어 있는 호흡 근육으로 요
추 부위의 척추에 고정되어 있다. 그것은 둥근 지붕 모양으로
(그림 6-1) 가슴과 폐를 등지고 위로 돌출해 있다. 숨을 들이
마시면 횡경막이 복부를 아래로 밀어내려 가슴에 진공을 만

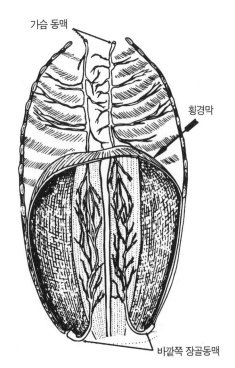

가슴 동맥

횡경막

바깥쪽 장골동맥

그림 6-1. 몸통강: 횡경막은 둥근 지붕처럼 생겼다.

들어서 공기와 기가 폐를 채울 수 있도록 해 준다. 횡경막이
긴장되어 있거나 뻣뻣하면—자신을 억제하고 있을 때 종종
그런 일이 일어난다—그로 인해 폐가 깊고 충분한 호흡을 할
수 없게 된다.

폐는 〈기의 바다〉라고 불린다. 공기에서 나오는 폐의 기는
위와 비장에 의해 음식에서 나오는 기와 혼합된다. 그것들은
함께 인체의 기능을 원활하게 해 주는 혈액과 영양분이 많은
기를 만든다. 그것들이 뽑아낼 수 있는 기가 많으면 많을수록
당신은 더욱 더 건강해질 것이다. 그러므로 횡경막이 긴장하
거나 봉쇄되어 폐의 기능이 약화된다면 인체를 건강하게 하
는 영양이 풍부한 기를 얻기가 힘들게 된다. 깊은 호흡은 또
한 아래쪽의 장기들, 신장과 방광, 특히 대장에서 기를 끌어
내고 대장을 활력있게 만든다. 대장에 활기가 없으면 배설 작
업을 하기가 어려울 것이다.

횡경막을 마사지해서 긴장을 해소하면 얕은 흉부호흡을 깊
은 복부호흡으로 바꾸는 데 도움이 된다. 횡경막이 완전히 팽
창할 수 있으면 폐가 더 많은 산소와 기를 끌어당길 수 있게
된다. 이처럼 복부호흡의 중요성은 아무리 강조해도 지나치지
않다.

숨을 들이마시면 횡경막이 아래로 내려간다.　　　숨을 내쉬면 횡경막이 위로 올라간다.

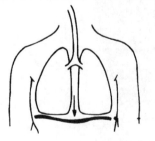 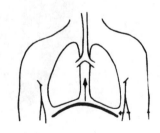

그림 6-2. 앞에서 본 횡경막

복부까지 숨을 들이마시면 횡경막이 내려가 생체 장기들을 아래로 압박한다. 이때 폐엽의 아랫부분까지 공기로 가득차게 되어 복부는 튀어나오게 된다. 그리고 가슴과 흉골은 낮아진 다. 숨을 내쉴 때, 복부는 평평한 상태로 되돌아가고, 폐도 원래의 크기와 모양으로 되돌아 간다.(그림 6-2)

복부호흡 훈련

① 복부호흡을 실시하기 위해서는 가슴이 완전히 이완되어 있어야 한다. 가슴의 이완은 처음에는 힘들지만, 매우 중요한 사항이다. 숨을 들이마시고 공기를 복부로 끌어내리는 것으로 시작하라.(그림 6-3) 먼저 미골로 숨이 들어오고, 그 다음에 천골로, 그리고 나서 척추의 각 척추

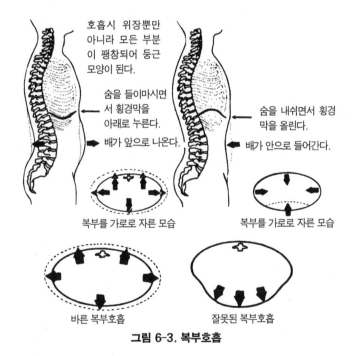

호흡시 위장뿐만 아니라 모든 부분이 팽창되어 둥근 모양이 된다.

숨을 들이마시면서 횡경막을 아래로 누른다.

배가 앞으로 나온다.

숨을 내쉬면서 횡경막을 올린다.

배가 안으로 들어간다.

복부를 가로로 자른 모습

복부를 가로로 자른 모습

바른 복부호흡

잘못된 복부호흡

그림 6-3. 복부호흡

골로 숨이 올라간다고 상상하면 도움이 될 것이다.

② 가슴이 우묵하게 들어가도록 하고 횡경막을 아래로 내려라. 복부가 압박되는 느낌이 들고 복부가 최대한 불룩하게 튀어나오기 시작할 것이다. 위만 팽창시키지 말라. 횡경막이 내려가고 복부가 공기로 가득차면 복부의 내장이 들어 있는 공간의 빈 곳이 최소한으로 줄어들며, 장기들이 스스로를 마사지하게 된다.

③ 복부를 위로 끌어올리며 최대한 복부를 집어넣으면서 코로 숨을 내쉰다.

횡경막을 이완시키는 방법: 공간 만들기

① 모든 CNT 세션은 배꼽 주위를 마사지해서 딱딱함을 풀어 주는 것으로 시작한다. 이것은 복부호흡에서 복부가 팽창하기 시작할 때 숨이 들어올 수 있는 공간을 마련해 준다. 가끔 복부가 수축되어 있고 노폐물과 긴장으로 가득차 있는 경우를 만날 수도 있을 것이다. 그런 사람은 너무 아프기 때문에 자신의 복부에 손도 대지 못하게 할 것이다. 그 사람의 호흡 양식이 어떨지 상상해 보라. 아무리 복부호흡법을 알고 있다 해도 그들은 절대로 깊은 복부호흡을 할 수 없을 것이다. 그들에게 복부호흡은 너무나 고통스럽다.

이런 경우는 흔히 있는 일이다. 복부의 상태가 이와 같은 사람을 만날 경우, 횡경막을 이완시키는 작업이 꼭 필요하다. 그러나 아무리 건강한 복부를 가진 사람일지라도 대부분 조금씩은 횡경막을 손볼 필요가 있다. 그 사람의 호흡 양식을 관찰하고 복부의 긴장과 노폐물 정도를 파악해서 어느 정도의 도움이 필요한지를 결정하라.

② 대장이 가득차 있거나 변비가 있으면 그것이 횡경막과 폐와 심장을 압박할 것이다. 비장 만곡부 근처의 하행결장을 따라 왼쪽 갈비뼈 하부에서 시작하여 장을 풀어 주라. 그리고나서 오른쪽 갈비뼈 아래의 횡행결장을 마사지하여 풀어 주라. 대장이 시작되는 맹장판막 쪽으로 마사지해야 하는 것을 명심해라. 이것은 대장의 정체를 풀어주고 갈비뼈와 횡경막이 팽창될 수 있도록 하기 위한 것이다. 일단 대장이 뚫리면, 반대쪽으로 다시 마사지하면서 이미 배운 테크닉들을 사용하여 대장을 활성화시키려고 노력하라.

③ 한 손을 왼쪽 갈비뼈 위에 얹고 다른쪽 손은 그 갈비뼈 아래 깊이 찔러 넣어 숨을 들이마실 때 그 갈비뼈를 들어올려라.

④ 숨을 내쉴 때 갈비뼈 위에 얹은 손을 아래로 누른다. 늑골 근육들 안에 있는 긴장들이 점차적으로 풀어져 갈비뼈의 활동범위가 넓어질 것이다. 긴장 상태가 심각하면 10장에서 설명할 천식 처치법을 사용하여 갈비뼈를 풀어 주어야 한다.

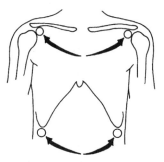

그림 6-4. 폐점들을 누른다.

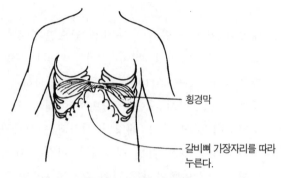

횡경막

갈비뼈 가장자리를 따라
누른다.

그림 6-5. 횡경막의 긴장을 풀어 주기

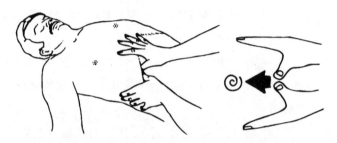

그림 6-6. 양엄지 나선형 마사지로 횡경막 풀어 주기

⑤ 갈비뼈를 최대한으로 움직일 수 있게 되면, 폐점들을 찾
아 가능한 한 깊이 그 점들을 누르라.(그림 6-4) 그러면
척추에 붙어 있는 횡경막 부위에 닿을 수 있을 것이다.

⑥ 오른쪽 옆구리를 시술하라.

⑦ 왼쪽 갈비뼈 하부에서 시작해서 오른쪽 갈비뼈 하부로
나아가라. 손가락으로 갈비뼈 가장자리를 따라 누르
라.(그림 6-5)

⑧ 오른쪽 갈비뼈 하부에서 시작해서, 양엄지손가락으로 나
선형을 그리는 테크닉을 사용하여 갈비뼈 아래를 지압하
라. 이것이 횡경막 근육들을 풀어 줄 것이다.(그림 6-6)

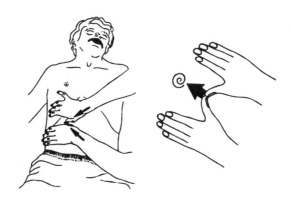

그림 6-7. 양엄지 나선형 마사지로 오른쪽 횡경막 풀어 주기

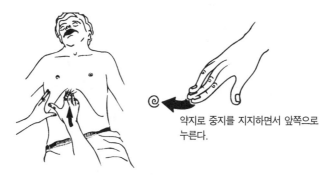

약지로 중지를 지지하면서 앞쪽으로
누른다.

그림 6-8. 가슴의 횡경막 풀어주기

⑨ 흉골(가슴뼈) 쪽의 흉곽으로 옮겨가면서 그 근육을 따라
나선형으로 문지르기를 계속하라.(그림 6-7)

⑩ 흉골 부분의 횡경막을 풀어 주라. 손가락 테크닉을 다양
하게 실시하라. 약지로 중지를 보조하면서 앞쪽으로 누
르라. 나선형으로 문지르라.(그림 6-8)

⑪ 흉골 부위의 횡경막을 나선형으로 풀어 주라. 네 손가락
을 모두 사용하라.(그림 6-9) 손가락 테크닉을 변화시키
면서 자신의 손에 적합한 것을 찾으라. 다양한 손가락

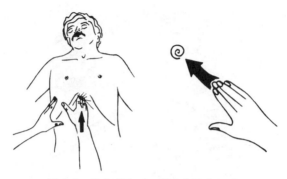

그림 6-9. 네 손가락으로 횡경막 풀어 주기

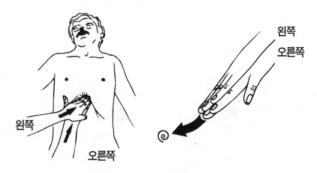

그림 6-10. 양손을 사용하여 횡경막 풀어 주기

테크닉들을 알면 자신이 다루고 있는 인체의 특성에 따라, 즉 말랐는지, 근육질인지, 뚱뚱한지, 연약한지, 유아인지에 따라 거기에 적합한 테크닉을 선택할 수 있다.

⑫ 양손 테크닉을 사용하여 나선형으로 횡경막을 문지르면서 그것을 풀어 주라.(그림 6-10)

⑬ 비장을 지나서 왼쪽 갈비뼈 아래쪽으로 내려가면서 계속 횡경막을 풀어 주라. 나선형으로 마사지하라.(그림 6-11)

⑭ 이 테크닉들을 통하여 가슴 윗부분은 거의 움직이지 않은 채, 자연스럽고 깊은 복부호흡이 이루어져야 한다.

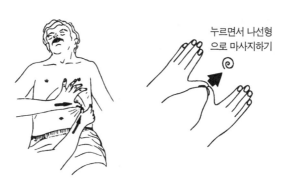

누르면서 나선형
으로 마사지하기

그림 6-11. 왼쪽 횡경막 풀어 주기

2. 장기의 기운을 북돋우고 감정에너지 풀기

「웹스터 의학 사전」은 인체의 긴장도에 대하여 다음과 같이 정의를 내린다. "긴장도: 조직의 정상적인 긴장 상태로서 이 덕분에 인체는 자극에 반응하여 적절하게 움직일 수 있다."

바로 이런 상태가 될 때 더 이상 마사지가 필요없을 것이다. 인체의 조직들이 균형을 이루고 있고 다음 순간 일어날 모든 상황에 대처할 수 있는 준비가 되어 있기 위해서는 막혀 있는 정서적인 장애들, 고약한 가스들, 그리고 다른 부패한 에너지들을 배출해 버려야 한다.

이렇게 장기들이 정화되면 곧바로 자동적으로 건강해지기 시작한다. 그 노폐물을 모으고 처리하는 데 소비되는 에너지를 이제는 장기가 자신에게 유익한 쪽으로 사용할 수 있게 된다. 그리고 CNT를 시술하면 그 장기들의 에너지 통로에 있는 경혈들도 역시 자극을 받는다. 장기가 건강하면 마음이 편안해져서 쉽게 숙면을 취할 수 있을 것이다.

장기의 기운 북돋우는 테크닉들

이 테크닉들을 피시술자들에게 가르쳐 주어 집에서도 하도록 해야 한다.

폐

① 한 손은 가슴에 있는 폐점, LU-1(폐-1)(그림 6-12)을 누르고, 다른 한 손은 CNT 도표(그림 6-13)에 표시되어 있는 폐 부위를 마사지한다. 왼쪽에서 시작하여 양방향으로 마사지하라.

② 폐점들을 누르고 있을 때, 피시술자는 누르고 있는 시술자의 손을 통하여 숨을 들이마셔야 한다. 숨을 내쉬면서 부드럽게 폐의 소리(스—)를 내고 폐의 색깔인 흰색을 떠올린다. 두 사람 모두 무거운 한숨이 나오거나 슬픔이 빠져나오는 것을 느낄 수도 있다.

폐의 에너지에서 부정적인 세력들이 제거된 후, 폐가 강한지, 튼튼한지, 시원한지, 건조한지 느껴보자. 자신만의 특별한 감지 방법을 알아내라. 감정적인 반응을 아주 잘 인지할 수도 있고, 혹은 장기의 미묘한 온도 변화를 알아챌 수도 있다. 자신만의 특별한 방법이나 특별히 강한 직관적인 느낌이 있을 것이다. 때로는 에너지의 변화가 극적이고, 때로는 미묘해질 수 있다.

③ 더 많은 에너지가 필요하면, 엄지와 검지 사이에 있는 대장-4(LI-4)를 자극하라.

④ 손목에서 폐의 맥박을 측정하라.

모든 장기들이 비슷하게 강화될 수 있지만, 예기치 못한 감정에너지들이 많이 일어나지 않을까 걱정하지 말라. 한 가지 감정이 해방되면 오행의 상생 법칙에 따라 이것이

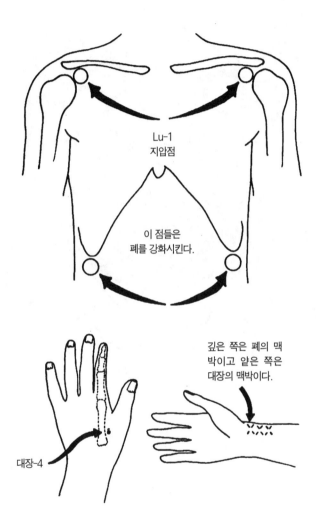

Lu-1
지압점

이 점들은
폐를 강화시킨다.

깊은 쪽은 폐의 맥
박이고 얕은 쪽은
대장의 맥박이다.

대장-4

그림 6-12. 폐의 기운 북돋우기

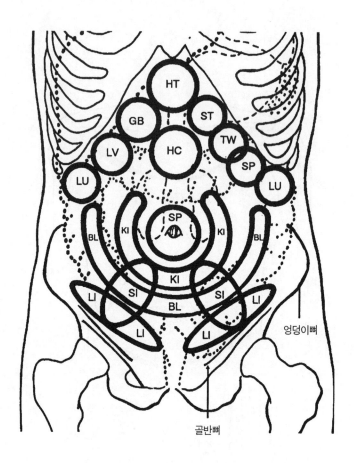

엉덩이뼈

골반뼈

LU - 폐	SP - 비장
LV - 간	HC - 심장 수축근(심막)
GB - 담낭	KI - 신장
HT - 심장	BL - 방광
ST - 위장	SI - 소장
TW - 삼초	LI - 대장

**그림 6-13. 어디로 접근해서 장기들의 에너지의 균형을 맞출 수 있는
지를 보여주는 기내장 도표**

인접 장기의 긴장을 완화시키는 데 도움을 줄 것이다.

감정의 해방이 가져다 주는 충격을 사전에 방지하거나 줄이기 위해 두 사람이 함께 노력할 수 있다. 피시술자가 긍정적인 마음의 상태를 잃어버리면 다시 그것을 회복하는 방법을 가르쳐 주라. 혹은 피시술자의 부정적인 감정이 해방되어 당신에게 옮겨질 수도 있다. 어떤 부정적인 감정이 큰 영향을 주는지 알 수 있다면 감정의 배출을 시작할 때 두 사람은 그 반대의 긍정적인 감정에 초점을 맞추면 된다. 두 사람 모두 〈내면의 미소〉를 실시하라.

여기서 당신의 에너지가 빠져나가는 것을 피하기 위해 상대방의 에너지를 일깨우는 것이 중요하다는 것을 명심하라. 폐를 자극하는 것은 신체 전반에 걸쳐 조화와 균형을 얻기 위해 얼마나 많은 자극이 필요한지를 계산하는 데 중요한 도움이 될 것이다. 계속 맥막과 배꼽의 위치를 점검하는 것은 이것을 측정하기 위한 방법이다. 사람들은 저마다 다르기 때문에, 어떤 사람들은 폐점에서 더 많은 작업을 필요로 하고, 어떤 사람들은 간 시술이 더 많이 필요하다. 어떤 에너지가 부족하고 어떤 에너지가 과도한지 알아내어 에너지의 균형을 맞추려고 노력하라. 양손의 오라를 확장시켜 주는 테크닉(제 2장)이 또한 도움이 될 것이다. 점차적으로 손으로 장기들을 훑어봄으로써 내장이 필요로 하는 것을 알 수 있게 된다.

비장

① 한 손으로 무릎 근처 허벅지의 비장-10(SP-10)에 있는 비장 경락을 누른다.(그림 6-14) 다른 손은 위장과 비장

부위를 (갈비뼈 밑을 따라) 마사지한다.(그림 6-13) 불안한 마음이 일어날 수도 있다.

② 피시술자는 비장점을 누르고 있는 시술자의 손바닥을 통해 숨을 들이마셔야 한다. 숨을 내쉴 때 비장의 소리 (후—, 이 소리는 신장의 소리 〈후—〉와는 달리 목구멍에서 나는 후음이다)를 부드럽게 내뱉으면서 비장의 색깔인 노란색을 떠올린다.

③ 에너지가 좀더 필요하면 비장의 경락을 따라 발에 있는 비장-3(SP-3)을 자극하라.(그림 6-14)

④ 오른쪽 손목에서 비장의 맥박을 관찰하라.

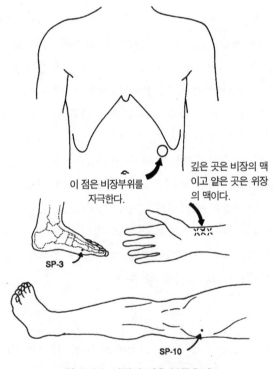

이 점은 비장부위를 자극한다.

깊은 곳은 비장의 맥이고 얕은 곳은 위장의 맥이다.

SP-3

SP-10

그림 6-14. 비장의 기운 북돋우기

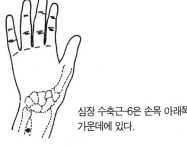

심장 수축근-6은 손목 아래쪽
가운데에 있다.

그림 6-15. 심장 수축근(심막)의 기운 북돋우기

심장 수축근

① CNT 도표에 표시된 심장 수축근점을 마사지하라. 이곳
은 특별히 부드럽게 마사지해야 한다. 흉골 바로 아래의
검상돌기는 아주 연약하고 태양신경총 부위 전체도 매
우 부드럽기 때문이다.

② 다른 손으로 손목 가운데의 심장 수축근-6(HC-6)을 누
르라.(그림 6-15) 이곳을 누르면 자연스러운 웃음이 터
져 나온다.

담낭

① CNT 도표에 표시된 담낭을 마사지하면서 다른 손으로
는 엄지와 검지 사이의 대장-4(LI-4)를 누른다.(그림 6-12)

② 피시술자는 시술자의 손을 통해 숨을 들이마신다. 숨을
내쉬면서 부드럽게 간의 소리(시ㅡ)를 내면서 간의 색깔인
녹색을 떠올린다.

간

① 간 부위를 마사지하는 동안, 분노가 배출될 것이다.

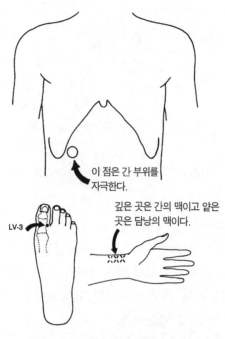

이 점은 간 부위를 자극한다.

깊은 곳은 간의 맥이고 얕은 곳은 담낭의 맥이다.

LV-3

그림 6-16. 간의 기운 북돋우기

CNT의 간 부위를 마사지하면서 엄지발가락 근처의 경락에 있는 간-3(LV-3)을 누르라.(그림 6-16)

② 피시술자는 시술자의 손을 통해 숨을 들이마신다. 숨을 내쉬면서 부드럽게 간의 소리(시—)를 내면서 녹색을 떠올린다.

③ 왼쪽 손목에서 간과 담낭의 맥박을 관찰하라.

신장

① CNT 도표에 있는 신장 부위를 마사지하면서 발목 옆의 신장-3(K-3)을 누르라.(그림 6-17) 두려움이 발산될 것이다. 양쪽을 모두 마사지하라.

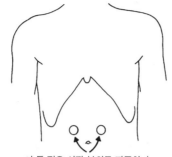

이 두 점은 신장 부위를 자극한다.

깊은 곳은 신장의 맥이고 얕은 곳은
방광의 맥이다.

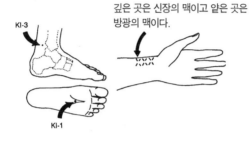

KI-3

KI-1

그림 6-17. 신장의 기운 북돋우기

② 피시술자는 시술자의 손을 통해 숨을 들이마시고, 숨을
  내쉬면서 부드럽게 신장의 소리(후—)를 내고 짙은 청
  색을 떠올린다.
③ 추가로 에너지가 필요하면 발바닥의 신장-1(K-1)을 자
  극하라.
④ 왼쪽 손목에서 신장의 맥박을 관찰하라.

심장

초조하고, 불안하고, 서두르고, 증오심을 품고 있는 사람은
심장 부위가 정체되어 있고, 꽉 조여 있고, 통증이 있고, 장애
가 있다. 호흡이 곤란할 수도 있다. 긴장과 딱딱함을 풀고 자

신에 대한 존경심과 자신감을 증대시키기 위해 심장과 가까운 흉골을 마사지하라.

① 한 손가락 테크닉(one finger technique)을 사용하여 흉골 위쪽에서 작은 나선형을 그리며 마사지하기 시작하여 흉골 끝까지 내려온다.(그림 6-18) 아픈 곳이 있으면, 충분한 시간을 가지고 그곳을 부드럽게 천천히 마사지하라. 피시술자의 얼굴을 살펴보라. 아픈 표정이 보이면, 흉골 끝지점과 HT-7을 한참 동안 누르고 있다. 부드러워질 때까지 흉골 끝을 세심하고 주의깊게 마사지

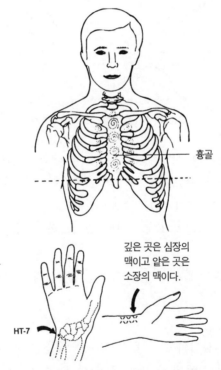

흉골

깊은 곳은 심장의 맥이고 얕은 곳은 소장의 맥이다.

HT-7

그림 6-18. 작은 나선형을 그리며 가슴을 마사지해 내려올 때, 통증이 있으면 흉골 끝지점과 HT-7을 잠깐 누르고 있는다.

하라. 흉골을 마사지할 때 위에서 아래까지 철저하게 마사지하라.

② 갈비뼈와 흉골이 만나는 부위를 마사지하라. 특히 쇄골 아래부분을 잘 마사지하라. 대부분의 사람들이 이곳에 통증을 가지고 있다.

③ 많이 아프면, 마사지를 할 때 심장의 소리(하—)를 내면서 심장의 색깔인 붉은색을 떠올리게 한다.

배꼽을 둘러싼 부위

적개심과 증오심이 많으면 배꼽을 둘러싼 부위가 딱딱하고 아프다.

① 한 손가락 테크닉을 사용하여 배꼽 둘레와 그 주위의 복부를 빈틈없이 마사지한다.(그림 6-19)

② 부드럽게 아픈 부위로 접근하라. 대개 배꼽 양쪽이 딱딱할 것이다. 이따금 그것은 커다란 철근 두 개가 양쪽에 세워진 것처럼 느껴진다.

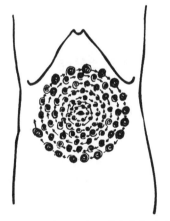

그림 6-19. 배꼽 주위로 마사지해 나가기

③ 긴장된 부분을 잠시동안 누르고 있는다. 그리고 나서 약간 손을 늦추었다가 다시 좀더 세게 누른다.

④ 아프다고 하면, 비장의 소리를 내게 하고 너무 세게 하거나 너무 오랫동안 시술하지 말라. 한 번 이상은 해야 이 부분을 풀어 줄 수 있을 것이다.

다리의 서혜부 부위(허벅지 안쪽과 하복부가 만나는 선)

이 부분의 긴장은 죄책감을 나타낸다.

① 한 손가락이나 두 손가락을 사용하여 한쪽 서혜부에서 다른쪽 서혜부로 나선형으로 문질러 간다. 천천히 부드럽게 하라.

② 긴장되어 있는 지점을 잠시동안 누르고 있는다. 그리고 나서 풀어지는 것이 느껴질 때까지 더 깊이 누른다. 감정이 많이 쌓여 있으면, 〈내면의 미소〉와 〈치유의 소리〉를 중점적으로 실시하라. 심장을 시술해 주어 긍정적인 감정을 증대시켜라. 사랑의 느낌은 감정을 해방하고 문제를 미리 예방하는 데 도움이 될 것이다.

3. 단전의 기를 북돋우고 스트레스 덜기

이 훈련은 스트레스를 줄이고 단전의 기를 재충전시키기 위한 것이다.

① 오른쪽 엄지손가락을 오른쪽 엉덩이뼈에 얹고 손가락을 펼쳐 신장을 덮는다. 중지가 천골에 있어야 하고 다른 손가락들은 척추를 따라 나란히 놓인다. 당신의 손은 작은데 아주 덩치가 큰 사람을 시술하고 있다면 손을

신장에 얹어 반드시 신장을 덮어라. 손으로 신장에 에너지를 보내라. 튼튼한 신장은 몸 전체를 튼튼하게 할 수 있다. 이것은 특히 아래쪽 배에 도움이 되는데, 이렇게 하면 등 아래쪽의 통증과 긴장을 풀어 줄 수 있기 때문이다.

② 왼쪽 손바닥을 흉골 바로 아래, 배꼽에 얹는다. 그리고 누르면서 반시계방향으로 원을 그린다. 오른쪽 손은 신장을 누른다. 서서히, 왼쪽 손바닥을 배꼽 쪽으로 내린다.

③ 9회, 18회, 혹은 36회 실시하라. 배꼽에서 잠시 정지한 채 집중하라. 기에너지가 배꼽에서 움직이기 시작하여 단전으로 모여드는 것을 느껴 보라.(그림 6-20)

④ 손을 바꾸어 왼쪽에도 똑같이 실시하라. 오른쪽 손을 배꼽에 얹고 왼쪽 손은 엉덩이와 신장에 둔다. 오른쪽 손바닥과 손바닥의 불룩한 부분과 손가락으로 배꼽의 기를 시계방향으로 마사지하면서 서서히 흉골 부분에서 배꼽 쪽으로 내려온다. 9회, 18회, 혹은 36회 실시하라.

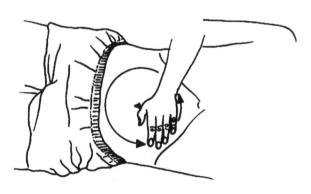

그림 6-20. 배꼽 재충전시키기

4. 따뜻한 기로 장기 치료하기

위에서 언급한 방법은 장기를 강화시키는 것 외에도, 다양하게 직접 장기에 적용하여 그 장기의 특별히 부족한 점을 해결할 수 있다.

베이킹 테크닉

왼쪽 손바닥은 등에 대고 오른쪽 손바닥은 문제가 되는 부위 앞에 댄다. 두 손바닥을 마주보게 정렬시켜 치유에너지가 오른손에서 왼손으로 환부를 지나 투사될 수 있게 한다. 좀더 자극이 필요하면, 위에 있는 오른손을 가늘게 떨고 흔들어 진동시킨다.

간을 베이킹하기

왼손을 등쪽에서 오른쪽 하부 갈비뼈에 댄다. 오른손은 갈비뼈 위 간에 얹는다. 두 손 사이에 있는 간에 뜨거운 기를 보내 베이킹한다.(그림 6-21) 이것은 간의 신경을 진정시키

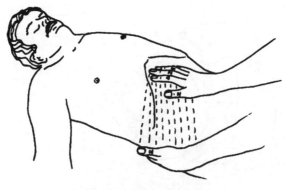

그림 6-21. 간을 베이킹하기

고 세포층을 자극해서 손상된 간을 회복시킨다.

췌장, 비장, 폐, 신장을 베이킹하기

위에서 설명한 〈간 베이킹〉과 똑같은 방법으로 하면 된다.

5. 소주천 명상

이제 당신은 먼저 사람들에게 〈여섯 가지 치유소리〉와 〈내면의 미소〉와 〈소주천〉을 가르치고 그것을 숙지시켜야 하는 이유를 이해할 수 있을 것이다. 사람들에게 자가 치유 방법들을 알려줌으로써 당신은 치유 책임이 자기 자신에게 있다는 것을 상기시켜 주고 치유 과정이 더 빨리 진행되도록 도울 수 있다. 낚시하는 법을 사람들에게 가르쳐 주면, 그때는 모두가 물고기 잡는 법을 알게 되어, 더 이상 당신에게 와서 물고기를 달라고 하지 않을 것이다.

학생들에게 명상을 행하면 그들의 문제가 더 쉽게 균형을 회복할 것이라고 가르쳐 주라. 그들은 소주천 회로상의 다양한 경혈들에 집중함으로써 특정한 문제들을 해결하는 데 도움을 받을 수 있다.

소우주 궤도를 통하여 에너지 움직이기

처음에는 손을 사용하여 학생에게 에너지가 소우주 궤도를 통해 움직이는 법을 가르쳐 준다.

① 처음 시작할 때 먼저 배꼽에 집중하게 하라. 모든 주의력을 배꼽으로 보내게 하라. 배꼽에서 따뜻함이 느껴지면, 그 온기를 배꼽에서 태양신경총으로 보내라. 이것은

간, 비장, 위장, 췌장, 그리고 소화기의 문제점들을 해결해 줄 수 있다.

② 등과 신장이 아픈 경우, 위에서처럼 배꼽을 따뜻하게 한 다음, 그 에너지를 두 신장 사이에 있는 척추 근처의 등으로 이동시켜 그곳에 집중한다. 이곳은 모든 조직에서 가장 강력한 에너지 점들 가운데 하나이다. 그곳에서 에너지를 나선형으로 움직이게 한 다음, 끝나면 에너지를 다시 배꼽으로 보내 저장하도록 한다.

③ 만약 에너지가 부족하거나 쉽게 피곤해하는 사람이라면, 배꼽에서 에너지를 등 뒤 T-11(흉추 11번, 척중)으로 끌어올려 그 부분이 따뜻해질 때까지 거기에 집중한다. 이것은 아드레날린 선을 자극한다. 끝낼 때는 에너지를 다시 배꼽으로 옮긴다.

④ 혈압이 높은 사람은 에너지를 배꼽에서 발바닥의 용천으로 보내라.

⑤ 심장에 문제가 있거나 우울증이 있는 사람은 견갑골과 심장 맞은편 사이에 있는 척추의 T-5와 T-6 사이에 에너지를 집중시켜라. 끝마칠 때는 에너지를 다시 배꼽으로 모으는 것을 잊지 말라.

⑥ 천식이 있거나 폐에 문제가 있는 사람은 에너지를 배꼽에서 양어깨 사이의 C-7(경추 7번, 대추)로 보내라. 그리고나서 다시 배꼽으로 되돌아오게 한다.

⑦ 필요한 곳에 에너지를 집중하는 시간은 약 15분~20분 정도이다.

혼자 하는 소주천

소주천에서 에너지를 척추로 끌어올려서 앞쪽의 임맥을 따라 아래로 내리는 법을 보여주고 나서, 오른손으로 에너지를 주는 법과 왼손으로 에너지를 받는 법을 설명해 주라. 그리고 나서 손의 배치가 어떻게 소우주 궤도로 에너지가 움직이는 것을 촉진시켜 줄 수 있는지 보여 주라.

예를 들어, 오른손은 배꼽에 왼손은 난소궁(자궁경부 중앙 부위), 혹은 정궁에 둔다. 그리고나서 가볍게 배꼽에서 오른손으로 에너지가 나선형으로 움직이며 흘러들어가게 하라. 그것을 왼손으로 보낸 다음 원하는 지점으로 다시 나선형으로 흘러가게 한다. 오른손에서 계속 시원한 에너지가 나오게 하여 왼손으로 그것을 빨아들이게 하라.

제 7 장

장기 제독하기

부정적인 감정, 노폐물, 오염 물질, 독소들은 날마다 조금씩 장기에 쌓이고 축적된다. 그리하여 결절이 생기면, 혈액순환과 에너지의 흐름, 신경 자극들이 방해를 받고 팔과 다리의 경락으로 흐르는 기의 흐름이 줄어들게 된다. 기를 발생시키는 1차적인 발전기인 장기에 막히는 곳이 생기는 것이다. 이때 전통적인 근육 마사지나 장기의 반사점 자극은 일종의 리모컨과 같은 역할을 한다. 그것들은 실제적인 조치가 필요한 문제를 직접 다루지 않고 간접적으로 조정하고 수정한다. 그러나 CNT에서는 장기 자체를 직접 다룬다.

제독 과정은 약하고 차갑고 음적인 장기의 기운을 북돋우는 것과는 직접적인 관계가 없다. 또한 뜨겁고 과도하게 활동적이고 양적인 장기의 기운을 더는 것과도 관계가 없다. 정화의 일차적인 목표는 모든 장기의 긴장과 독소를 제거함으로써 에너지가 평형과 조화를 이루는 상태가 되도록 균형을 잡아주는 것이다. 한 장기를 시술하고 나면, 그 장기는 스스로

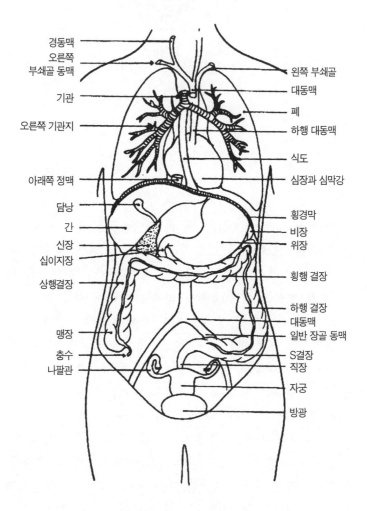

경동맥

오른쪽
부쇄골 동맥

기관

오른쪽 기관지

아래쪽 정맥

담낭

간

신장

십이지장

상행결장

맹장

충수

나팔관

왼쪽 부쇄골

대동맥

폐

하행 대동맥

식도

심장과 심막강

횡경막

비장

위장

횡행 결장

하행 결장
대동맥
일반 장골 동맥

S결장
직장

자궁

방광

그림 7-1. 소장을 제외한 내장들

정상적인 상태와 균형을 회복할 수 있어야 한다. 혈액과 기가 원활하고 풍부하게 흐를 수 있을 때, 장기도 인체의 다른 부분들처럼 자가 치유 능력을 갖는다.(그림 7-1)

다른 사람을 시술하고 있을 때 땅에너지, 우주진에너지, 그리고 우주에너지뿐만 아니라 단전에서 나오는 당신의 에너지를 전달하기 위해서는 집중력을 사용해야 한다. 기는 당신이 의도하는 곳으로 흐르므로 기를 움직이기 위해서는 반드시 당신의 의도가 필요하다.

이 책에서 소개하는 일련의 수련법을 따라해 보라. 하지만 항상 창조적인 태도를 지녀야 한다. 이 책의 테크닉들은 가장 효과적인 것으로 알려져 있지만, 그렇다고 그것들을 절대적인 것으로 간주하지는 말라. 인체는 복잡하므로 아직도 개선하거나 발견해야 할 테크닉이 수없이 많다. 도치료 훈련을 받은 CNT 시술자들이 새롭고 효과적인 개선책들을 계속해서 찾아내고 있는데 그 가운데 많은 것들이 이 책에 실려 있다.

1. 왼쪽 폐

위치

폐는 원추형 모양의 장기로 두 개가 있으며 흉곽 안에 들어 있다. 두 개의 폐는 각각의 폐를 둘러싸는 두 개의 피막과 심장에 의해 분리되어 있으며, 또한 횡경막에 의해 복강과도 분리되어 있다.

기능

폐는 혈액을 산소와 혼합하고, 사용한 공기, 이산화탄소, 기타 다른 독소들을 배출한다. 횡경막과 늑간 근육이 폐의 움직임을 조절한다.

〈오행체계〉에 따르면 폐는 음장기로서 금(金)기운을 띠고 있다. 폐의 첫번째 기능은 금기(金氣)를 생산하는 것이다. 폐는 이 금기와 호흡을 다스리고 지배한다. 인체의 기와 공기의 기가 뒤섞이는 곳이 바로 폐세포이다. 폐는 또한 피부와 땀을 조절하는 등 여러가지 다양한 기능을 가지고 있다.

폐를 위한 손 테크닉

왼쪽 폐 먼저 시술하기

항상 왼쪽 갈비뼈 아래 비장 만곡부의 정체를 풀어 주는 것으로 시작하라. 5장에서 설명한 5자 그리기 테크닉을 사용하라.

폐의 제독

왼쪽 갈비뼈 아래에서 점차적으로 뻗어가 폐 부위를 자극하라. 그리고나서 쇄골 아래 폐 경락에 있는 왼쪽 LU-1이나 LU-2를 누르라.(그림 7-2) 세게 눌러 손가락 끝으로 그곳을 자극하라. 피시술자로 하여금 폐의 소리(스—)를 당신의 손가락을 통하여 몇 차례 내쉬게 하라. 폐에너지가 경락에서 활성화 되는 느낌이 들 때까지 한다. 폐가 활성화되면, LU-1에서 맥박을 느낄 수 있다.

내쉬기 단계

① 한 손은 갈비뼈 상부에, 다른 한 손은 갈비뼈 하부에 얹는다. 여성인 경우에는, 한 손은 가슴 위에 다른 손은 가슴 밑에 둔다.

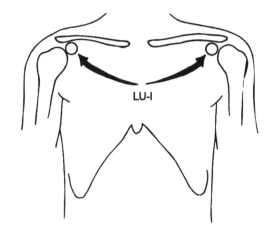

그림 7-2. 폐지압점들: 쇄골 근처의 폐 경락의 LU-1을
지압한다.

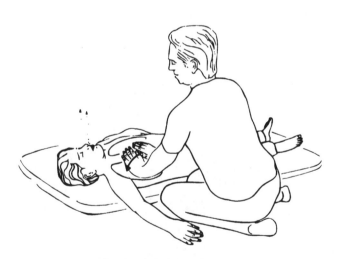

그림 7-3. 폐의 제독 - 내쉬기 단계

② 깊은 복부호흡으로 숨을 들이마신다. 폐가 가득차면, 흉곽을 아래위로 흔든다.(그림 7-3) 숨을 내쉴 때는 흉곽을 반대쪽으로 민다.

③ 숨을 다 내쉰 후에는 잠시 누르고 있는다. 그리고나서 부드럽지만 단단히 누른 채 들이마시는 숨을 따라간다. 시작하는 자세로 되돌아가 다시 위아래, 옆으로 흔들기 시작한다.

④ 3~5차례 호흡까지 반복하라. 숨을 완전히 내쉰 후에도 마찬가지로 흉곽을 흔들어야 한다.

들이마시기 단계

① 손의 위치는 내쉬기할 때와 똑같다. 이번에는 완전히 내쉰 상태에서 시작한다. 숨을 내쉰 상태에서 흉곽을 흔들고 나서 깊이 숨을 들이마시게 한다.(그림 7-4)

② 숨을 들이마실 때, 흉곽을 누르면서 그 누르는 손을 통

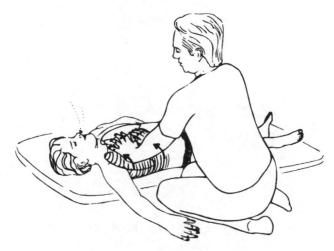

그림 7-4. 폐의 제독 - 들이마시기 단계

하여 숨을 들이마시게 한다.

③ 완전히 들이마시면, 누른 상태에서 계속 흔든다. 완전히 내쉬어 다시 들이마시는 시작점까지 따라간다. 이런 호흡을 3~5회 되풀이하라.

④ 마지막으로 들이마실 때는 깊고 빠르게 들이마시도록 한다. 완전히 들이마시면, 누르고 있는 손의 힘을 뺀 채 손을 가슴에 가볍게 대고 있는다. 가슴과 폐가 공기로 가득차게 한다.

⑤ 오른쪽 폐도 똑같이 실시한다.

2. 비장

위치

비장은 왼쪽 갈비뼈 아래, 위장 바로 밑에 있다.

기능

비장은 인체에서 가장 큰 림프 조직이자 가장 큰 림프절이다. 그러나 비장에는 다른 림프 조직으로 연결되는 혈관이 전혀 없다. 비장은 림프액을 여과시키지 않는다. 대신에, 혈액을 여과하고 비축하고 정화한다. 비장은 박테리아와 사용된 혈액 세포들을 분해하고 제거하며 그것들을 간을 통과하는 담즙 속으로 재순환시킨다.

혈액을 정화하는 것 외에 비장은 비상 사태에 대비하여 약간의 혈액(0.7 l 정도)을 저장하기도 한다. 또한 비장은 인체의 면역 체계에서도 중요한 역할을 하고 있다. 비장은 B세포들을 만들어내는데, 이 B세포는 항체를 만드는 혈장 세포가 된다. 마사지를 하면 비장은 여분의 혈액을 면역 체계 속으로 방출해서 면역 기능을 강화시킨다.

한의학에서는, 비장과 췌장을 음토(陰土) 장기로 본다. 간과 담낭의 소화 작용과 연결되어 있는 비장은 소화 기능에서 〈전환과 수송〉을 담당한다. 비장은 음식에서 기를 뽑아내 폐에서 나온 기와 혼합하여 그것을 다섯 가지 맛에 따라 나누고, 적절한 원소와 기관에 분배한다. 비장의 기능이 제대로 이루어지지 않으면 몸 전체의 혈액과 기에 혼란이 생길 수 있다.

비장은 또한 기를 근육과 팔 다리로 나르는 역할을 맡고 있다. 근육은 토기에 속하고, 근육에 생긴 문제들은 인체에서 토기의 기능을 조절함으로써 해결할 수 있다. 침술에서 모든 근육의 문제들은 대개 비장, 췌장, 위 경락, 혹은 다른 경락들의 토기를 조절함으로써 치료한다.

비장을 위한 손 테크닉

① 먼저 비장 만곡부 부위의 대장의 노폐물을 제거하라.
② 양엄지손가락이나 다른 손가락으로 비장 부위를 나선형으로 마사지하라. 비장은 깊이 들어 있기 때문에 다른 손의 엄지나 손가락도 같이 사용하여 세게 눌러야 한다.(그림 7-5)
③ 왼쪽 흉곽 아래에 있는 비장을 만졌을 때 딱딱한 것이 느껴지면 안 된다. 비장은 부드러운 조직이기 때문이다. 아마 대개는 딱딱한 것을 감지할 수 없을 것이다. 그러나 충분한 시간을 갖고 비장을 마사지하여 비장의 정상적인 기능을 향상시키고 비장의 펌프 운동을 촉진시켜야 한다. 비장을 마사지하면 비장이 혈액을 안과 밖으로 펌프질하는 것을 도와주어, 결국 비장의 혈액 정화 작용

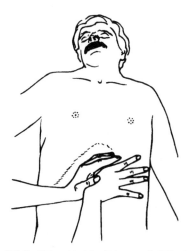

그림 7-5. 비장의 제독 – 엄지손가락으로 나선형 마사지를 한다.

이 증가된다. 또한 마사지는 비장과 췌장 경락의 에너지 수준을 증가시키며 그 효과는 림프 조직 전체로 확산된다.

④ 피시술자가 자신의 비장과 기로 당신의 손가락을 밀게 하라.

⑤ 한 손은 비장 위에 다른 손은 비장 밑(등쪽)에 두고 베이킹 테크닉을 실시하라.

3. 췌장

위치

췌장은 위장 뒤에 위치하고 있는데 머리 부분은 몸의 중앙선 근처에 놓이고 꼬리쪽은 대장의 비장 만곡부 근처의 왼쪽 흉곽 아래에 놓인다. 비장의 길이는 12~15cm 사이이다.

기능

췌장의 기능은 췌장액을 만들어 내는 것이다. 췌장액은 소장으로 흘러들어가서 소화를 도와준다. 췌장액은 강알카리로 담낭의 담즙과 결합되어 위산의 균형을 잡아 준다. 이것이 췌장의 소화 기능이다.

췌장은 또한 내분비 기능을 가지고 있는데, 인슐린을 혈액 속으로 방출하여 혈액의 당분이 세포 속으로 흡수되도록 해 준다. 당분이 흡수되지 않는 상태를 당뇨병이라고 부른다. 이처럼 당뇨병은 인슐린의 부족으로 초래된다.

그러나 당분을 너무 많이 섭취하게 되면, 췌장이 단시간에 다량의 인슐린을 생산해야 하기 때문에 무리를 하게 된다. 이 인슐린이 혈액 속에 방출되면 혈액 중의 글루코스 이상감소증이 생긴다. 이것을 해결하는 유일한 치료책은 당분을 섭취하지 않는 것이다.

왼쪽 흉곽 바로 아래를 마사지하면 췌장을 마사지하게 된다. 비장과는 달리 췌장은 손으로 만져진다. 특히, 당분에 중독되어 있는 사람의 경우는 더욱 확실하게 느껴진다. 췌장을 마사지하면 췌장의 기능이 아주 좋아진다. 마사지는 부드럽게 행해야 한다. 췌장이 딱딱하면 딱딱할수록 더욱 더 부드럽게 마사지해야 한다.

췌장 마사지 테크닉

① 손바닥을 세워 새끼손가락 쪽의 손바닥 날로 인체의 중앙선에 있는 췌장의 머리 부분을 깊이 누른다. 참을 수 있는 한 세게 압력을 가한다. 다른 손도 같이 사용하여 압력을 좀더 보탠다. 당분 중독자나 알콜 중독자는 매우 아플 것이다.(그림 7-6) 부드럽게 천천히 해야 한다는

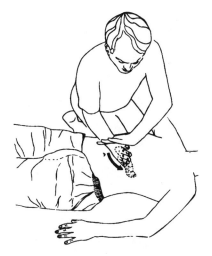

그림 7-6. 췌장의 제독 - 시작 위치

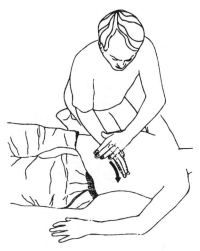

그림 7-7. 췌장의 제독 - 끝내는 위치

규칙을 명심하라. 췌장이 딱딱할수록 마사지는 더욱 부드러워야 한다.

② 손바닥 날과 손가락을 굴리면서 마사지하라.(주의: 결석이나 결정이 비장으로 들어가지 않도록 인체의 중앙선 쪽으로 밀어라.) 왼쪽 갈비뼈 하부 근처 가느다란 췌장의 끝부분(췌장의 크기가 작아지는 곳)에 이르면, 누르는 압력이 손가락 끝으로 감에 따라 점점 감소할 것이다.(그림 7-7)

③ 마사지를 하는 동안 두 사람이 같이 비장의 소리(후—)를 낸다.

④ 자가 시술을 할 때는 기본적인 두 손 나선형 테크닉을 이용하라. 앉은 상태에서 손가락 쪽으로 몸을 기울이면, 누르는 힘이 좀더 강해질 것이다.(그림 7-8)

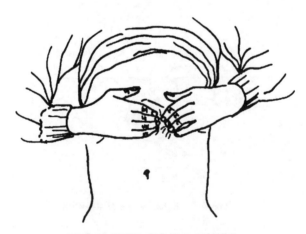

그림 7-8. 위장과 췌장 자가 시술하기

4. 위장, 비장, 췌장, 왼쪽 결장을 위한 펌핑 테크닉

노폐물과 긴장을 제거하기 위하여, 먼저 양엄지손가락 나선형 테크닉(two-thumb spiraling technique)으로 이 부위 전체를 샅샅이 풀어 준 다음, 위장과 췌장을 위한 펌핑 테크닉(pumping technique)을 실시하라.

① 한 손을 왼쪽 갈비뼈 하부에 얹어 아래로 누르면서 숨을 내쉬는 것을 도와주고 촉진시킨다. 다른 손은 갈비뼈 아래를 따라 천천히 마사지한다. 그렇게 점차적으로 마사지를 하다보면 나중에는 갈비뼈를 들어올릴 수 있게 된다. 그것은 들이마실 때 갈비뼈의 움직임을 크게 해 준다. 그리고 이 장기들의 펌프 운동을 증가시켜 늑간의 긴장과 호흡 양식을 느슨하게 풀어 준다.(그림 7-9)

② 내쉬는 호흡에 맞추어 여러번 펌프질을 하라. 비장과 위장 방향에서 배꼽 쪽으로 스쿠핑하면서(간 펌프에서 처럼) 인체의 중앙선과 몸체 쪽으로 펌프 운동을 하라. 이

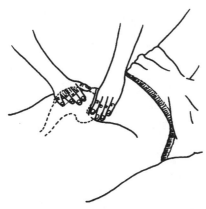

그림 7-9. 비장과 위장, 췌장 펌핑하기

테크닉은 긴장을 매우 누그러뜨려준다. 피시술자의 호흡의 리듬을 따라 몸을 흔들며 펌프 운동을 해야 하는 것을 명심하라. 시술할 때는 먼저 당신의 몸과 손의 긴장을 풀어야 한다.

5. 간

위치

간은 오른쪽 갈비뼈 아래, 오른쪽 폐와 횡경막 바로 밑에 위치하고 있는데, 중앙선을 넘어 왼쪽까지 뻗어 있다. 피와 액체를 제외한 간의 무게는 대략 1.4kg이다. 간은 4개의 엽으로 되어 있다.(그림 7-10)

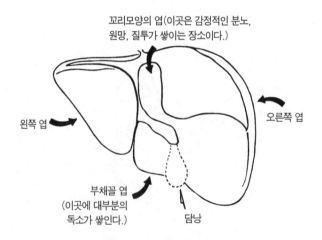

그림 7-10. 뒤에서 본 간의 네 엽

기능

간은 많은 양의 혈액, 미네랄, 비타민을 저장한다. 그리고 탄수화물을 더욱 간단한 당분으로 분해시켜 인체에 저장하도록 한다. 간은 또한 단백질과 아미노산 생산을 책임지며, 지방과 항체와 대부분의 혈장 단백질을 생산한다.

그리고 간은 담즙을 생산하는데 이 담즙은 담낭에 의해 소장으로 전달되어 소장이 음식의 지방을 흡수하도록 도와준다. 간에서는 목기(木氣)가 만들어진다.

간은 인체에 들어오는 모든 독소와 화학 물질과 약물들을 저장한다. 간의 기능은 독을 화학적으로 덜 유독한 혼합물로 분해하여 인체가 더욱 쉽게 그 독소들을 배출할 수 있게 해주는 것이다. 이 독소들은 대개 오랫동안 간에 저장되어 있으면서 처리될 수 있는 기회가 오기를 기다린다. 독소를 너무 많이 저장하고 있으면 간은 소화 작용을 비롯한 다른 기능을 제대로 수행할 수 없게 된다. 그러면 담낭의 담즙 분비가 감소되어 담석이 생긴다.

간은 알콜을 포함한 많은 독소들을 저장한다. CNT 세션 중에 알콜이 배출되는 동안 피시술자가 취할 수도 있다. 알콜이나 약물이나 독소들이 오랜 기간에 걸쳐 축적되어 왔기 때문에 그것들을 배출시킬 때는 주의해야 한다. 처음에 너무 많은 양을 배출하지 않도록 하라. 간의 제독은 대개 비장과 림프 조직, 신장의 제독과 더불어 이루어진다.

중국 의술의 음양 오행에 따르면 간은 음목(陰木) 장기이다. 인체가 원활하게 작용할 수 있는 것은 간의 덕택이다. 간의 균형이 깨지면 모든 인체 조직에 커다란 영향이 미칠 수 있다. 간은 또한 신경을 조절한다. 그러므로 간은 사고 작용과 신경 활동의 한 역할을 담당한다.

간은 또한 혼들이 거하는 곳이다. 혼은 매우 잘 놀라고 겁이 많고 의심이 많다. 혼은 절대로 알콜이나 마약 같은 독극물이나 분노를 좋아하지 않는다. 이런 물질들이 있으면, 혼이 가끔 몸에서 달아난다. 이렇게 되면 불행한 일이 생길 수도 있다. 혼을 다시 돌아오도록 설득할 수 있는 유일한 방법은 사람들에게 더욱 자비로운 행동을 베풀며 많은 선행을 행하는 것이다. 혼은 이런 선한 행동을 좋아하므로 당신이 훌륭한 행동을 한다면 혼이 당신과 함께 계속 살게 될 것이다.

간을 위한 손 테크닉

대장의 정체를 풀어 주어 공간을 만들어내는 것으로 간의 시술을 시작한다. 간 부분의 대장을 깨끗이 청소해야 한다. 그렇지 않으면 간을 마사지할 때 통증을 느끼게 될 것이다.

맹장판막에서 S결장으로 가는 대장을 깨끗이하라. 이것은 고환이나 난소 근처의 맹장판막을 곧바로 통과하는 간 경락의 흐름을 정화하는 데 중요하다. 이것은, 너무 깊어 침을 놓을 수 없는 이 부분의 간 경락에 영향을 줄 수 있는 유일한 방법이다.

또한 비장, 췌장, 갈비뼈, 횡경막을 정화해서 공간을 만들어야 한다. 그리고나서야 비로소 간에 접근할 수 있다. 손가락이나 엄지손가락 중 편한 손가락으로 시술하라.

① 간의 딱딱한 지점을 찾아서 손가락 끝으로 작은 원을 그리면서 문지른다. 딱딱한 지점은 독소가 쌓여 있는 곳이다. 이 독소들이 사라지면 간은 더 많은 여유와 에너지를 가지게 되고 더욱 능률적으로 기능할 수 있게 되며 건강이 개선된다.

② 단단한 곳이 발견되면, 부드러워질 때까지 충분한 시간

을 들여 그곳을 마사지하라. 한꺼번에 너무 많은 독소를 배출하지 않도록 주의하라. 상대방의 반응을 지켜보라. 아픈지 물어보고 눈을 살펴보라. 잠이 들었을 경우에는 끙끙대거나 신음 소리를 내는지 들어보라.

③ 계속 간 하부의 독소를 제거한다. 손가락 끝을 사용하던 것을 바꾸어 양엄지손가락을 같이 사용하거나 나란히 사용하라. 양엄지를 오른쪽 갈비뼈 하부 바로 밑에 댄다. 나머지 손가락들은 갈비뼈 위에 가볍게 얹는다.

④ 오른쪽 갈비뼈 아래에 댄 두 엄지손가락을 깊이 눌러 간에 닿게 해서 흔든다. 아래쪽 간의 가장자리를 풀어주고 펌핑 운동을 하면서 양엄지손가락으로 파내는 동작을 하라. 갈비뼈 아래쪽의 경계를 따라 움직이라. 천천히 부드럽게 해나가라. 총담관을 향해 위로 작은 나선형 원을 그리면서 마사지하라. 천천히 움직이되, 간 조직에 닿을 만큼 충분히 깊이 들어가라. 뭉친 곳이나 딱딱한 곳이 있으면 풀어 주라. 간의 치유소리(시—)를 내면서 긴장되어 있는 곳에는 그 소리를 직접적으로 불어넣게 하라. 부드럽게 해야 한다는 것을 명심하라.

똑같은 엄지 손가락 테크닉을 사용하여 간의 중간엽을 시술하라. 중간엽에는 부정적인 감정들, 특히 억제된 분노와 화가 많이 들어 있다.

흉곽 바로 밑, 간의 좀더 위쪽을 시술하라. 가능한 한 자주 엄지손가락들의 각도를 바꾸어서 더 많은 간 조직과 닿을 수 있도록 한다. 천천히 주의깊게 하는 것을 잊지 말라. 그 부위를 여러번 되풀이하여 시술하면서 매번 좀더 세게 눌러 좀더 깊이 들어가라. 담낭에 닿을 때까지 계속하라.

⑤ 간의 상부를 작업할 때는 양손을 검상돌기의 오른쪽에 얹고 시작한다.

⑥ 한 손을 다른 손 위에 얹어 보조와 안내 역할을 하게 한다.

⑦ 손가락 끝을 사용하여 갈비뼈 바로 밑에서 움직이며 담낭 쪽으로 쓸어간다. 이 부위를 마사지하면 심장이 활성화될 것이다. 간의 상부엽은 심장 바로 밑에 있으며 오른쪽에 심장 반사점이 있다. 그러므로 간이 흥분하면, 심장도 흥분될 것이다. 이 부위를 너무 지나치게 과열시키지 않도록 해야 한다.

⑧ 전 과정에 걸쳐 간의 치유소리를 내게 하라. 그러나 심장 반사 부위를 시술할 때는 심장의 소리(하—)를 내게 한다. 이렇게 하면 이 부위가 과열되는 것을 막을 수 있다.

⑨ 끝마칠 때는 피시술자로 하여금 자신이 간과 기로 당신의 손가락을 밀어내도록 시켜라.

간을 위한 펌핑 테크닉

간은 스펀지와 같다. 간의 모든 세포는 여과시키거나 저장하는 성질을 갖고 있기 때문이다. 펌핑 테크닉을 이용하면 간의 스펀지 기능이 좋아지도록 만들 수 있다. 간을 위한 펌핑 테크닉은 다음과 같다.(그림 7-11)

① 오른쪽 손은 고정시킨 채 움직이지 않는다. 오른쪽 엄지 손가락은 갈비뼈 하부에 두고 검지는 흉골 쪽을 향하게 한다.

② 왼쪽 손은 간 위치의 갈비뼈 위에 얹고 펌핑 운동을 실시한다. 배꼽이나 왼쪽 엉덩이 쪽을 향해 부드럽게 아래

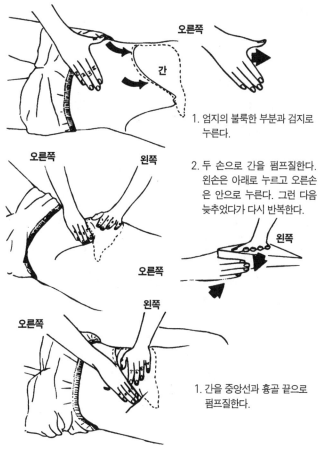

오른쪽

1. 엄지의 불룩한 부분과 검지로 누른다.

2. 두 손으로 간을 펌프질한다. 왼손은 아래로 누르고 오른손은 안으로 누른다. 그런 다음 늦추었다가 다시 반복한다.

오른쪽　　**왼쪽**

오른쪽

왼쪽

오른쪽

1. 간을 중앙선과 흉골 끝으로 펌프질한다.

그림 7-11. 간 펌핑하기

로 밀어야 한다.

③ 내쉬는 숨에 맞추어 여러번 펌프질을 한다. 이 테크닉은 피시술자를 매우 편안하게 이완시켜 준다. 피시술자의 리듬에 맞추어 자신의 몸을 흔들며 펌핑 동작을 하는 것을 잊지 말라.

④ 자신의 손과 몸을 완전히 이완시킨 상태에서 실시해야
한다.

뒤에서 앉아 있는 사람 시술하기

① 피시술자의 등 뒤에 서거나 앉거나 무릎을 꿇고 겨드랑
이 사이로 팔을 뻗어 간을 마사지한다.(그림 7-12)

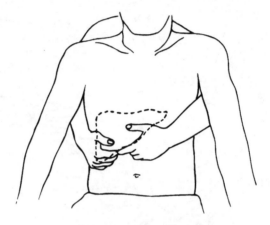

그림 7-12. 뒤에서 간 시술하기

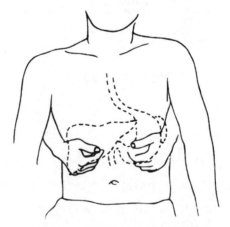

그림 7-13. 뒤에서 간과 비장 시술하기

② 이 방법으로 간과 비장을 동시에 마사지한다.(그림 7-13) 일부 복부 마사지에도 이 자세를 사용할 수 있다.

6. 담낭

위치

담낭은 배(과일) 모양의 주머니로 간 아래 오목한 곳에 위치하고 있다. 크기는 엄지손가락만하고 간의 두 전엽 사이에 있다. 담낭의 위치를 파악하는 가장 쉬운 방법은 오른쪽 젖꼭지에서 배꼽까지 일직선을 그리는 것이다.(그림 7-14) 여성일 경우 오른쪽 어깨에서 배꼽까지 상상으로 직선을 그려 보면 된다. 어느 경우든 담낭은 간 아래쪽 어딘가 그 직선상에 위치한다.

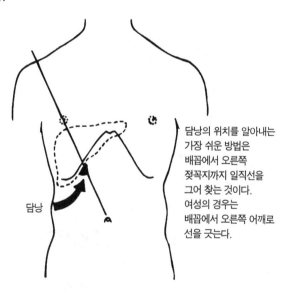

담낭

담낭의 위치를 알아내는 가장 쉬운 방법은 배꼽에서 오른쪽 젖꼭지까지 일직선을 그어 찾는 것이다. 여성의 경우는 배꼽에서 오른쪽 어깨로 선을 긋는다.

그림 7-14. 담낭의 위치 찾기

기능

　담낭의 기능은 담즙을 모으고 저장했다가 소화를 위해 소장에서 필요할 때 보내주는 것이다. 담즙은 음식의 지방을 분해한다.(그림 7-15) 담낭의 가장 큰 문제는 담즙염으로 과도하게 울혈이 되는 것이다. 혹은 박테리아가 침입할 수도 있다. 그러면 담즙이 박테리아를 고립시켜 주위에 진주 같은 담석을 형성한다. 종종 담석들이 너무 많이 생겨 담낭관을 막는다. 그러면 수술로 담낭을 제거해야 할지도 모른다.

　중국 의학 체계에서 담낭은 양목(陽木) 장기이다. 그리고 무엇인가를 결정하는 것과 연관이 있다. 담낭이 제대로 작동하지 않으면 쉽게 두통이 생기고 나태해지고 우유부단해진다. 담낭은 목기(木氣)를 조절한다. 담낭은 간보다 더 딱딱하다. 작은 담석이나 응고된 담즙염과 같은 자극으로 충혈되면 담낭이 부드럽게 느껴질 수 있다.

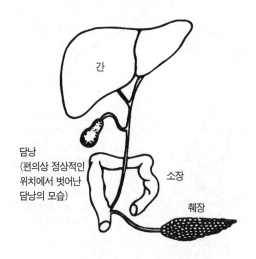

그림 7-15. 담낭관과 췌장관

담낭을 위한 손 테크닉

① 엄지손가락을 직접 담낭 위에 갖다댄다. 다른 손의 손날
을 T자 모양이 되도록 담낭 위의 엄지손가락에 얹어 무
게를 보탠다. 그리고 누르면서 J모양과 거꾸로 된 J모양
이 되도록 시계방향과 반시계방향으로 반원을 그린다.
그리고나서 담낭과 담관을 인체의 중앙선과 배꼽쪽으로
짜내는 것처럼 민다. 여분의 담즙은 소장으로 보낸다. 이
렇게 하면 담관에서 십이지장으로 이어지는 곳의 정체
를 푸는 데 도움이 된다.(그림 7-16)

② 끝마칠 때는 피시술자의 담낭과 기로 당신의 손가락을
힘껏 밀어내게 하라.

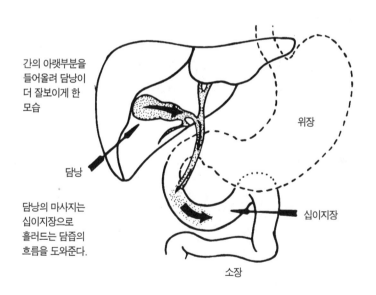

간의 아랫부분을
들어올려 담낭이
더 잘보이게 한
모습

위장

담낭

담낭의 마사지는
십이지장으로
흘러드는 담즙의
흐름을 도와준다.

십이지장

소장

그림 7-16. 담즙의 흐름

7. 위장

위치

위는 〈J〉자 모양으로 중앙선에 위치해 있으며 중앙선 왼쪽 흉골 바로 아래로 뻗어 있다.(그림 7-16)

기능

위는 식도로부터 음식물을 받아들여 모았다가 소장의 입구인 십이지장으로 보낸다. 위에는 단백질 분해를 돕는 효소와 소화액이 들어 있는데 그것이 단백질을 〈미즙〉이라 불리는 엷은 유동체로 변화시킨다. 그런 다음 이 유동체는 소장으로 보내져서 소장에서 영양분을 흡수한다.

중국 의학에서, 위는 〈영양분의 바다〉 혹은 〈음식과 유동체의 바다〉라고 불린다. 그리고 에너지와 피를 생산하는 일련의 과정은 위에서 시작된다. 위는 토기(土氣)를 조절한다. 음식이 아직 위에 있는 동안 비장은 음식에서 오는 기의 일부를 배정하기 시작한다. 이 기는 폐로 보내져서 공기의 기와 결합되어 피와 영양의 기로 바뀐다.

위장을 위한 손 테크닉

① 위 부위는 양엄지손가락이나 손가락 끝으로 다룬다. 위의 윗부분에서 시작해서 오른쪽 갈비뼈 바로 아래쪽으로 누르면서 내려온다. 작은 나선형의 원을 그리면서 문지른다.

② 정체나 긴장, 통증이 사라질 때까지 여러번 이 부위를 마사지하라. 이렇게 하면 이 부위의 장애물이 제거되어 비장을 마사지하기가 더 쉬워지고 림프 조직의 배출도

원활해진다.

8. 오른쪽 폐를 위한 손 테크닉

① 오른쪽 흉곽 아래로 천천히 손을 뻗어 폐 부위를 자극하라. 그리고나서 쇄골 아래의 LU-1이나 LU-2를 누르라. 손가락 끝으로 세게 눌러 자극하라. 피시술자로 하여금 당신의 손가락 쪽으로 몇차례 숨을 내쉬게 하는데 폐에 너지가 경락을 따라 활성화되는 느낌이 들 때까지 한다. 폐 경락이 활성화되면 LU-1이나 LU-2에서 맥박이 느껴진다.

② 왼쪽 폐를 시술하기 위해 이 장의 첫 부분에서 설명한 〈내쉬기와 들이마시기〉 테크닉들을 똑같이 오른쪽 폐에 실시하라.

9. 신장

위치

신장은 척수나 뇌처럼 잘 보호되어 있으며, 등 뒤 허리 위쪽에 위치하고 있다. 그것은 소화계가 들어 있는 복막 바깥에 떠 있는데 갈비뼈에 둘러싸여 보호받고 있다. 신장의 크기와 모양은 평균적인 귀의 크기와 모양과 같다.(그림 7-17) 신장은 심장처럼 고동치고 펌프 운동을 하며 인체에서 가장 깊숙이 위치해 있다. 그래서 신장은 음장기 중에서도 가장 음적인 장기로 여겨진다.

기능

신장은 인체에서 일어나는 많은 화학 반응의 불필요한 부산물과 과도한 수분을 제거하면서 모든 유동체들을 여과한다. 신장은 하루에, 이미 체내에 있는 액체와 당신이 마시는 음료를 모두 포함해서 약 6컵의 액체만을 여과시킬 수 있다.(그러므로 너무 많은 액체를 마시면 너무 적게 마시는 것 만큼이나 건강에 해롭다.)

신장은 인체의 산성의 균형과 혈액의 미네랄 수준을 조절한다. 체내의 수분이 낮으면 신장결석이 생길 수 있다.

신장은 간에서 풀려나와 분해된 독소들을 밖으로 배출하는데, 독소가 신장에 지나치게 몰리면 신장의 기능이 떨어지게 된다. 그리고 신장이 약해지면 인체의 나머지 장기들도 약해지게 된다.

신장에 무기물 침전물이 많이 쌓이면 신장의 기능이 약해질 수 있다. 신장이 제대로 작용하지 못하면, 혈액에 액체가 과도하게 되어 고혈압을 일으킨다. 신장의 기운을 북돋우는 것은 혈압을 낮추는 과정의 일환이다.

한의학에서, 신장은 음수(陰水) 장기이다. 신장은 선천지기(先天之氣)와 성(性)에너지(精氣)를 저장했다가 필요에 따라 인체의 모든 부분에 이 중대한 에너지를 공급해 준다. 신장은 정력과 수명을 결정하는 데 매우 중요한 역할을 하기 때문에 때로는 신장을 〈생명의 뿌리〉라고 부르기도 한다. 모든 성에너지는 신장에서 나온다. 그러므로 생식기나 성적인 기능 부진의 원인이 신장 때문인 경우가 많다. 종종, 신장은 등 아래쪽의 통증을 다스리며, 골격 체계와 뼈, 이빨 역시 신장이 책임지고 있다. 신장에서는 수기(水氣)가 생산된다.

신장을 위한 손 테크닉

① 오른쪽 신장을 시술하기 위하여 피시술자를 등을 대고 눕게 한 다음, 오른쪽 골반 부위를 틀어 오른쪽 엉덩이가 위로 올라오게 하고 오른쪽 무릎을 가슴쪽으로 당기게 한다. 방석을 오른쪽 무릎 뒤에 받쳐주어 그 자세를 유지시킨 다음, 피시술자 뒤에 무릎을 꿇고 자신의 무릎으로 들린 오른쪽 엉덩이를 지탱시켜 준다. 피시술자로 하여금 양어깨의 긴장을 풀게 한다.

② 신장이 있는 부위를 살펴보라. 피부가 약간 들어갔거나 움푹 패인 곳이 있는지 찾아보라.

③ 양손의 여덟 개의 손가락으로 이 부위를 누르라. 신장을 마사지하는 데 여덟 개의 손가락을 모두 사용해야 하는 것은 아니다. 대개 가운데 손가락 두 개만 사용하고 나머지 손가락은 주위에서 그것을 받쳐준다.(그림 7-17)

④ 신장은 모두 다르다. 신장이 정상이며 너무 아래에 위치하고 있지 않다면 신장의 밑 부분을 손으로 만질 수 있

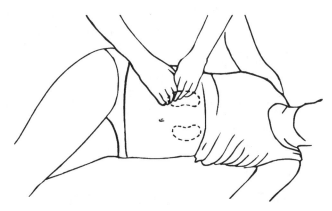

그림 7-17. 옆구리에서부터 시술하면 신장에 더욱 잘 다가갈 수 있다.

다. 신장이 원래의 형태를 유지하고 있으면, 말랑말랑한 젤리 같은 촉감이나 혹은 그보다 조금 딱딱한 느낌이 들 것이다. 건강한 신장의 촉감이 어떤지 알아보려면 공기를 들이마셔서 볼을 불룩하게 만든 다음 그 볼의 피부를 만져보라. 약간의 탄력과 함께 부드럽고 말랑말랑한 느낌이 들 것이다.

⑤ 피시술자의 도움을 얻어 신장을 찾아보라. 피시술자가 당신을 신장으로 인도해 줄 때 "등에 무언가가 느껴져요," 혹은 "지금 제 신장을 만지고 있군요."라는 말을 들으면, 작은 나선형을 그리면서 마사지를 시작한다.

⑥ 건강하지 못한 신장은 부드러운 곳과 딱딱한 곳이 공존하며 고른 느낌이 들지 않을 것이다. 가끔 통증이 느껴져 오랫동안 시술할 수 없을 수도 있다. 때로는 신장을 둘러싸고 있는 조직이 아주 딱딱해서 신장에 접근할 수 없는 경우도 있다. 그런 경우, 울혈이 풀릴 때까지 이 부위를 부드럽게 마사지하면 신장에 접근할 수 있다. 그것을 숙제로 내주어라. 그림 7-17의 테크닉을 사용하라. 의자나 화장실 변기에 앉아 혼자서 할 수도 있다. 그때 손가락 쪽으로 몸을 굽힘으로써 체중을 이용해 손가락을 깊이 찔러 넣는다.

⑦ 손가락으로 나선형 마사지를 시작할 때 피시술자로 하여금 숨을 내쉴 때마다 신장의 소리를 내게 한다. 아주 부드럽게 마사지하라.

⑧ 한쪽 신장에 평균 1~2분을 소요하고 최대한 5분이 넘지 않아야 한다.

⑨ 이 과정에 필요한 적절한 시간이 얼마인가 하는 문제에 대해, 아주 재능있는 한 여성 CNT 시술자가 개발한 진

보적인 치유 기법을 소개하겠다. 당신의 에너지가 고도로 개발되어 스스로를 보호하고 회복할 수 있는 능력이 있다는 확신이 들면 이것을 시도해 보아도 좋다.

명상의 상태에서, 그 여성은 자신의 장기에너지장과 피시술자의 장기에너지장을 하나로 결합하여 장기대 장기로 시술을 했다. 이렇게 함으로써 그녀는 〈아주 훌륭하고 귀중한 무엇인가〉를 느낄 수 있었기 때문에 언제 자신의 손가락이 신장에 닿는지 알 수 있었다. 자신이 만지는 신장에 통증이 있으면 그녀의 신장도 역시 통증을 느꼈다. 병든 신장을 시술할 때는 그녀의 신장도 그 병기를 느꼈다. 손가락으로 상대편 신장에 나선형 마사지를 시작하면 그녀 자신도 신장을 나선형으로 마사지하는 손가락을 느낄 수 있었다. 그녀는, 피시술자와 함께 계속 신장의 소리를 내면서 자신의 신장에서 피시술자의 신장으로 건강한 신장에너지를 끊임없이 보내준다. 그녀는 자신의 신장의 느낌을 통해 마사지와 치유 과정을 끝낼 시기를 결정한다. 그녀는 자신의 신장이 원래대로 회복될 때마다 피시술자의 신장이 완전히 활성화되고 더 건강한 상태로 복귀되는 것을 알았다. 그녀는 각각의 장기마다 이런 식으로 접근한다.

⑩ 이완하는 방법은 아주 중요하다. 마사지를 끝낼 때는, 피시술자로 하여금 자신의 기와 에너지로 당신의 손가락을 신장에서 밀어내도록 하라.

⑪ 마사지를 끝낸 후 따뜻한 공기를 신장에 불어넣어라. 이것은 중국의 치료사들이 열이 필요한 냉한 부위에 쑥뜸을 뜰 때 사용하는 초기 도교의 주술적인 관행이다. 신장은 온기를 좋아하고 따뜻할 때 기능이 더 좋아지는 〈차

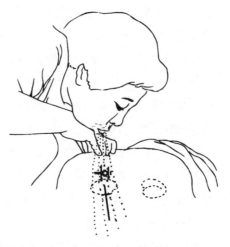

그림 7-18. 신장의 소리를 사용하여 신장에 따뜻한 공기를 불어넣기

가운〉 장기이다. 마사지를 하고 있는 부위의 피부를 손가락 끝으로 부드럽게 뒤로 잡아당김으로써 신장을 따뜻하게 할 수 있다. 5~7cm 떨어져서 숨을 내쉴 때 신장의 소리를 내면서 신장 깊숙히 따뜻한 공기를 불어넣어라. 이 테크닉은 치유에너지를 직접 신장에 보내는 것이다. 이것은 항상 피시술자에게 편안한 느낌을 준다.(그림 7-18) 신장에 따뜻한 공기를 불어넣는 일이 끝나면, 똑같은 방법으로 발바닥의 용천에 있는 K-1 지점에도 똑같은 방법으로 따뜻한 공기를 불어 넣으면 좋다. 냉한 자궁과 정체되어 있거나 냉한 대장을 비롯하여 차가운 부위는 어떤 곳이든지 이 〈불어넣기 테크닉〉을 사용하라.

⑫ 마지막으로 〈신장 베이킹〉을 하고 전과정을 끝내라.

부신

부신은 신장의 윗부분에 위치하고 있다. 부신은 신장과 함께 공통 근막층들로 둘러싸여 있지만, 연결 조직에 의해 신장과는 분리되어 있다. 한쪽 부신의 무게는 400g이다. 부신에 문제가 생기면 종종 목이 뻣뻣해질 수 있다. 부신을 시술하고 나면, 목에 있던 문제들이 사라진 것을 경험하는 사람들이 많다.

① 피시술자를 옆으로 눕게 하고 등 뒤로 간다.

② 피부에 점, 사마귀, 뾰루지가 생기는 것은 종종 부신에 문제가 있다는 것을 말해 준다. 이런 곳을 찾아보라.

③ 대개 T-11(11번째 척추) 지점에 있는 부신 부위에다 한쪽 엄지손가락을 대고 그 위에 다른쪽 엄지손가락을 포갠다. 나머지 손가락들은 쭉 펴서 갈비뼈 위에 둔다.

④ 부신이 있다고 생각되는 곳을 엄지손가락으로 누른다. 피시술자의 도움을 청할 필요는 없다. 정확한 지점을 발견할 때까지 그 주위를 조사한다. 불행히도, 부신이 위치하는 지점에는 대부분 통증이 있다. 피시술자로 하여금 느낌을 비교하도록 해서 정확한 지점을 찾아내라.

⑤ 갈비뼈 위로 뻗은 손가락으로 갈비뼈를 꼭 잡는다. 눌러서 밀어올리는 마사지(push-pump massage)를 이용하여 등쪽의 부신을 펌프질한다. 포갠 엄지손가락으로 부신을 눌러서 통증이 감소하거나 사라질 때까지 펌프질한다. 보통 20~25회 정도 펌프질하면 된다.(그림 7-19)

⑥ 마사지를 끝낼 때, 아래쪽 손의 엄지는 계속 부신 위에 둔다. 위에 포갠 손의 엄지는 탁한 부신에너지가 몸에서 빠져나갈 수 있도록 하행결장쪽으로 쓸어준다. 집중하여 시술하라. 이것을 20~30회 정도 실시한다.(그림 7-20)

⑦ 돌아눕게 해서 다른쪽 부신을 시술하라.

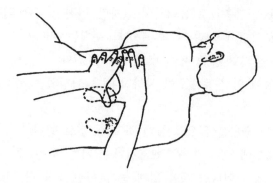

그림 7-19. 부신 펌핑하기

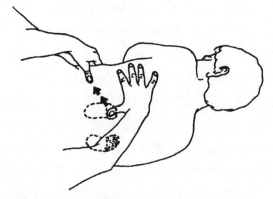

그림 7-20. 부정적인 에너지를 대장으로 보내 배출시키기

10. 방광

위치와 기능

방광은 골반강에 위치하고 있는 속이 빈 장기 혹은 피막이다. 방광은 양수(陽水)장기로 오줌을 받아들여서 내보낸다. 방광 경락은 신체의 거의 모든 기능과 연결되어 있으며 척추 근처를 지나가면서 교감신경계에 영향을 준다. 침술에서는 이 방광 경락을 매우 자주 이용한다. 방광은 신장의 기를 조절한다.

방광을 위한 손 테크닉

① 방광을 마사지하기 전에 먼저 소변을 보게 하는 것이 좋다. 그리고나서 방광의 위치를 알아낸다. 여성의 경우 방광은 자궁 아래 골반뼈 바로 위에 있다. 남자는 서혜부 바로 위에 있다.

② 손가락으로 (혹은 양엄지손가락으로) 방광 부위 전체를 통증이나 정체가 사라지는 느낌이 들 때까지 작은 원을 그리면서 마사지한다.

③ 방광 때문에 생겨난 결절이나 엉킴을 마사지함으로써 비뇨기의 많은 문제점들을 해소할 수 있다.(그림 7-21)

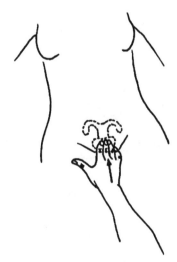

그림 7-21. 방광 마사지하기

11. 심장, 심장조절기, 그리고 삼초

심장과 심장조절기와 삼초를 위한 내장의 반사점은 중앙선
부위에 있다.(그림 7-22)

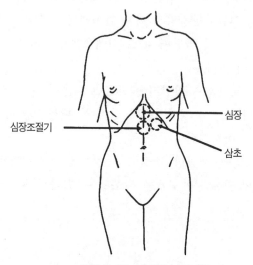

심장조절기

심장

삼초

그림 7-22. 장기의 지압점들

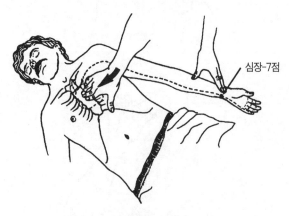

심장-7점

그림 7-23. 심장을 위한 손 테크닉

심장을 위한 손 테크닉

한 손으로 손목의 심장-7점(그림 7-23)을 누르면서 다른 손으로는 심장 부위를 마사지한다.

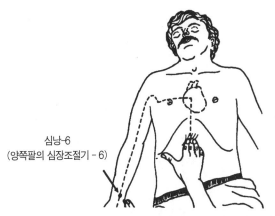

심낭-6
(양쪽팔의 심장조절기 - 6)

그림 7-24. 심장조절기를 위한 손 테크닉

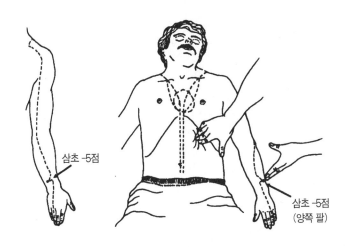

삼초 -5점

삼초 -5점
(양쪽 팔)

그림 7-25. 삼초를 위한 손 테크닉

심장조절기를 위한 손 테크닉

한 손으로 심장조절기-6점(그림 7-24)을 누르면서 다른 손으로 심장조절기 부위를 마사지한다.

삼초를 위한 손 테크닉

신경을 안정시키기 위하여 한 손으로 삼초-5점(그림 7-25)를 누르면서 다른 손으로 삼초 부위를 마사지한다.

제 8 장

림프계 제독하기

1. 림프계

림프절 – 면역 체계의 기초

적절한 림프절의 작용과 림프액의 흐름은 우리 면역 체계의 기초가 된다. 림프계는 인체의 〈하수처리 시스템〉이다. 모든 림프절은 림프액이 통과하면 그것을 깨끗이 정화시키는 처리 센터이다.

림프액은 투명하고 적혈구가 없다는 것을 제외하면 일종의 혈장이다. 림프액은 인체 곳곳의 조직 공간에서 만들어져 림프계의 혈관으로 모여든다.

림프계는 그물처럼 연결되어 있는 혈관, 모세관, 절, 도관으로 이루어져 있으며, 독소 물질을 처리하기 위한 필터와 폐기물 처리 시스템과 같은 기능을 가지고 있다. 림프계의 여과 작용은 매우 철저하다. 림프계는 끊임없는 여과 작용을 통해 이물질, 죽은 세포, 박테리아, 세균 등을 제거한다.

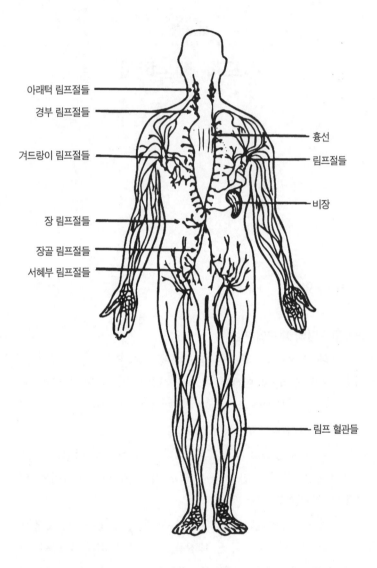

아래턱 림프절들

경부 림프절들

겨드랑이 림프절들

장 림프절들

장골 림프절들

서혜부 림프절들

흉선

림프절들

비장

림프 혈관들

그림 8-1. 림프계

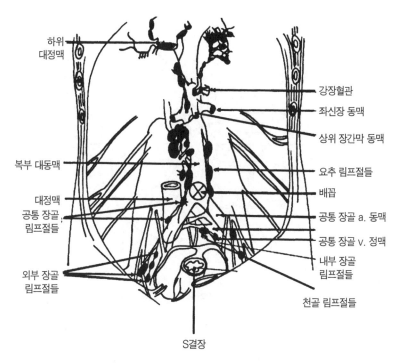

하위
대정맥

강장혈관

좌신장 동맥

상위 장간막 동맥

복부 대동맥

요추 림프절들

배꼽

대정맥
공통 장골
림프절들

공통 장골 a. 동맥

공통 장골 v. 정맥

내부 장골
림프절들

외부 장골
림프절들

천골 림프절들

S결장

그림 8-2. 대동맥을 따라 위치한 림프절들

감당하기에 벅찰 정도로 독소가 너무 많으면 림프 조직은 점액질로 엉키게 되고 면역 체계가 약해진다.

림프절은 인체의 어디든지 존재하지만, 특히 목, 서혜부, 겨드랑이에 집중되어 있다.(그림 8-1) 가장 큰 림프절 집단은 복부에 있는데, 그것들은 피부와 척추 가까이에 위치하고 있다.(그림 8-2, 8-3) 깊이 묻혀 있는 림프절들은 큰 것들인데, 한 개의 크기가 약 리마콩만 하고, 복부 깊숙한 곳의 대동맥과 대정맥 근처에 있다.

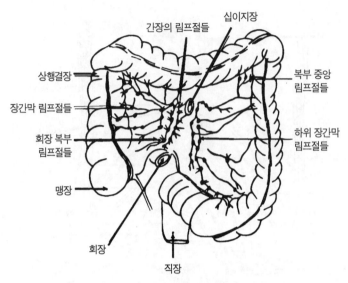

십이지장

간장의 림프절들

상행결장

복부 중앙
림프절들

장간막 림프절들

회장 복부
림프절들

하위 장간막
림프절들

맹장

회장

직장

그림 8-3. 복부 후벽을 따라 있는 림프절들

림프액의 순환

림프계는 쇄골 근처에 있는 심장 혈관계의 부쇄골 정맥들
과 연결되어 심장으로 흘러들어가지만, 심장은 림프액의 순환
에 전혀 관여하지 않는다. 실제로, 관다발계와는 달리 림프액
의 순환은 〈폐쇄된 환상 회로 시스템〉이 아니다. 림프액의 순
환은 둘러싸고 있는 근육과 관절들이 수축과 이완을 반복하
는 가운데 일어나는 자연스러운 마사지나 주무름에 달려 있
다. 근육을 수축하면 둘러싸고 있는 조직들 내의 림프혈관이
압박된다. 피부 표면의 압력, 팔 다리나 조직의 움직임, 호흡,
동맥들의 맥박 등은 림프액의 통로를 압박해서 림프액의 이
동을 도와 준다.

운동을 해야 하는 중요한 이유 중의 하나는 운동이 림프액
의 흐름을 원활하게 해 주기 때문이다. 복부에는 아주 큰 림

프절 다발이 있기 때문에, 복부를 마사지하면 림프절을 자극하여 림프액이 흘러가도록 해 준다. 어떤 림프절들, 특히 복부의 림프절을 직접 마사지하게 되면 정화 과정이 촉진된다.

독소와 림프절

독소는 자연 환경 어디에나 존재한다. 어떤 것들은 저절로 생겨나고 어떤 것들은 인간에 의해 만들어진다. 이러한 독소의 근원은 대개 음식, 공기, 물 등에 있다. 그것들은 미생물에서 화학약품들, 독약들, 먼지, 죽은 세포들의 커다란 미립자에 이르기까지 크기가 각양각색이다. 대개 그 독소들은 음식과 음료의 부주의한 섭취, 정상 호흡을 통한 오염된 공기의 흡입과 피부를 통한 흡수에 의해 체내로 들어간다. 신장은 체내로 들어오는 액체 독소들을 걸러내는 반면, 간은 고체 독소들을 제거한다.

어떤 독소는 너무 무겁고 딱딱하여 옮기기가 힘들다. 특히 납이나 수은과 같은 금속에서 생겨난 독소들은 더욱 그렇다. 그래서 중금속들을 내장이나 조직에서 제거하기가 어려운 것이다. 인체에 노폐물, 독소 물질, 오염 물질, 바이러스들이 지나치게 많아지면 그것들이 모두 림프절에 쌓여 림프절이 부어오르고 아파온다. 그리고 림프계가 제대로 기능하지 못하게 된다. 이처럼 림프계가 정체되면 당연히 면역 체계가 약해진다.

작은 그릇과 같은 이 림프절들이 축적된 독소들을 제거할 수 있을 만큼 충분히 림프액을 만들어내지 못하게 되면, 그 림프절들은 점차적으로 굳어진다. 그리하여 림프절의 기능이 완전히 멈추게 되면 림프계의 정화 능력이 떨어지고 만다. 이런 상태가 수년 간 계속되면, 암이 생길 수도 있다.

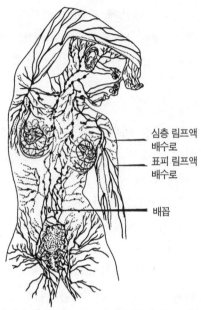

심층 림프액
배수로

표피 림프액
배수로

배꼽

그림 8-4. 머리와 팔과 몸통의 표피와 심층의 림프 배수도

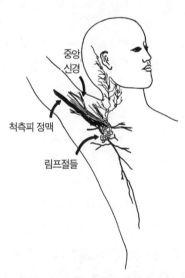

중앙
신경

척측피 정맥

림프절들

그림 8-5. 자신의 겨드랑이에서 림프절을 하나 찾아
림프절의 느낌이 어떤지 알아본다.

CNT 시술자에게 첫 단계부터 차근차근 CNT 시술을 받게 되면 서서히 림프절이 부드러워지고 정체가 해소되며, 림프액의 흐름이 활성화되고 그 독소 물질들이 다시 순환될 수 있다. 그때 인체가 독소들을 제거하는 것이 가능해진다.(그림 8-4)

림프절 느껴 보기

인체의 면역 체계의 활동을 유지하는 것은 대부분 림프구의 생산과 분배와 관련되어 있다. 그런데 그것이 CNT 시술의 핵심이므로, 림프계를 잘 알아야 한다. 림프절 다발들이 어디에 있고 주요 도관들은 주로 어디서 발견되는지 알아두라.

림프절의 느낌에 익숙해지기 위해 겨드랑이 밑에 있는 림프절 한 개를 찾아보라. 만일 겨드랑이가 너무 민감하게 느껴지면 서혜부 부위에서 표면 가까이에 있는 림프절을 찾는 것이 더 쉬울 것이다.

① 동맥 아래에 있는 커다란 신경을 찾아 보라. 그것은 기름이 흠뻑 스며든 나일론 끈 같은 느낌이 들 것이다. 부드럽게 다루라.

② 다음은 정맥을 찾아 보라. 마치 수도의 호스처럼 속이 비어 있는 느낌이 들 것이다. 아무런 맥박도 없고 압력도 동맥보다 낮지만, 정맥 속으로 혈액이 흐르고 있는 것이 느껴질 것이다.

③ 정맥 뒤쪽에 동맥이 있다. 동맥에서는 피의 확실한 맥동을 느낄 수 있을 것이다.

④ 마지막으로 동맥을 따라 위치한 림프절을 찾아 본다. 이 네 가지를 모두 찾아서 구별할 수 있을 때까지 연습하라.(그림 8-5) 그런데 이때 겨드랑이에 있는 부풀어오른 림프절을 마사지하지 않도록 조심하라. 림프절이 부어올

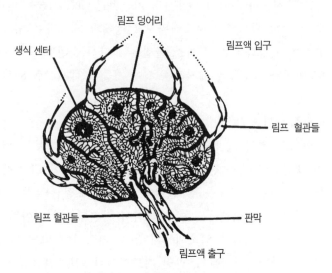

림프 덩어리

림프액 입구

생식 센터

림프 혈관들

림프 혈관들

판막

림프액 출구

그림 8-6. 림프절의 내부 구조

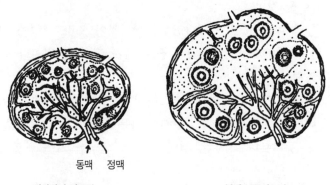

동맥 정맥

정상적인 림프절

부어오른 림프절

그림 8-7. 정상적인 림프절과 부어오른 림프절

랐을 때 마사지해도 되는 경우는 오직 복부 부위에 있
는 림프절뿐이다.

림프절은 울혈되면 딱딱해지는 작은 선 모양의 덩어리들처럼 느껴진다. 림프절이 기름으로 가득찬 작은 플라스틱 가방 안에 들어 있는 말랑말랑한 콩처럼 느껴진다면, 상태가 그렇게 나쁘지 않다. 그러나 그것이 딱딱하고 활발히 움직이지 않고 모래알갱이 같은 감촉이 난다면, 상태가 좋지 않으므로 조치를 취해야 한다.(그림 8-6, 8-7)

복부의 림프절 다발

가장 큰 림프절들은 배꼽 근처에 있다. 혈액이 인체에서 나온 독소를 싣고 있기 때문에 이 림프절들은 매우 정체되어 있다. 많은 양의 독소들이 이 부위에 쌓이게 되면, 세포들이 독에 너무 오염되어 점차로 죽어갈 수도 있으므로 치료의 첫 단계는 인체를 제독하는 것이다.

복부의 림프절들은 두 층으로 배치되어 있다. 얕은 그룹은

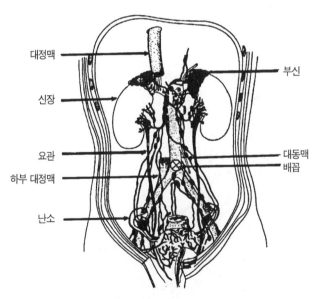

대정맥
부신
신장
요관
대동맥
배꼽
하부 대정맥
난소

그림 8-8. 신장과 대동맥과 하복부로 들어가는 림프액 통로

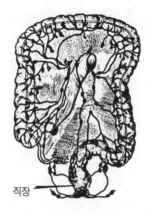

직장

그림 8-9. 대장 주위의 림프 통로들

피하지방층 바로 밑에 있고 다른 중요한 다발들은 아주 깊숙이, 신장 주위와 등뼈 바로 위에 있다.(그림 8-8, 8-9) 더욱 많은 림프절들이 상복부보다 하복부에서 응축되고 정체되는 경향이 있다.

림프액 배수

림프액 배수 기관은 몸 전체에 걸쳐 퍼져 있다.(그림 8-10, 8-11, 8-12) 복부와 인체의 하부와 두 다리에서 나오는 림프액은 유미조(乳糜槽, 척추의 첫 두 개의 요추 앞쪽 하복부에

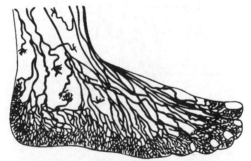

그림 8-10. 발 표피의 림프액 배수로

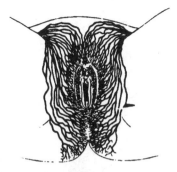

그림 8-11. 성기와 회음 표피의 림프액 배수로

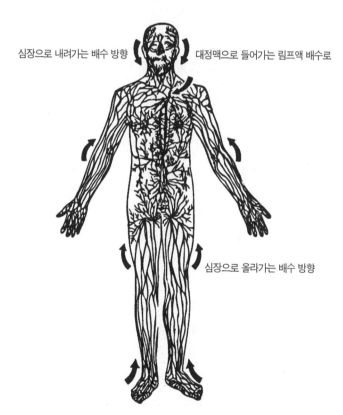

심장으로 내려가는 배수 방향

대정맥으로 들어가는 림프액 배수로

심장으로 올라가는 배수 방향

그림 8-12. 림프액 배수의 방향

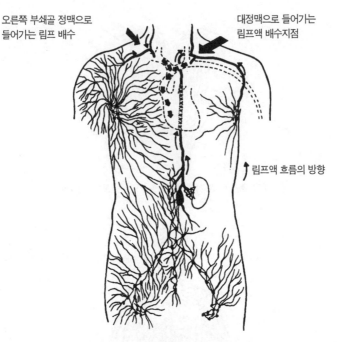

그림 8-13. 림프액 배수 시스템

위치하고 있는 림프액 저장고)로 흘러들어가서 거기에서 흉관(胸管)으로 흘러간다.

흉관에서 그 림프액은 왼쪽 부분의 머리, 목, 가슴에서 나오는 림프액과 합쳐진다. 오른쪽 림프관은 오른쪽 상부와 오른쪽 머리와 목에서 나온 림프액을 배수한다.

결국, 흉관은 림프액을 왼쪽 부쇄골 정맥으로 모두 보내고 오른쪽 림프관은 림프액을 모두 오른쪽 부쇄골 정맥으로 보낸다.(그림 8-13, 8-14)

그것들은 함께 림프액을 심장과 혈액 속으로 배수하는데, 그 순환이 계속 반복된다.(그림 8-15)

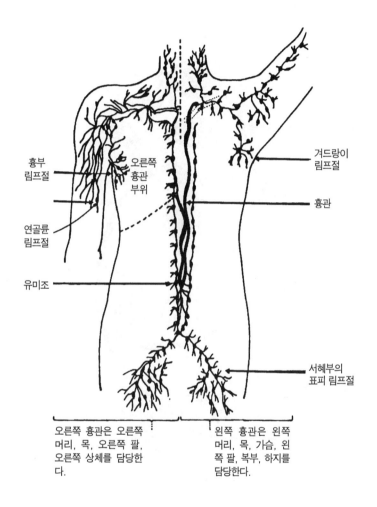

흉부
림프절

오른쪽
흉관
부위

겨드랑이
림프절

흉관

연골륜
림프절

유미조

서혜부의
표피 림프절

오른쪽 흉관은 오른쪽
머리, 목, 오른쪽 팔,
오른쪽 상체를 담당한
다.

왼쪽 흉관은 왼쪽
머리, 목, 가슴, 왼
쪽 팔, 복부, 하지를
담당한다.

그림 8-14. 림프액 배수 체계

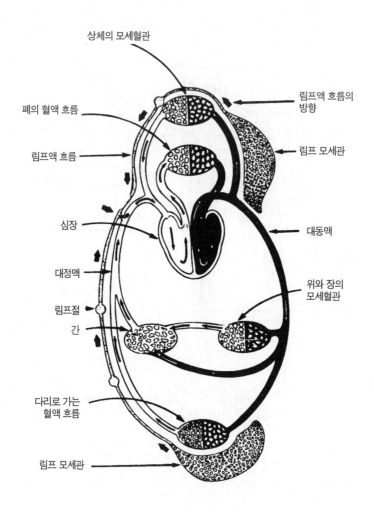

상체의 모세혈관

림프액 흐름의
방향

폐의 혈액 흐름

림프액 흐름

림프 모세관

심장

대동맥

대정맥

위와 장의
모세혈관

림프절

간

다리로 가는
혈액 흐름

림프 모세관

그림 8-15. 도표로 나타낸 혈액과 림프액 순환 체계

림프계 제독하기

　복부를 마사지하면, 조직에 가해지는 운동에 의해 저절로 림프선들이 자극된다. 림프절들을 부드럽게 직접 마사지하면 이러한 자극이 더욱 증가된다. 그러므로 복부의 림프액을 가볍게 자극하면 이 부위에 있는 림프절의 정체를 해소하는 데 도움이 될 것이다. 복부의 림프절과 림프 기관은 장과 소화계, 그리고 간의 제독 기관과 밀접하게 연결되어 있기 때문에 중요하다.

　대개, 식사를 하게 되면 누구나 림프 노폐물(동물성 단백질, 지방, 우유)로 가득차게 된다. 나쁜 식사 습관은 장을 손상시키고 모든 기관을 해친다. 그 치료책은 좋은 식이요법과 CNT 림프 마사지이다.

　일단 당신이 림프액 배수 과정을 시작하면, 인체는 그 과정을 계속해 나간다. 어떤 특별한 림프절을 정화할 때 꼭 그것이 완전히 정화될 때까지 계속 작업을 해야 할 필요는 없다. 다음의 세션에서 어떻게 그 림프절이 계속 부드러워지고 있는지, 그리고 어떻게 전체적인 림프액의 흐름이 개선되고 있는지를 살펴보라. 이것을 피시술자에게 가르쳐주면서, 비범한 인체의 치유 특성들을 강조하고 인체는 약간의 격려만으로도 아주 좋아질 수 있다는 것을 말해주면 도움이 될 것이다.

깊은 복부 림프에서 나오는 독소를 제거하기 위한 손 테크닉

① 복부 부위의 림프 독소들을 정화하기 위하여 처음에는 시계방향으로 다음은 반시계방향으로 배꼽을 마사지한다.

② 웨이브 테크닉을 실시하여 복부 깊숙이까지 청소하라. 중앙선을 따라 뻗어 있는 림프절을 느껴 보라. 그 림프

절들은 결절이나 엉킴보다는 더 작다. 그 림프절들이 느껴진다면 그것들은 정체되어 있는 것이다. 손가락 끝으로 가볍게 그 림프절들을 마사지하라.

③ 중앙선 부위, 특히 척추 근처의 대동맥과 대정맥 주위에서 림프절들을 계속 찾아 보라. 찾아낸 림프절을 마사지하라.

기타 다른 림프에 대한 시술

① 두 손을 배꼽에 편평하게 올려놓고 시작한다. 피시술자에게 당신이 두 손을 누르는 동안 그것에 맞추어 호흡을 하라고 부탁한다. 피시술자가 숨을 내쉴 때 조금 더 누른다. 그러면 림프액이 흉관으로 흘러가는 것을 촉진시킬 수 있다.

② 갈비뼈를 쓰다듬어 피부 가까이에 얕게 묻혀 있는 림프 기관을 정화하라. 양손을 간이 위치하는 갈비뼈 하부로 옮기라. 양엄지손가락을 간 바로 밑에 대고 중앙선을 향해 앞으로 나아가는 동작을 취하면서 양옆구리에서 밀어올려라. 피부를 아주 부드럽게 쓰다듬는다.(문지르지 말라.) 서서히 흉곽을 향해 올라가라.

③ 왼쪽 흉곽의 갈비뼈 사이의 공간으로 가라. 여덟 개의 손가락 끝을 모두 그 공간에 집어넣고 지그시 누르면서 원을 그린다. 그리하여 림프액을 몸 속으로 밀어넣어 흉관 쪽으로 가게 한다. 아래쪽 갈비뼈를 먼저 시술하고 점차적으로 쇄골 바로 밑에 있는 갈비뼈 윗부분으로 옮겨간다. 오른쪽도 똑같이 반복한다.

④ 쇄골 윗부분의 림프액을 빼내서 다시 그것을 몸 속으로 내려보낸다. 양쪽 쇄골 위에 있는 중지와 집게손가락을

쇄골의 우묵한 공간에 집어넣고 몸체 쪽으로 원을 그리며 마사지하여 림프액을 대정맥으로 흘러가게 한다.

⑤ 피시술자의 머리 쪽에 서서 머리를 왼쪽으로 돌린다. 머리를 돌릴 때 그 머리를 당신의 왼손으로 감싸서 받쳐주어 피시술자가 편안히 이완할 수 있게 해 준다. 림프액을 오른쪽 쇄골에서 아래로 보내기 바로 직전에 머리를 눕힌다. 이 부위는 아주 민감하기 때문에 살짝, 가볍게 만지는 것이 매우 중요하다. 손가락을 이용해서 턱과 귀 밑에서부터 림프관들을 비워 옆목의 아래쪽으로 보낸다. 그 림프액을 오른쪽 쇄골 위에 있는 공간으로 흘려보내라.(그림 8-16)(갑상선에 문제가 있는 사람은 이 방법이 매우 고통스러울 수도 있으므로 그런 사람에게는 시술하지 말라.)

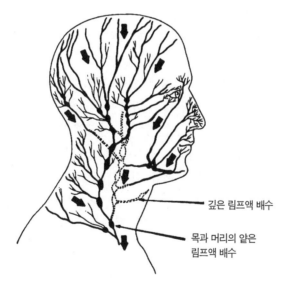

깊은 림프액 배수

목과 머리의 얕은
림프액 배수

그림 8-16. 머리와 목의 깊고 얕은 림프액 배수와 흐름의 방향

⑥ 겨드랑이 밑과 목 주위의 림프절들이 확장되고 통증이 있으면 마사지를 하면 안 된다. 통증이 가실 때까지 기다리라. 이 림프절들은 심장의 배수 부위 가까이에 있으므로 그것들을 마사지하면 감염 매체를 혈류 속으로 밀어 넣어 몸 전체로 퍼지게 할 수도 있다. 반면에, 복부의 림프절들은 심장의 배수 부위와 멀리 떨어져 있고, 크기가 크며 수가 많기 때문에, 림프 기관이 림프절 속의 병원균을 처리할 기회가 있다. 그러므로 복부의 림프절들을 마사지하면 면역 체계 전반에 걸쳐 기능을 향상시키는 데 도움이 될 수 있다.

⑦ 이번에는 머리를 오른쪽으로 돌려 머리를 받쳐준 다음 왼쪽과 똑같이 실시한다.

목 양쪽에 한 손씩 얹고(손가락 끝이 목 뒤로 간다) 양쪽을 동시에 시술할 수도 있다. 피부를 문지르지 말고, 아래쪽으로 원을 그리면서 마사지하라. 손이 작다면, 손을 약간 아래쪽에 얹고 두 번으로 나누어 목 전체를 시술해도 된다.

⑧ 손바닥을 평평하게 펴서 왼쪽 겨드랑이의 림프절을 몸쪽으로 누른다. 오른쪽도 똑같이 되풀이한다.

⑨ 역시 손바닥이나 손가락으로, 서혜부의 림프절들을 요추-2번 근처의 하복부 집합점을 향해 누른다.

⑩ 피시술자의 양손을 배꼽 위에 얹고 편안히 쉬게 함으로써 시술을 끝낸다. 자신들의 평온이 깨지는 것에 개의치 않고 시술을 허락해 준 림프절들에게 감사하라.

제 9 장
순환기계 중심잡기, 균형맞추기, 그리고 씻어내기

고대 중국의 문화는 균형이 깨진 인체를 바로잡아 주는 자연스럽고 단순한 방법들을 비롯하여 인체의 체계에 대한 뛰어난 지식과 기록을 우리에게 제공해 준다. 그들의 지혜와 방법을 익힘으로써 당신은 더 훌륭한 선생이 될 수 있을 것이다. 당신은 인체의 작용에 대한 이해를 바탕으로 손의 사용법, 양질의 에너지 강화법, 각종 수련법을 알고 있어야 한다.

이 장에서는 복부를 조절하여 조직과 동맥들을 다시 배치시키고, 에너지를 중심으로 모으고, 인체 타이밍의 균형을 유지하고, 혈액의 흐름을 이용하여 노폐물과 독소를 씻어내는 방법에 대해 배울 것이다.

이 테크닉들은 필요할 때만 이용하면 되고, 계속 연습할 필요는 없다. 그리고 사람들에게 그 테크닉들을 사용하여 스스로를 교정하는 법을 가르쳐 주어라.

1. 배꼽 중심잡기

훌륭한 치료를 통해 배꼽의 모양을 변화시킬 수 있다. 건강한 배꼽은 둥글고, 중심이 잡히고, 긴장되어 있지 않다. 배꼽 주위의 피부의 두께는 일정해야 한다. 배꼽의 모양은 인체의 모든 불균형과 그 불균형이 어디에서 생기고 있는지 그 방향을 보여준다.(배꼽 모양에 대한 진단은 3장을 참조하라.)

배꼽 주위를 눌러서 배꼽을 둥글고, 평평하고, 고르게 만들 수 있는지 알아보라. 치료를 하는 동안 계속 배꼽의 모양을 살펴보면서 다음 단계를 결정하라.

이 책에 언급되어 있는 방법들을 잘 결합해서 사용하면 배꼽이 잘 중심잡히도록 할 수 있다. 복부를 전체적으로 치료하면 배꼽은 저절로 중심이 잡힌다. 피부, 소장, 대정맥과 대동맥을 제자리로 돌아가게 함으로써 배꼽의 중심을 잡는 것이 첫번째로 할 일이다.

배꼽을 제 위치로 잡아주는 테크닉들

① 배꼽을 올바르게 정렬하기 위해, 엄지손가락이나 여러 손가락, 혹은 손바닥으로 밀고, 당기고, 파내는 방법들을 이용한다. 배꼽을 움직여 중심을 잡아 둥근 모양이 되게 만든다. 때때로 배꼽의 중심을 잡기 위해서는 여러 방향으로 배꼽을 움직여야 할 것이다. 손을 늦추면, 배꼽이 다시 그전의 상태로 되돌아가곤 할 것이다. 가끔 한번에 조절이 되는 수도 있지만, 대개는 그렇지 못하다. 배꼽이 조정해 놓은 상태에서 잡아당겨져 이전의 위치로 되돌아갈 때 그것을 관찰해서 배꼽의 조화와 균형을 깨는 복부 부위가 어디인지를 찾아내라.

② 배꼽의 중심이 잘 잡히지 않는 경우에는 대개 근처에 결절이나 엉킴이 있을 것이다. 결절이나 엉킴이 있는 이 부위가 풀어지기 전까지는 배꼽의 중심이 맞추어지지 않는다. 가끔 이 결절이나 엉킴에 머리와 꼬리가 달려 있는 경우도 있다. 머리는 배꼽 근처에 있고 꼬리는 배꼽에서 멀리 떨어져 있다. 엉킴이나 결절을 시술할 때는 항상 머리에서 꼬리 쪽으로 실시하라.

③ 근막과 근육의 긴장 때문에 배꼽의 중심이 잡히지 않을 수도 있다. 이런 문제가 있다고 생각되면, 골반 뼈 근처의 왼쪽 하부에서 시작해서 복부 근육들을 마사지하라. 시계방향과 반시계방향으로 나선형을 그리면서 태양신경총까지 계속 마사지한다. 근육과 근막들이 풀어지고 느슨해진 느낌이 들 때까지 마사지를 계속한다. 오른쪽 복부에도 똑같이 실시하라. 배꼽의 중심을 다시 잡아본다.

④ 깊은 복부호흡을 실시한다. 이것은 근육을 풀어주고 근막에 기를 불어넣는 데 도움이 된다.

⑤ 배꼽 중심잡는 것을 도와주기 위해, 한 손바닥은 배꼽 위 몇 인치에, 다른 한 손은 배꼽 아래 몇 인치에 배를 가로질러 얹는다. 복부 근육들이 전체적으로 이완되어 있어야 한다. 근육이 불편하지 않을 정도로 각각의 손으로 근육을 움켜잡으라. 이렇게 하면 복부 중앙에 작은 언덕이 생긴 것처럼 보일 것이다. 그리고 그 언덕의 꼭대기 한가운데에 배꼽이 올 것이다. 밀고 당기고, 잠시 잡고 있다가 놓아라. 2~3번 정도 실시하라.

2. 맥박과 대동맥 중심잡기

대동맥의 맥박을 제 위치로 잡아주려면 그것을 중앙선에서 아주 약간 왼쪽으로 위치시켜 배꼽 바로 위로 가도록 한다.(그림 9-1) 손가락(한 손가락이든, 두 손가락이든, 엄지손가락이든, 아니면 손가락 모두를 사용하든 편할 대로 한다)을 배꼽 바로 위에 얹고, 손가락 끝에서 맥박이 느껴질 때까지 누른다. 맥박을 느끼기 위해서는 손의 긴장을 풀고 손가락을 민감하게 만들어야 한다. 피시술자가 너무 긴장하거나 딱딱하게 굳어 있으면 맥박을 찾을 수 없다. 피부제독법을 좀더 실

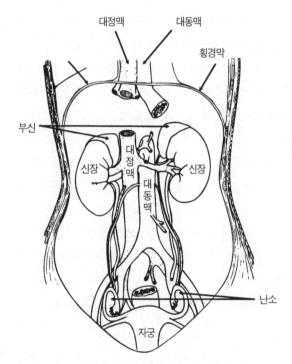

대정맥   대동맥

횡경막

부신

신장   대정맥   신장

대동맥

난소

자궁

그림 9-1. 중앙선을 약간 비켜나서 배꼽 바로 위에 있는 대동맥 맥박 찾기

시하라. 그러면 복부가 부드러워질 것이다. 그런 다음 조금 있다가 다시 맥박을 찾아보라.

대동맥의 맥박을 제 위치로 잡아주는 테크닉들

① 중앙선에서 너무 멀리 떨어져 오른쪽으로 가 있는 대동 맥의 맥박을 제 위치로 맞추려면 오른쪽에서 양손으로 부드럽게 누르면서 대동맥을 가운데로 민다. 배꼽과 대 동맥을 제자리에 붙잡아두면, 다른 조직들도 원래의 정 상적인 위치로 되돌아갈 것이다. 1~3분 동안 배꼽과 대 동맥을 제자리에 붙들고 있으면 근막의 긴장이 풀리고 조직이 자유롭게 되어 정상으로 되돌아가게 된다.

3~6회 정도 실시하라. 긴장이나 정체되어 있는 곳이 있 는지, 중앙선을 따라 아래위로 움직이면서 찾아보라. 가 끔 엉킴이나 결절이 생겨서 대동맥과 맥박을 한쪽으로 잡아당기고 있을 수도 있다.

근막은 배꼽이나 내장, 그 밖의 다른 기관들이 잘못 정 렬되면 언제라도 제 위치를 벗어난다. 일단 정렬이 잘못 되면 균형이 깨지기 때문에 근막이 건조해져 방패나 갑 옷 미늘과 같이 작용한다. 그리하여 장기와 내장들이 충 돌해서 서로 들러붙는다. 그렇게 되면 에너지의 흐름이 멈추고, 덩어리와 엉킴이 생기고, 독소가 증가하고, 열이 나며, 대동맥이 중심에서 벗어나 한쪽으로 치우친다.

이렇게 붙잡고 있는 방법을 이용하여 동맥을 제자리에 붙잡고 있으면 근막들이 다시 촉촉한 상태로 돌아가 쉽 게 움직일 수 있게 하는 데 도움이 된다. 이것은 또한 인체의 다른 기관들도 자유롭게 해주고, 장기와 조직들 을 매끄럽게 하고, 기가 다시 자유롭게 흐를 수 있도록 해 준다.

② 천천히 부드럽게 옮기라. 대동맥이 얼마나 많이 이동했는지 주의깊게 살펴보라. 어떤 변화가 있으려면 적어도 몇 분 동안 대동맥을 시술해야 한다.

③ 어떤 사람들은 중앙선의 오른쪽에 대동맥이 있을 것이다. 이것은 해부학적으로 교정되어야 한다. 가능한 한 천천히 부드럽게 움직이면서 대동맥을 제자리에 맞추려고 노력해야 한다. 대동맥이 중앙선 쪽으로 움직이려 하지 않으면 〈절대로 강제로 옮기려 해서는 안 된다!〉 그 다음 단계의 세션들이 대동맥을 제자리에서 벗어나게 하고 있는 더 깊은 조직들을 풀어 줄 것이다.

④ 또한 대동맥을 움직이려고 작업할 때 옆으로 말려 있는 대동맥을 만날 수도 있다. 시작하기 전에 원래의 위치를 파악하여 그에 맞게 대동맥을 조정하라.

맥박의 특성 점검하기

대동맥의 맥박은 사람마다 천차만별이다. 맥박이 피부에 있어 강하고 확실할 수도 있고, 깊이 있어서 찾기가 힘들 수도 있다. 느릴 수도 있고, 빠를 수도 있다. 건강한 사람들은 또 다른 맥박을 가지고 있을 수도 있다. 건강한 대동맥의 표준맥박 같은 것은 전혀 없다. 다만 배꼽의 대동맥 맥박을 몸의 다른 부분의 맥박과 비교해서 리듬의 균형이 깨진 것을 알아내는 수밖에 없다. 대동맥 맥박을 시술하는 것과 손목 맥박을 잡는 것은 그 목적이 서로 다르다. 손목 맥박을 잡는 것은 장기의 건강 상태를 체크하는 것일 뿐이다.

대동맥의 맥박을 누른 채 1분 동안 있다가 풀어 준다. 3~6회 반복하라. 맥박이 더 강해지는지, 약해지는지 혹은 속도가 규칙적인지 느껴보라. 아마 맥박이 더 잘 뛰게 될 것이다.

3. 맥박의 균형맞추기

태양신경총에서 대동맥 맥박을 방해하는 결절을 발견할 때 동시에 뛰고 있는 다른 맥박들도 있을 것이라고 생각할 수 있다. 그리하여 대동맥 맥박을 인체의 다른 부분에 있는 맥박들과 비교해 볼 수 있다는 생각이 들 것이다.

대동맥 맥박을 다른 맥박들의 기준으로 삼는 것은 현명한 생각이다. 왜냐하면 대동맥 맥박은 몸의 중심부와 심장 맥박을 나타내 주기 때문이다. 맥박들의 속도와 강도를 서로 비교해 보고 대동맥과도 비교해 보라. 그것들은 거의 동일하지만, 약간 다를 수도 있다. 다르다면, 복부 부위에 막힌 곳이 있는지 점검해 보고 두 손으로 작은 원을 그리면서 마사지하여 막힌 곳을 풀어 주라. 한 손으로 대동맥을 누른 채 다른 손으로 동시에 뛰지 않는 맥박을 누르고 있음으로써 맥박들을 조절할 수 있다.

맥박들의 균형을 맞추고 복부의 장애를 제거하려면 아마 한번의 세션으로는 부족할 것이다. 한번의 세션에서 쉽게 장애를 제거하고 균형을 맞출 수도 있고, 세션 사이에서 다시 그 문제가 발발할 수도 있다. 학생들에게 그것을 숙제로 내주라!

명심하라. 복부 부위의 결절과 엉킴들을 풀어 주는 것은 신체 전반에 걸쳐 변화를 가져온다. 복부 조직들이 원래의 상태로 회복되면 그와 동시에 대동맥과 대정맥이 받고 있는 압박도 줄어든다. 그리하여, 많은 기관들과 장기들에게 직접적으로든 간접적으로든 영향을 주기가 쉬워진다. 예를 들어, 보통 상태의 위장을 깊은 수준까지 세게 지압하면서 마사지를 한다면, 대동맥, 췌장, 횡행결장, 그리고 요근에도 영향이 미친다. 이 장기들은 앞쪽에서 뒤쪽으로 서로 가까이 층을 이루며 정렬해 있기 때문이다.

손 테크닉 - 자가 시술법

① 배꼽 부위를 점검하라. 배꼽 주위를 사방으로 누르면서 감각을 살펴보라. 엄지손가락을 이용하여 자신의 장을 움직이면서 계속 안으로 파고들어가라. 이따금 복부 깊숙한 곳에서 자신의 대동맥 맥박을 느낄 수 있을 것이다.(그림 9-2) 그것이 중심에서 벗어나 있으면, 중심을 잡아 주는 배꼽 마사지를 이용해 그것을 제자리로 보내도록 노력하라. 긴장하지 않고 마음이 차분할 때 모든 것이 제자리로 정렬될 수 있다. 때로는 맥박을 제자리에 맞추기 위해서는 몇 번이고 반복해서 교정해야 할 것이다. 대동맥 맥박이 만족스럽게 느껴지면, 아래에 언급된

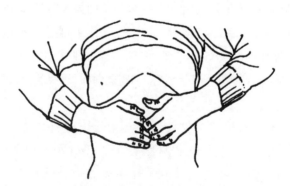

그림 9-2. 자신의 대동맥 맥박 찾기

테크닉들을 따라하면서 대동맥 맥박을 몸의 다른 맥박들과 비교해 보고 균형을 이루게 하라.

③ 대동맥 맥박을 손목을 비롯한 다른 곳의 맥박과 비교해 보라. 왼손을 배꼽 옆의 주맥박 위로 얹고 오른쪽 손가락으로 방사상으로 배치된 왼쪽 손목의 맥박을 느껴보라. 그 맥박이 대동맥의 주맥박과 동시에 고동치며 하나로 일치할 때까지 계속 오른손을 대고 있는다. 손을 바꾸어 왼손으로 오른쪽 손목의 맥박을 느껴본다.

이렇게 하면 이 테크닉에 익숙해 질 것이다. 이것이 익숙해지면 아래에 언급되어 있는 다른 맥박들을 알아보라.

손 테크닉 - 대동맥과 다른 맥박들의 균형을 맞추는 또 다른 방법

먼저 왼쪽 몸에 있는 맥박들부터 조정한 다음 오른쪽을 실시한다.(그림 9-3, 9-4)

① 피시술자의 왼쪽 몸에서 시작한다. 먼저, 대동맥의 맥박을 찾아내서 당신의 왼손으로 계속 대동맥을 누르고 있는다. 그런 다음 오른쪽 손가락 한 개나 두 개를 경동맥(목 맥박)에 올려놓고 맥박을 느껴보고, 대동맥과 경동맥의 맥박이 일치할 때까지 부드럽게 누르고 있는다.

② 이번에는, 대동맥을 계속 누르면서 오른손의 한 손가락(혹은 여러 손가락)으로 겨드랑이 맥을 누른다. 맥박을 느껴보면서 두 맥박이 균형을 이룰 때까지 누르고 있는다.

③ 그런 다음, 오른쪽 손가락(혹은 여러 손가락)을 팔꿈치 안쪽의 접히는 금에 있는 맥박에 올려 놓는다. 맥박을 느껴보고, 누르고 있으면서 균형을 맞춘다.

④ 다음으로 손목에 있는 방사상의 맥박을 짚어 균형을 맞

춘다.

⑤ 이번에는 오른손을 대동맥에 대고, 왼손으로 왼쪽다리의 맥박들을 일치시킨다.

⑥ 대동맥 맥박을 짚은 채로 왼쪽 손가락들이나 엄지손가락을 서혜부 인대의 왼쪽 대퇴부 동맥에 올려놓는다. 왼쪽 대퇴부 동맥은 허벅지와 골반이 만나 접히는 곳 바

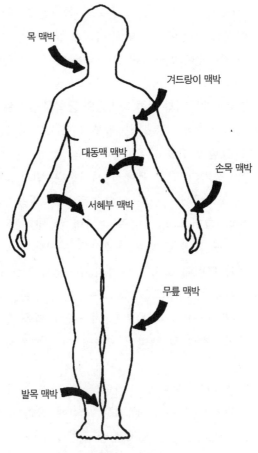

목 맥박

겨드랑이 맥박

대동맥 맥박

손목 맥박

서혜부 맥박

무릎 맥박

발목 맥박

그림 9-3. 인체의 맥박들

로 밑에 있다. 이 맥은 아주 강해서 천천히 움직이면서 손가락으로 찾아보면 어렵지 않게 찾을 수 있다. 대동맥의 맥을 누른 채 이 맥을 짚고, 이 두 주동맥의 맥박을 살펴보면서 일치시키라.

⑦ 이번에는, 왼쪽 손을 옮겨서 그 손을 왼쪽 무릎 뒤쪽의 접히는 금 바로 밑에 댄다. 무릎 뒤쪽, 오금의 맥박을 찾

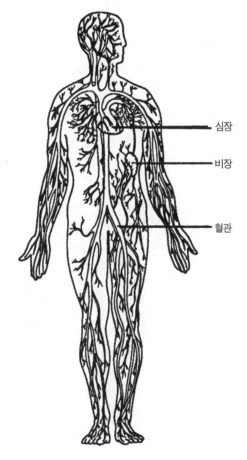

그림 9-4. 심장 유관속계

아보라. 맥을 누른 채, 인체가 이 맥과 대동맥의 맥을 일치시킬 때까지 기다리라.

⑧ 마지막으로, 왼손을 발목뼈 안쪽으로 옮겨 안쪽 복사뼈 바로 위에 있는 맥박을 찾아보라. 맥박을 느끼며 누르고 있으면서 그 맥박이 대동맥의 맥박에 맞추어질 때까지 기다린다.

⑨ 오른쪽 몸에도 똑같은 과정을 반복하라.

좌우 경동맥 맥박의 균형을 맞추는 방법

① 한 손의 엄지손가락이나 손가락들을 오른쪽 경동맥에 대고 또 한 손은 왼쪽 경동맥에 올려놓음으로써 시작한다.(그림 9-5) 아주 부드럽고 가볍게 눌러서 맥을 느껴 보면서 두 맥이 일치하는지 알아본다.

② 한쪽이 더 약하다면, 약한 쪽을 약간 느슨하게 누르고,

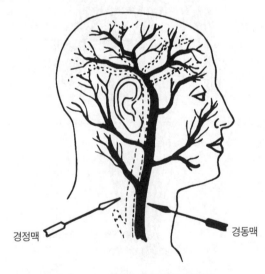

경정맥　　　　경동맥

그림 9-5. 오른쪽 경동맥과 경정맥

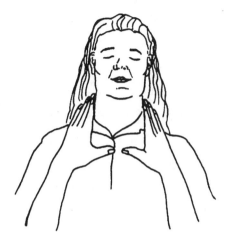

그림 9-6. 경동맥들의 균형 맞추기

강한 쪽은 조금 더 세게 누른다. 맥박이 다섯번 뛸 때까지 누르고 있는다. 다시 양손의 압력을 같게 해서 두 맥박을 일치시킨다.(그림 9-6)

③ 맥박이 교정되지 않으면, 몇 차례 더 그 과정을 반복하라.

④ 두 맥박이 계속 균형을 이루지 못하면, 어딘가 막힌 곳이 있을지도 모른다. 의사에게 진찰을 받아보도록 피시술자에게 권고하라. 가뿐한 느낌이 들지 않고 막힌 듯하면 어느 부위이든지 의사에게 진찰을 받아야 한다.

대동맥과 경동맥들과 두통

피시술자에게 두통이 있으면, 대동맥 맥박과 오른쪽과 왼쪽 몸의 경동맥 맥박을 일치시키라. 그리고 나서 대동맥을 부드럽게 10초에서 20초 동안 눌렀다가 10초 동안 풀어주기를 일정한 간격으로 반복하라. 이렇게 하면 혈압이 떨어지고, 맥박이 느려져서 일정한 두통이 완화된다.

고혈압

피시술자가 혈압이 높다면, 한 손으로 대동맥을 짚고 다른 한 손은 발목의 맥박을 짚은 다음, 마음으로 혈액을 발바닥으로 보낸다. 그런 다음 위에서 언급한 방법을 이용해 경동맥과 대동맥의 균형이 맞는지 확인하라. 한 손을 두 경동맥 가운데 한 곳에 대고 다른 손은 발목의 맥박에 댄다. 마음을 이용해 혈액을 발로 보낸다.

네 가지 요점 빠르게 점검해 보기

(1) 대동맥을 누른다.
(2) 발목의 맥과 대동맥이 균형을 이루게 한다.
(3) 손목의 맥과 대동맥이 균형을 이루게 한다.
(4) 경동맥과 대동맥이 균형을 이루게 한다.

4. 대동맥을 이용하여 혈액을 보내고 플러시하기

대동맥은 복부의 배꼽 부위에 깊숙이 흐르고 있는 주요 혈관으로서, 대동맥에서 동맥들이 갈라져 나와 장기와 창자들과 하지에 혈액과 기를 운반해 준다.(그림 9-7, 9-8, 9-9, 9-10)
약간의 훈련을 하면, 인체의 특정한 장기나 부위로 혈액을 보낼 수 있다. 이것은 독소와 노폐물을 〈한꺼번에 씻어버릴〉 수 있게 해 주고, 좁은 혈관들을 뚫어 주고, 관다발계와 장기들 속을 흐르는 기와 혈액의 흐름을 증가시켜 줄 수 있다. 또한 이것은 혈압을 조절하는 데 도움이 되며 장기들도 진정시

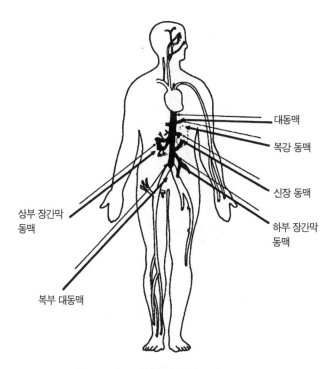

그림 9-7. 머리, 목, 그리고 몸체의 주요 동맥들

대동맥

복강 동맥

신장 동맥

상부 장간막
동맥

하부 장간막
동맥

복부 대동맥

켜 준다.

이 굵고 억센 혈관의 어디를 어떻게 누르느냐에 따라 생명
유지에 필수불가결한 기관들에 공급되는 에너지를 점검하고
조절할 수 있다. 물론 그것을 습득하려면 시간이 좀 걸린다.
그것은 손으로 악기를 연주하는 법을 배우는 것과 같다. 음표
와 연주하는 법을 배우면서 점차적으로 그에 대한 감각을 발
달시켜야 한다.

손목의 맥박을 읽는 법을 알면 많은 도움이 될 것이다. 그
러면 혈액을 어떤 장기로 보낸 다음, 그 장기의 맥을 살펴보
고 어떤 변화가 일어났는지 알 수 있다. 이렇게 하면 또 다른

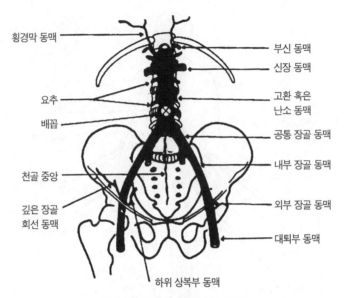

횡경막 동맥

부신 동맥

신장 동맥

요추

고환 혹은
난소 동맥

배꼽

공통 장골 동맥

천골 중앙

내부 장골 동맥

깊은 장골
회선 동맥

외부 장골 동맥

대퇴부 동맥

하위 상복부 동맥

그림 9-8. 복부 대동맥과 그 가지들

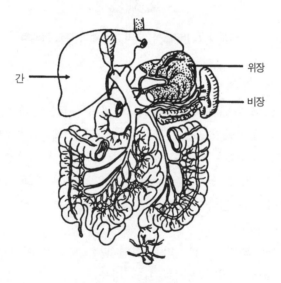

간

위장

비장

그림 9-9. 내장의 혈관들

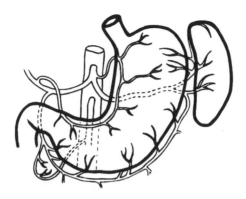

그림 9-10. 위와 비장으로 가는 동맥들

방식으로 장기의 에너지를 조절할 수 있을 것이다.(손목 맥박
으로 계속 훈련하면서 그것이 말해 주는 것에 귀를 기울이라.
그러다보면 터득하게 될 것이다.)

혈액 흘려보내기 테크닉

① 대동맥을 배꼽 바로 위 1시 방향에 둠으로써 시작한다.
  엄지손가락으로 대동맥을 위에서 똑바로 누른다. 대동맥
  혈관의 〈3분의 1〉을 부드럽게 누름으로써 혈액의 흐름
  을 늦출 수 있다. 호스를 눌렀다가 뗄 때처럼 혈액을 한
  꺼번에 장기로 흘려보내면 압력이 커진다.(그림 9-11)
  대동맥의 혈관을 3분의 1 정도 누르면 혈액이 약간 뒤에
  서 정체되어 여분의 양과 압력이 생긴다. 이 여분의 증
  대량은 대동맥의 위쪽과 그 가지들로 이동해서 장기와
  조직들로 흘러들어갈 것이다. 그것은 보통 때의 혈액량
  과 압력으로는 한꺼번에 씻어내릴 수 없는 그러한 부위
  들을 한꺼번에 왈칵 씻어내려 줄 것이다.(그림 9-12)

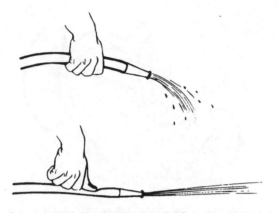

그림 9 -11. 플러시는 호스를 눌러 압력을 높이는 것과 같다.

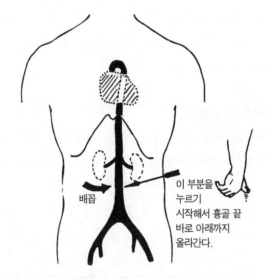

배꼽

이 부분을
누르기
시작해서 흉골 끝
바로 아래까지
올라간다.

그림 9 -12. 대동맥을 $\frac{1}{3}$ 정도 눌러서 혈액을 플러시한다.

경고와 주의: 최소한 25명의 사람들에게 다른 테크닉들과 함께 광범위한 시술을 해 보기 전까지는 이 테크닉을 사용해서는 안 된다. 대동맥을 안전하게 시술할 수 있을 만큼 충분히 손가락의 감각을 발달시키려면 적어도 그 정도의 시간이

걸린다.

② 이번에는 엄지손가락을 대동맥 위로 흉곽을 향해 엄지
손가락 한 개의 넓이만큼 움직인다. 이렇게 하면 상부에
위치한 장기에 혈액을 보낼 수 있다. 그런 다음 눌렀다
가 떼기를 반복하라. 각 지점을 풀어주면서, 검상돌기 바
로 밑에 이르기까지 대동맥을 따라 위쪽으로 계속 시술
한다.

③ 부드럽게 시술하라. 대동맥을 살짝 눌러서 장기로 흘러
들어가는 혈류의 세기를 크게 한다. 때로는 단지 약간
미는 것만으로도 장애물, 독소, 결석과 죽은 조직을 제거
할 수 있다. 이러한 미세한 조각들은 혈액의 흐름이 약
간만 증가되어도 기관으로부터 제거된다. 그러므로 이것
은 아주 효과적인 방법이다.

④ 어떤 장기에 침전물이 있으면, 그 장기로 가는 혈류량을
증가시켜 그 파편들을 쓸어버릴 수 있다. 장기에 플러시
를 실시한 후에는 다시 돌아가 맥박을 점검하라. 장애물
을 제거했을 때는 플러시를 실시해서 그 파편들을 쓸어
버릴 필요가 있다. 대개 장애물이 제거되면 맥박이 더
잘 뛰게 된다.

⑤ 신장으로 혈액을 보내고 나면 피시술자는 등에서 온기
를 느껴야 한다. 이것은 신장에 혈액이 한꺼번에 흐르고
있음(flush)을 나타낸다. 간에 플러시를 실시하면 피시
술자는 간에서 온기를 느낄 것이다. 다음은 췌장과 비장
으로 플러시한다. 대동맥을 따라 위로 계속 플러시해 나
가라. 심장과 폐를 제외한 모든 장기와 내장을 플러시
(한꺼번에 혈액을 흘려보내 씻어내기)할 수 있다.

두 다리와 골반으로 혈액 흘려보내기

이 방법을 이용하여 골반과 천골 부위로 혈액을 보내면 하복부 부위와 생식기 기관으로 흐르는 기와 혈액의 유입량을 증가시킬 수 있다.

① 하복부와 대장과 소장 부위의 막힌 곳을 풀어 주고 독소를 정화하는 것으로 시작한다.

② 한쪽 대퇴부의 맥박(허벅지와 골반이 만나 접히는 곳)이 다른 쪽보다 더 약한지 알아보라. 만약 그렇다면, 강한 쪽을 먼저 지압해서 한쪽을 약하게 만들고 있는 장애를 풀어준다.

③ 일단 그 부위의 문제가 해결되면, 피시술자의 옆이나 다리 사이에 서거나 앉는다. 그리고 양손의 손바닥 날을 세워 왼쪽이나 오른쪽의 바깥쪽 장골이나 대퇴부 동맥들을 누른다. 양쪽의 동맥을 동시에 누르라.(그림 9-13, 9-14) 이렇게 하면 혈액이 골반과 서혜부 부위로 다시 흘러들어간다. 이것을 2~3번 정도 실시하라. 한번 실시할 때마다 약 10초 정도 소요하라. 왼쪽 다리로 혈액을 보

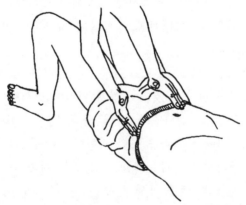

그림 9 -13. 혈액을 골반과 천골 부위로 보낸다.

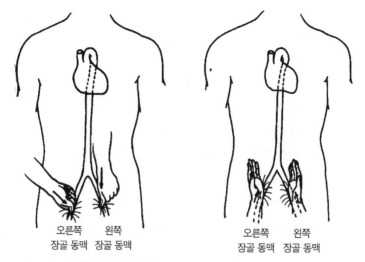

오른쪽　　　　왼쪽
장골 동맥　　　장골 동맥

　　　　　　　오른쪽　　　　왼쪽
　　　　　　　장골 동맥　　　장골 동맥

**그림 9 -14. 엄지나 손바닥 날을 이용하여 하복부 부위로 가는 기와 혈액의
흐름을 증가시킨다.**

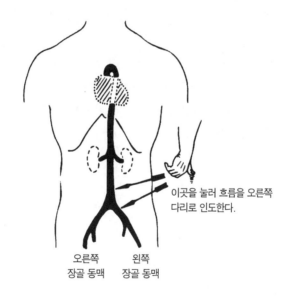

이곳을 눌러 흐름을 오른쪽
다리로 인도한다.

오른쪽　　　　　왼쪽
장골 동맥　　　　장골 동맥

그림 9-15. 왼쪽 장골 동맥을 눌러 혈액을 오른쪽 다리로 흐르게 한다.

내고 싶으면, 누르고 있는 왼손의 힘을 경감시켜라. 오른쪽 다리로 혈액을 보내려면, 오른쪽 손바닥의 압력을 줄여라.(그림 9-15)

경고와 주의: 모든 장기 마사지 테크닉의 경우, 특히 플러시를 시술할 때 예민한 감각으로 부드럽게 시술해야 한다. 피시술자와 이야기를 하면서 아주 천천히 시술하고, 시술을 하는 중에 나타나는 반응들을 자세히 살펴라.

반드시 피시술자의 의료기록을 재검토해야 한다. 이때 의료기록표에 나타나 있는 각 질문을 주의깊게 물어보라.

고혈압이 있는 사람이나 뇌졸중이나 중풍 등의 발작 경험이 있는 사람, 심장에 이상이 있는 사람, 혈액 순환에 문제가 있는 사람, 망막분리증, 동맥류, 당뇨병, 신경통, 디스크를 앓고 있는 사람에게는 이 테크닉을 사용하지 말라. 노장정맥, 혈전증(혈액이 혈관 속에서 응고되는 것), 정맥염(정맥의 염증)이 있는 사람에게도 시술하지 말라. 임산부에게도 시술하지 말라.

수영이나 자전거타기, 달리기, 계단이나 언덕 오르기 같은 정상적인 운동을 해낼 수 있는지 물어보라. 그런 운동을 하지 못한다면, 고혈압이 있을 수도 있다.

제 10 장

장기 기마사지를 활용하여 일반적인 병 다스리기

1. 등 아래의 통증

줄에 의해 지탱되는 현수교처럼 인체는 토크(비트는 힘)나 장력이 적당히 갖추어져 있을 때 가장 잘 작동된다. 탄력이 없이 너무 느슨하거나 너무 빡빡하면, 그때 인체의 균형이 깨지면서, 구조가 허물어진다. 이렇게 되면 중심이 제자리에서 벗어나게 되고 내분비선이나 장기의 에너지가 상하게 된다.

〈매달려 있는 장력〉이 균형을 잃으면 등 아래쪽과 다리에 통증이 온다. 등 아래쪽의 통증은 사람들에게 흔히 나타난다. 의사들은 근육이완제나 항염증약 등을 주는 것으로 그것을 처리한다.

많은 척추지압요법사나 정형외과의사들이 가장 흔히 접하는 병이 바로 등 하부의 통증이다. 이 등 아래쪽 문제들의 대부분은 장요근과 좌골 신경의 문제들로 인해 생겨난다. CNT는 신체를 부자유스럽게 만드는 이러한 등의 통증의 원인을 경감시켜 주는 아주 효과적인 방법이다.

요추의 천골신경총과 요근 시술을 통해 좌골신경통 치료하기

장요근과 좌골신경은 서로 영향을 미칠 수 있기 때문에 병행해서 시술한다. 복부에 독소와 긴장이 쌓이면 그것이 척추에서 나오고 있는 신경과 근육, 힘줄들을 압박한다. 이렇게 되면 신경들 간의 정보 전달이 원활히 이루어지지 못하여 근육들이 긴장되어 있어도 항상 무심코 지나치게 된다. 이완하라는 지시가 근육에 전달되지 않기 때문이다. 그러므로 근육을 조절하는 신경의 기능을 회복하기 위해서는, 먼저 신경을 압박하는 장애물들을 제거해야 한다.

우선 피부 제독을 실시하여 내부의 압박을 해소하라. 대장과 소장을 제독하라. 이것이 요추 천골신경총과 요근을 더 깊이 시술할 수 있게 해 줄 것이다. 이곳을 시술하기 전에 먼저

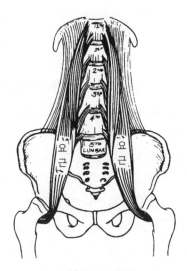

그림 10-1. 요근

복부를 부드럽게 풀어 놓아야 한다. 조심스럽고 부드럽게 하라. 이것은 아주 깊은 시술이다.

주요근은 12번째 흉추에서 시작해 척추의 다섯 번째 요추에서 골반 부위를 지나 대퇴골(허벅지) 윗부분에 붙어 있다.(그림 10-1) 요근들은 복부 뒤쪽 끝 벽의 일부가 되어 복부 내의 장기들을 지탱시키는 데 도움을 준다. 그것들은 또한 허벅지의 굴근(屈筋)을 이룬다. 일부 요근들은 허벅지까지 내려가지 않고, 골반의 하부 가장자리에 고착된다.

요근들은 〈생명의 온상〉이라고 불린다. 양쪽 요근의 장력이 불균형을 이루면 척추가 휘고, 엉덩이의 위치가 이상해지고, 한쪽 다리가 다른쪽 다리보다 짧아지며 좌골신경통이 생길 수 있다.

노폐물이 많아져 복부가 압박을 받으면, 요추신경총이 상하게 되고 등 하부에 만성적인 긴장이 생긴다. 이것은 요근을 약화시키고, 요근을 경련성으로 만든다. 그것이 만성이 되면 요근들이 퇴화하기 시작한다. 그러한 상태에서 요근이 구조를 계속 똑바로 유지하려면 등 아래쪽의 근육들에게 무리한 요구를 할 수밖에 없다. 또한 오른쪽과 왼쪽 요근 간의 탄력의 차이는 자연히 일직선으로 정렬되어 있는 척추를 비뚤어지게 할 것이다. 양쪽의 요근들을 풀어 주고, 늘이고, 균형을 맞추는 일은 매우 중요하다. 요근들을 정상으로 만들면 많은 정서적인 문제들, 특히 우울증을 해결하는 데 도움이 된다.

반드시 왼쪽과 오른쪽을 모두 다 시술하라. 왼쪽 요근을 시술하고 있다면 왼쪽 옆구리에서부터 시술하라. 그 반대도 마찬가지이다. 대개 한쪽은 정상이고 다른 한 쪽은 수축되고 긴장되어 있다. 쌍으로 이루어져 있는 대부분의 인체 부위와 마찬가지로 이 근육들도 서로 공명하는 관계를 가지고 있다. 건강한 쪽을 먼저 시술한다.

요근을 풀어 주는 방법

① 피시술자를 눕혀서 다리와 발을 살펴본다. 아마 한쪽 다리가 다른 쪽 다리보다 더 짧을 것이다. 이것은 짧은 쪽의 요근이 긴장되어 있다는 것을 말해 준다. 한 발은 똑바로 앞을 향하고 있지만 다른 발은 저절로 바깥쪽으로 구부러져 있을 것이다. 발과 다리가 긴장되어 있는 것은 그 쪽의 요근과 좌골신경이 긴장되어 있다는 것을 말한다.

② 하복부와 골반 부위를 시술하여 결절이나 엉킨 것이 있으면 풀어 준다.

③ 손가락을 모두 사용하여 요근 부위를 누른다. 요근은 아주 깊이 있기 때문에 요근을 찾으려면 피시술자의 도움이 필요하다. 피시술자를 도와 그가 무릎을 들어올려 가슴쪽으로 끌어 당기도록 해 준다.(그림 10-2) 피시술자로 하여금 앞뒤로 다리를 움직이고, 돌려 보게 하면서 요근을 찾는다.(그림 10-3) 무릎과 다리의 이러한 움직임에 요근이 관여한다. 그러므로 무릎을 올려 다리를 움직여 보면 요근이 움직이는 것을 느낄 수 있을 것이다. 요근은 아주 깊이 있지만 이 방법을 사용하면 간단히 요근을 찾을 수 있다. 요근이 움직이는 것이 느껴지면 요근의 길이를 따라 일렬로 모든 손가락을 집결시켜 요근을 붙잡는다.(그림 10-4) 일단 요근을 찾았으면, 피시술자는 발을 바닥에 내려놓아도 된다. 그러나 무릎은 계속 굽힌 상태를 유지해야 한다.

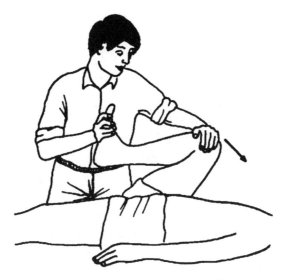

그림 10-2. 요근을 쉽게 알아볼 수 있도록 하기 위해 무릎을 올린다.

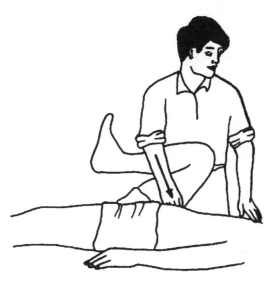

그림 10-3. 깊이 들어가 요근을 찾는다.

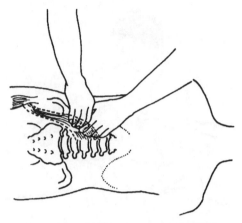

그림 10-4. 손가락을 모두 요근 위에 올린다.

④ 손가락으로 계속 요근을 잡고 있는 상태에서 아래로 누른다. 시술자는 자신의 몸을 옆으로, 오른쪽 왼쪽으로 흔든다. 힘차게 흔든다. 손가락을 계속 근육에 올려 놓아서 근육이 마사지될 수 있도록 한다. 자가 시술을 할 때는 발을 들어올려 의자 위에 놓고, 편할 대로 몇 개의 손가락을 선택해서 시술한다. 표준나선형 동작으로 길이를 따라 아래위로 마사지한다.

요근은 수축되어 있던 위치로 쉽게 다시 돌아갈 수 있다. 사람들은 진취적인 자세로 도전하기보다는 뒤로 물러나서 자신을 방어하는 소극적인 방법을 취한다. 그들에게 왕자나 여왕이나 혹은 자신들이 꿈꾸는 멋진 주인공처럼 걷고 움직이는 법을 가르쳐 주라. 당당하게 자신을 표현하면서 성큼성큼 활기차게 걷는 법을 배우지 않고서는 요근의 문제가 다시 재발할 것이다. 걸을 때 발만 움직이는 것이 아니라 몸의 중심부에서부터 움직이는 법을 배워야 한다. 골반과 다리 윗부분을 비롯하여 중심부를 움직여 걷게 되면 요근이 스트레치되고 마사지된다. 자세도 균형을 유지해야 한다. 자세가 한쪽 옆으로 기울거나 뒤로 처지거나 앞으로 구부정해서는 안 된다. 그들에게 철삼기공, 태극기공, 춤을 배우도록 권하라.

힘줄 스트레칭으로 요근 시술 마무리하기

양쪽의 요근 마사지를 끝낸 후에 힘줄 스트레칭을 실시하면 좋다. 이 힘줄 스트레칭은 서혜부의 접히는 부분 바로 밑에 있는 요근의 힘줄을 마사지해 준다. 힘줄인 tendon은 라틴어인 tender에서 유래된 말로 〈쭉 뻗다〉라는 뜻이다. 힘줄은 근육과 뼈, 근육과 인대, 근육과 근육, 근육과 근막들을 연결해 주고 이런 조직들이 늘어날 수 있도록 해 준다. 힘줄 스트레칭은 요근 힘줄이 쭉 뻗고 이완되는 것을 도와준다.

깊은 골반근 마사지 테크닉

마룻바닥에서 시술할 때는 피시술자 옆으로 가서 허리 약간 밑에서 무릎을 꿇는다. 탁자 위에서 시술할 때는 한 다리는 탁자 위에 얹고 한 다리는 탁자 밑으로 늘어뜨린 채 걸터 앉는다. 피시술자의 다리를 들어올려 어깨로 받쳐준다.(그림 10-5) 아래쪽 요근으로 손을 뻗어 요근의 바닥을 이루는 힘줄을 찾아낸다. 그 힘줄은 엉덩이와 골반이 만나는 부위에 있는 대퇴부 뼈 위에다 요근을 고착시키고 있다. 작은 요근은 골반 하부의 가장자리에 붙어 있다.

자신의 어깨를 피시술자의 머리쪽으로 부드럽게 이동시킨다. 이렇게 하면 다리를 좀더 들어 올릴 수 있다. 그리고나서 어깨를 낮춘다. 힘줄이 늘어나는 것이 느껴지면, 그 힘줄을 마사지하면서 부드럽게 잡아당긴다. 작은 요근의 힘줄도 마찬

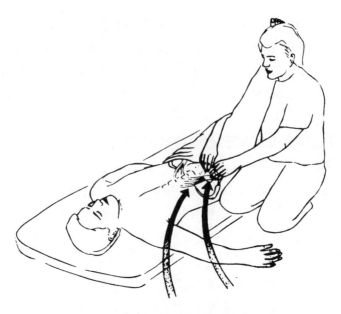

그림 10-5. 요근 힘줄 마사지

가지로 실시한다. 부드러우면서도 정확하게 해야 한다. 이것은 힘줄이 좀더 길어지고 이완되게 해 준다. 그 부위를 마사지하는 것으로 시술을 끝낸다. 양쪽에 이 과정을 여러번 반복한다.

2. 좌골신경통

아래쪽 요추 부위의 신경들도 직접 시술할 수 있는데, 대장부터 지압해야 한다. 그렇지 않으면, 내부의 결절이나 엉킴, 과도한 열, 습기나 냉기로 인해 잡아당겨지거나 꼬이는 곳이 생겨 종종 요추 부위의 신경들이 충혈된다. 표피에서부터 척추까지 부드럽게 안으로 깊이 들어가면서 여러 단계의 울혈을 느껴 보라. 일단 그것을 체험하면, 그 신경들을 직접 시술해서 신경들을 진정시키고 부드럽게 조절할 수 있다.

척추의 요추 신경총이나 척추 하부로부터 많은 신경들이 뻗어나가고 있는데 이것들은 엉덩이, 회음, 다리로 정보를 전달한다. 이 신경들 중의 하나가 다리와 발의 근육으로 공급되는 좌골신경이다. 좌골신경은 인체에서 가장 큰 신경으로, 요추 4번과 천골 1,2,3으로 나가는 두 개의 신경이 들어 있는 일종의 집이다. 그것은 양쪽 엉덩이를 가로질러 표피 가까이까지 뻗은 채 엉덩이와 허벅지 아래로 이어진다. 무릎에서 좌골신경은 두 갈래로 나뉘어 다리 아래와 발목으로 지나간다. 처음 좌골신경이 시작되는 곳의 굵기는 거의 새끼손가락

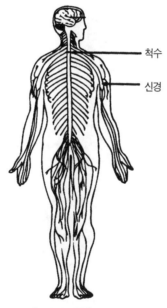

척수

신경

그림 10-6. 중추신경계

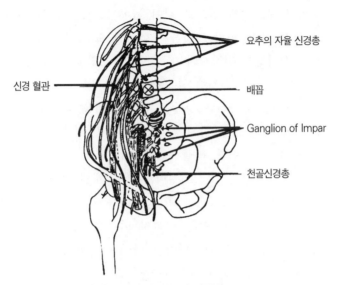

요추의 자율 신경총

신경 혈관

배꼽

Ganglion of Impar

천골신경총

그림 10-7. 척추 하부의 신경들

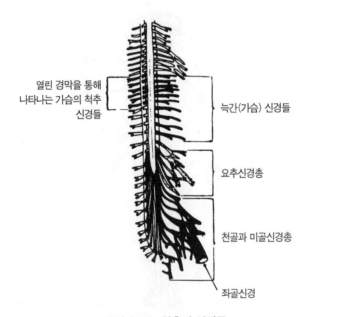

열린 경막을 통해
나타나는 가슴의 척추
신경들

늑간(가슴) 신경들

요추신경총

천골과 미골신경총

좌골신경

그림 10-8. 척추의 신경들

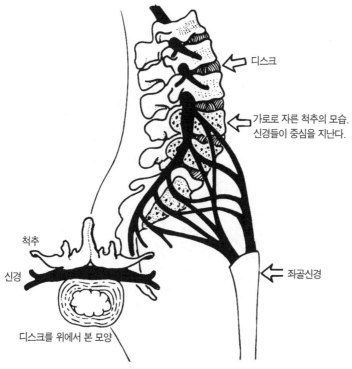

디스크 ⟸

가로로 자른 척추의 모습. ⟸
신경들이 중심을 지난다.

척추

신경

좌골신경 ⟸

디스크를 위에서 본 모양

그림 10-9. 좌골신경과 척추

만 하다. 많은 사람들이 등과 다리에 통증을 느끼는 것은 이 좌골신경과 요근에 문제가 생겼기 때문이다.(그림 10-9)

좌골신경 부위의 검진과 천골신경총 마사지하기

① 배꼽에서 시작해 서서히 등뼈 쪽으로 시술하라. 소장에 이르면, 부드럽게 소장을 옆으로 밀어라. 끝마칠 때는 반드시 소장을 제자리로 돌려 놓는다.

② 척추에 이르면 어느 쪽이든 척추 옆의 한쪽 요근으로 간다. 이 요근이 긴장되어 있으면 등과 다리에 통증이 생

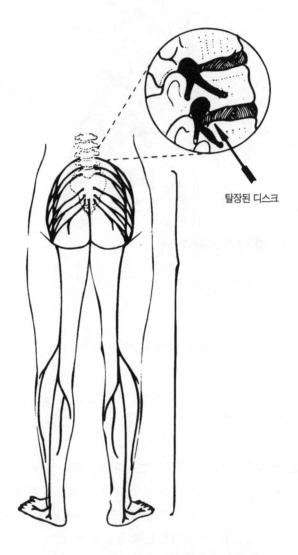

탈장된 디스크

그림 10-10. 탈장된 디스크는 다리에 좌골신경통을 초래할 수 있다.

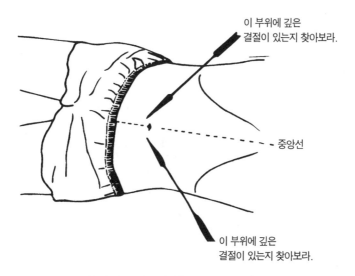

이 부위에 깊은
결절이 있는지 찾아보라.

중앙선

이 부위에 깊은
결절이 있는지 찾아보라.

그림 10-11. 천골신경총의 깊은 결절 찾기

길 수 있는데 특히, 등하부가 불편할 수 있다. 바로 위에
서 우리는 이 요근을 부드럽게 풀어 주는 법을 배웠다.
요근 뒤쪽으로 가야 좌골신경에 닿을 수 있다.

③ 좌골신경은 천골 부위의 등뼈에서 갈라져 나온다. 좌골신
경에 염증이 생기면, 다리 뒤쪽을 따라 쭉 통증이 생길
수 있다.(그림 10-10) 이것은 척추골 사이의 디스크가 탈
장되거나 천장골 관절의 이상이나, 둘러싸고 있는 근육과
인대가 딱딱해지고 충혈되어 생길 수 있다. 이러한 통증
들은 깊은 천골 마사지와 좌골신경 가까이에 있는 여러
부위들의 지압과 마사지를 통해 누그러뜨릴 수 있다.

④ 이 등 하부 부위에 결절이나 종기나 엉킴이 있는지 찾아
보라.(그림 10-11) 그것들을 마사지해서 풀어 주라.(그
림 10-12)

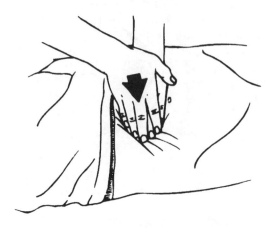

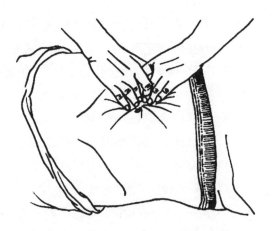

그림 10-12. 천골신경총을 마사지하여 정체를 풀어 주기

장기 氣마사지

엉덩이와 다리의 좌골신경 풀어 주기

① 피시술자가 누운 상태에서, 피시술자의 다리를 들어올려 가슴쪽으로 끌어당겨 고관절 부위를 회전시킨다. 이것은 골반 부위의 뼈들을 제자리에 맞추는 데 도움이 된다.(그림 10-13) 두 다리를 동시에 들어올려서 할 수도 있다. 두 다리를 들어올려 똑같이 무릎을 굽힌 상태에서 부드럽게 고관절을 돌린다.

② 피시술자를 왼쪽 옆으로 눕힌다. 중간둔근과 대둔근 사이의 움푹 패인 곳이나 〈구덩이〉를 찾아 이상근을 찾아낸다.(그림 10-14) 이상근을 마사지하여 수축된 이상근을 풀어 준다. 이상근은 엉덩이를 지나가는 좌골 신경 가까이에 있다. 엄지손가락이나 팔꿈치를 수직으로 세워 누른다.(그림 10-15) 이 부위에 문제가 있으면 이 부위가 매우 아프다. 통증이 없으면 아무 문제가 없는 것이다. 이곳을 약간의 시간을 들여 정성스럽게 시술하라. 그곳이 아플 때 마사지를 하면 〈기분 좋은 통증〉이 느껴

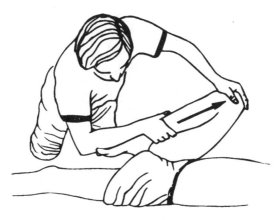

그림 10-13. 고관절 돌리기

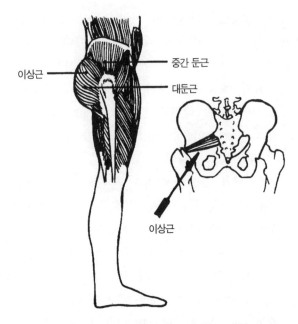

그림 10-14. 엉덩이에서 이상근의 근육 찾기

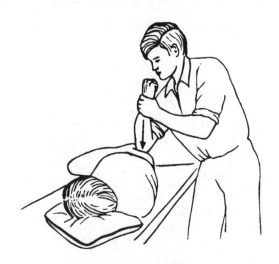

그림 10-15. 손이나 팔꿈치를 사용해 이상근을 마사지하는 법

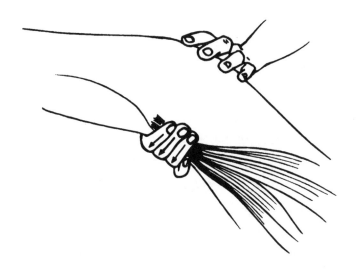

그림 10-16. 오금의 힘줄과 근육 잡기

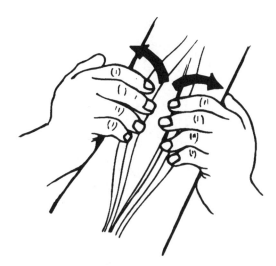

그림 10-17. 무릎 뒤쪽의 힘줄을 따로 잡아당기면 신경에 닿을 수 있다.

진다. 시술을 받고나면 더 좋아지는 느낌이 들 것이다. 집중력을 사용해 이 부위로 치유에너지를 보내는 것을 잊지 말라.

③ 허벅지 뒷부분의 중앙선을 따라 마사지해 내려가면서 그곳의 근육을 풀어 준다.

④ 이번 부위는 무릎 뒤에 있는 오금의 힘줄이다.(그림 10-16, 10-17) 좌골신경은 여기에서 두 부분으로 갈라지기 때문에 무릎 양쪽에서 시술한다. 양엄지로 왼쪽과 오른쪽에서 마사지하며 손가락으로 힘줄을 따로따로 잡아당긴다. 이렇게 하면 힘줄과 근육이 스트레칭되고 신경의 압박이 풀어진다.

⑤ 세 번째 부위는 발목의 안쪽 복사뼈 아래에 있다. 그것은 신장-3에 아주 가까이 있다.(그림 10-18) 손가락이나 엄지손가락으로 그 부분을 지압하고 마사지하라.

⑥ 발을 들어올려 발뒤꿈치를 주먹으로 두드리면서 과정을 모두 끝낸다.(그림 10-19)

⑦ 오른쪽도 똑같이 반복한다.

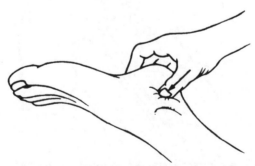

그림 10-18. 발목뼈 아래 부위의 신경을 마사지하기

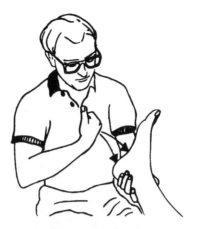

그림 10-19. 뒤꿈치를 두들김으로써 좌골신경 치료를 끝내기

3. 목의 통증과 그로 인한 두통

목의 통증과 그로 인한 두통이 있는 경우 상완총을 시술하며 결절이나 엉킴이 있는지 찾아본다.(그림 10-20) 상완총 부위가 긴장되면 팔을 따라 통증이 생길 수도 있다. 아무 이상이 없으면 상완총을 시술하지 말라. 그러나 장애가 있으면 먼저 배꼽을 시술하라. 그리고나서 양엄지손가락을 이용하여 경신경총과 상완총을 양쪽에서 마사지해 내려간다. 상완 부위가 빡빡하면 그것이 목과 팔을 잡아당겨 그 부분과 머리에 두통을 초래할 수 있다. 이것은 만성적인 질병이 될 수 있으므로 두통을 완전히 해소하기까지는 시간이 많이 걸릴 것이다. 그러므로 충분한 시간을 갖고 이 부위를 시술해야 한다.

상완총 시술하기

① 피시술자를 엎드리게 한다. 오른쪽 팔을 뒤로 잡아당겨 손바닥이 하늘을 보도록 한 채 등을 가로질러 놓는다.

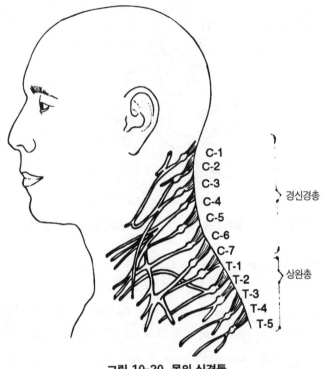

경신경총

상완총

그림 10-20. 목의 신경들

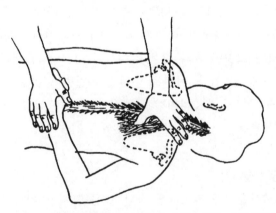

그림 10-21. 오른쪽 견갑골 바로 밑의 견갑골 근육 마사지하기

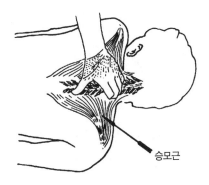

승모근

그림 10-22. 엄지와 나머지 손가락으로 승모근 잡기

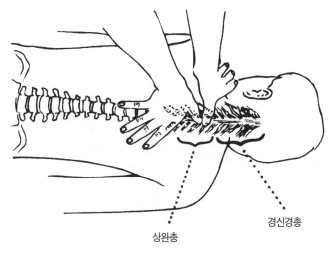

상완총   경신경총

그림 10-23. 양손으로 척추의 측면을 마사지해 내려가기

피시술자의 오른쪽 손에 시술자의 오른쪽 손을 얹어 그
곳을 부드럽게 잡는다. 왼쪽 엄지손가락으로 오른쪽 견
갑골 바로 밑에 있는 견갑골 근육을 마사지한다.(그림
10-21)

② 이번에는 엄지와 다른 손가락으로 승모근을 잡고, 어깨
바깥쪽으로 부드럽게 마사지한다.(그림 10-22)

③ 양엄지손가락으로 척추 오른쪽을 똑바로 마사지해 내려 간다.(그림 10-23)

④ 왼쪽 몸도 똑같은 과정을 반복한다.

척추의 S자 마사지

① 한쪽 손의 손가락 두 개를 사용한다. 다른 쪽 손을 마사 지하고 있는 손의 손등에 얹어 그 두 손가락에 무게를 보태준다.

② 경추 7번(C-7)에서 척추의 오른쪽을 향해 시작한다.

③ 먼저 왼쪽으로 척추를 건너간다.

④ 척추 왼쪽으로 갔으면 다시 척추의 오른쪽으로 돌아온다.

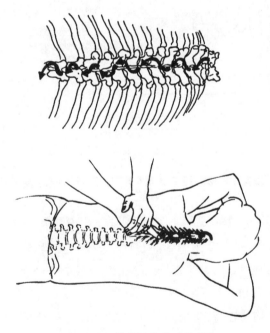

그림 10-24. 척추의 S자 마사지법

⑤ 이렇게 뱀이 기어가는 것처럼 〈S〉자를 그리면서 척추를 따라 천골까지 마사지해 내려간다.(그림 10-24)

4. 천식

천식은 폐의 호흡에 이상이 생긴 것으로서 주기적인 발작, 경련, 가쁜 숨을 동반한다. 가슴은 종종 매우 팽창되고 단단해지는데, 이런 증세를 지닌 사람은 가슴을 이완하지 않은 채 복부호흡을 한다. 즉, 횡격막은 팽창할 수 있으나 갈비뼈는 이완할 수 없는 상태이다. 이처럼 천식은 갈비뼈가 움직이지 않아 폐가 팽창되지 않는 상태이다.

눈과 턱, 엉덩이 역시 움직이지 않을 수도 있다. 눈과 엉덩이가 옆에서 옆으로 움직이지 못하는 것이다. 그 부위들의 움직임은 갈비뼈에서 비롯되기 때문에 갈비뼈가 움직이지 못하면 그 부위도 고정되고 빡빡해진다. 이렇게 억제되어 있는 부위들을 풀어 주면 모든 부위들을 다시 정상적으로 되돌릴 수 있다. 피시술자는 천식 증세가 퇴조하기 시작할 때까지 매일 수련하면서 언젠가는 건강한 운동선수처럼 숨쉬고 움직일 수 있을 것이라는 확신을 가져야 한다. 다음의 테크닉들은 기내장을 활용하여 자신의 심각한 천식을 치유한 한 기내장 시술자가 발견한 것이다.

손 테크닉

① 피시술자 옆에 서거나 꿇어앉아라. 한 손을 몸 저편으로 뻗어 아랫갈비 근처의 가슴을 잡아라. 당신과 가장 가까운 쪽에서 짧고 가볍게 밀기와 꾹 찌르기를 실시하며

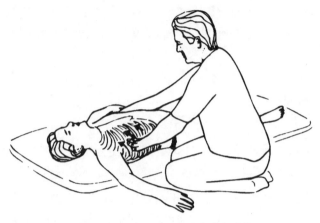

그림 10-25. 천식 마사지 - 갈비뼈 시술

갈비뼈 전체를 부드럽게 시술하라. 다른쪽도 똑같이 실
시하라.(그림 10-25)

② 미는 손을 통해 기를 보내는 데 집중한다. 먼 쪽의 갈비
뼈와 손이 그 자극을 받아 조금 움직이는 것을 느껴보
라. 양손을 갈비뼈 아래 위로 움직이라. 계속 밀어라. 갈
비뼈 양쪽을 움직이고 푼다. 잠시후 먼 쪽의 손을 가져
와 양손으로 부드럽게 민다.

③ 이제 양손을 가슴 저편으로 뻗어 양손을 동시에 시술자
쪽으로 당기기를 실시하는데, 부드럽고, 빠르고, 짧게 당
겨야 한다.(그림 10-26)

④ 환자를 모로 눕히고 위와 똑같은 손동작으로 갈비 뒤쪽
을 시술한다. 한쪽 시술이 끝나면 다시 환자를 다른 쪽
으로 눕혀 다른쪽 갈비뼈를 시술한다. 이렇게 하면 등이
풀릴 것이다. 휴식하라.(그림 10-27)

⑤ 자가 시술을 해 보라. 혼자서는 자신의 등을 직접 시술
할 수 없기 때문에, 테니스공 같이 등아래에 놓을 수 있

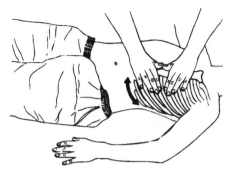

그림 10-26. 천식 마사지 - 먼 쪽 갈비 시술

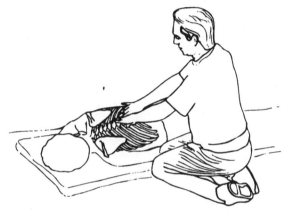

그림 10-27. 천식 마사지 - 갈비 뒤쪽 시술

는 물건을 사용해 손가락을 대신한다. 피시술자에게 이 자가 시술법을 가르쳐 주고 숙제로 내주어 그것을 매일 꼭 실시하게 한다. 가슴이 이완될 때까지는 그 시술이 약간 아플 수도 있다. 이것을 피시술자에게 주지시킨다.

갈비뼈 확장 호흡

위의 마사지와 더불어 피시술자는 〈갈비뼈 확장 호흡법〉을 이용하여 호흡하는 것이 좋다. 이 호흡법은 갈비뼈 옆으로 숨을 들이마시고 갈비뼈를 팽창시키는 것이다. 갈비뼈 앞과 뒤, 흉곽 전체로 호흡하며 각 방향으로 팽창시킨다. 휴식하라. 피시술자가 이 호흡을 매일 수련하게 한다.

눈 운동

피시술자에게 눈을 움직이는 법을 가르치라. 보통 사람들은 정면 위를 응시하고 있을 것이다. 눈의 자연적인 움직임은 흉곽의 움직임을 따르는 것이다. 그런데 때때로 몸은 이러한 자연성을 잊어버린다. 옆에서 미는 갈비뼈 마사지를 행하고 있을 때, 피시술자에게 당신이 밀고 있는 방향으로 눈을 움직이라고 말하라. 당신이 당기고 있다면 눈은 당신 쪽으로 향해야 한다. 등 쪽에서 밀고 있을 때는 눈이 앞쪽으로 향해야 한다. 집에서 연습하도록 피시술자에게 주지시키라. 이 운동을 많이 하면 할수록 에너지의 흐름이 더 좋아진다. 또한 고정된 눈은 등에 이상이 있다는 것을 암시할 수 있다. 눈은 통증에 따라 움직임을 멈춘다.

턱 운동

앞에서도 말했듯이 천식이 있는 사람들은 대개 턱과 엉덩이가 잠겨 있다. 일단 턱뼈를 두개골에 고정시키는 턱관절을 이완시키면 놀랍게도 엉덩이와 흉곽은 자연적으로 풀린다. 이 테크닉은 마법처럼 작용하지만, 그보다 더 놀라운 진짜 마법은 그 에너지에 있다. 활성화되고 훈련된 관절이 자유롭게 움직이는 것은 내면의 미소가 그토록 강력한 이유와 동일하다. 그것은 모두 에너지의 작용이다. 이 부위를 이완하고 활성화시키면 매우 강력한 에너지 흐름이 창조되는데, 이곳은 네 개의 경락, 즉 소장, 삼초, 담낭, 위장 경락들이 엇갈리

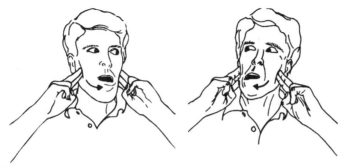

그림 10-28. 턱관절 마사지

는 곳이기 때문이다.

턱을 측면과 앞뒤로 움직이면서 각 손의 두 손가락으로 턱관절의 근육과 힘줄을 마사지하라. 또한 턱을 원형으로 돌려라. 이때 반드시 턱과 함께 눈도 움직여야 한다.

5. 여성의 문제

CNT에는 난소, 자궁, 나팔관의 문제 해결에 도움이 되는 테크닉이 많다. 이 부위의 응어리와 정체는 생리전 증후군, 낭종, 자궁내막염, 자궁경부암과 난소암, 불감증, 불임을 유발한다. 출산, 유산, 낙태, 하복부 수술 후에 이 테크닉을 사용하면 자궁이 정상적인 위치와 크기로 회복되는 데 도움이 된다.

이 부위는 에너지가 흐를 수 있도록 열려 있는 것이 중요하다. 성에너지나 재생에너지는 가장 중요한 에너지 중의 하나이다. 성에너지의 막힘과 정체, 응결은 감정적인 문제와 관련이 있다. 그러나 월경 중인 여성이나 임산부, 혹은 성병이나 암을 가진 여성에게 시술해서는 안 된다.

자궁

자궁은 힘줄들에 의해 체내에 연결되어 있다. 대장과 소장, 방광, 신장의 이상은 자궁의 이상이라고 볼 수 있는데, 그 힘줄들은 자주 내부의 울혈로 인해 단단해져서 조절을 필요로 한다. 기혈 순환이 잘 이루어지지 않으면 자궁이 차가워져 낭종이 더 잘 생길 수 있다.

위치

방광과 직장 사이에 위치한 자궁은 거꾸로 된 서양배처럼 생겼다.(그림 10-29) 자궁은 돔 같이 생긴 기저부, 중간 부위인 몸체, 질로 향하는 좁은 통로인 경부, 세 부분으로 나누어지며, 난소와 연결되는 두 개의 나팔관을 가지고 있다. 나팔관을 통해 난자나 수정란이 자궁으로 이동하게 된다. 그런데 이 관들이 서로 함께 꼬이거나 묶이는 이상이 생길 수 있다.

여성은 엄지와 집게손가락을 V자 모양(역삼각형)으로 복부에 위치시킴으로써 자궁을 쉽게 찾을 수 있다. 양엄지손가락을 배꼽에 위치시키고 역삼각형이 되도록 집게손가락을 아래로 쭉 뻗는다. 그러면 집게손가락이 바로 자궁의 위치에 놓이

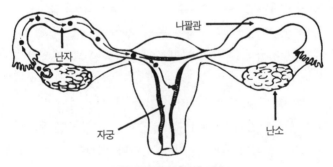

그림 10-29. 자궁과 난소

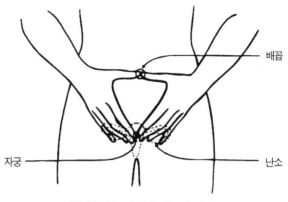

배꼽

자궁

난소

그림 10-30. 자궁과 난소의 위치

게 된다.(그림 10-30)

자궁 마사지하기

① 여덟 손가락을 자궁 한쪽에, 양엄지손가락을 다른 한 쪽
에 놓는다. 양손의 가장자리를 함께 붙여 일직선상에 가
지런히 놓는다. 이 상태로 탐색하듯이 깊게 주무른다. 어
떤 꼬임이나 뒤틀림이 있으면 마사지해서 풀어 주고 양
손으로 자궁 중심부를 잠시동안 잡는다.

② 흔히 자궁이나 나팔관을 따라 얽힘과 울혈이 있다. 막히
거나 과도한 열 때문에 이러한 현상이 나타나는 것으로
풍을 제거하는 테크닉을 활용하여 열을 해소하라.

③ 자궁을 지탱하고 있는 근육과 근막이 굳을 때도 이러한
문제가 생길 수 있다. 이러한 울혈은 자궁을 약간 기울
어지게 만든다. 제독 마사지 테크닉을 활용하여 그 울혈
을 제거하라. 그 다음 난소 사이에 손을 둥글게 쥐고 부
드럽게 밀면서 경부 윗부위를 마사지하여 울혈을 풀어
주라. 배란과 월경 중에 이 부위의 에너지 흐름이 막히

면 통증과 월경통이 일어날 수 있다. 이 시술은 호르몬
의 균형을 유지하는 데도 큰 도움이 된다.
④ 다른 테크닉은 나팔관 부위를 원형으로 부드럽게 마사
지하는 것이다.

난소

난소는 크기와 모양이 껍질 깐 아몬드를 닮은 한 쌍의 내
분비선이다. 난소는 자궁 양쪽에 위치하고 있다. 배란이 되면
난소는 부풀어 오르거나 흉터 같은 자국이나 주름이 생긴다.
폐경 후에 난소는 위축된다.

위치

자궁의 위치를 찾는 방법과 마찬가지로 엄지를 배꼽에 대
고 집게손가락을 자연스럽게 아래로 뻗어 역삼각형을 만든다.
이제 새끼손가락을 뻗는다. 바로 새끼손가락이 떨어지는 부위
가 난소의 위치이다.(그림 10-30) 건강한 난소는 젤리처럼 부
드럽고 탱탱하다.

문제점과 그 대처 방안

① 반드시 난소는 제자리에 있어야 한다. 월경통이 있을 때
는 이 부위가 부풀어 오른다. 이 부위에 손을 얹어 에너
지 흐름을 느끼라. 난소가 막 움직이기 시작하면 그 부
위는 따뜻해진다. 배란이 가까워지면 그 부위는 뜨거워
지고, 배란 뒤에는 서늘해진다.
② 종종 두 개의 난소가 너무 가까이 위치해 있거나 하나가
다른 하나보다 위쪽에 위치한다. 위에 위치한 난소의 힘
이 아래로 빠져나가면 난소가 약화되고, 건조해지고, 딱

딱해지는데 이것은 월경통과 불임을 초래할 수 있다. 그렇게 되면 난자의 배출이 원활하지 못하게 되거나 배출 시 큰 통증을 유발할 수 있다.

한 난소는 피부 표면에 근접해 있고 다른 하나는 깊이, 때로는 너무 깊은 곳에 존재하여 그것을 느낄 수도 없는 경우도 있다. 임신 중에는 자궁이 복부로 올라가고 난소도 자궁을 따라간다. 그러나 임신 후에는 그것들이 제 위치를 잡을 수 있도록 해 주어야 한다.

서서히 조심스럽게 난소를 제 위치로 움직여야 한다. 한 번에 조금씩 움직이며 그 과정을 반복해야 한다. 자궁의 인대는 제 위치에서 난소를 잡아당길 것이다. 자가 시술을 행하고 있다면 양엄지로 두 난소를 원형으로 마사지하라. 주변의 울혈을 풀어 주면 난소가 제 위치를 찾는 데 도움이 된다.

③ 난소가 적당히 이완되지 않으면 월경통이 생길 수 있다. 난소 부위에 응결이 있을 수 있다. 진동(shaking)은 표피의 울혈을 풀어 준다. 나팔관도 제 위치에 있지 않거나 주름잡힐 수 있다. 난소와 나팔관이 꼬일 수도 있다. 그것들이 꼬이게 되면 그 꼬인 것을 느낄 수는 없지만 그 피부 표피가 불편해 보이고, 만지면 매우 아프다. 나팔관이 너무 단단해도 임신이 잘 되지 않는다.

이 부위로의 혈액 공급이 원활하지 않을 수 있다. 난소 주변의 수술은 월경 문제를 일으킬 수 있다. 대장이나 방광의 아랫부위가 난소를 누르면 통증이 생긴다. 먼저 그 부위를 당겨올리고 S결장과 맹장 결장의 울혈을 제거하라. 그렇지 않으면 난소에 도달할 수 없다. (항상 S결장부터 먼저 시술하라.) 난소에 도달하려면 공간을 깨

끗하게 해야 한다. 흔히 그 시술만 행해도 난소의 통증
을 덜 수 있다.

간의 제독을 실시하고 간을 펌프질하라. 간과 신장, 비장
의 소리를 두세 번 실시하라.

④ 난소의 동맥과 정맥은 함께 꼬일 수 있다. 난소 근처에
는 미세한 응결, 꼬임, 막힘이 많이 있는데 이런 것들은
제거해야만 한다. 난소가 그 결합조직과 꼬이면 불임, 통
증, 이른 폐경을 초래할 수 있다.

⑤ CNT는 난소암으로 발전되지 않는 한, 난소 낭종에도 매
우 효과가 있다. 난소를 마사지하여 울혈된 것을 풀어라.
그 응결이 풀리지 않으면 피시술자에게 의료진단을 받
도록 해야 한다. 의료적인 문제가 있다면 의사의 허락하
에 시술해야 한다. 피시술자에게 난소의 에너지 수준을
자극하고 높이는 법, 그리고 복부조직을 튼튼하게 하는
법을 알려 주라.

⑥ 난소의 에너지의 균형을 찾으려면 손가락 끝을 난소를
향해 두고 부드럽게 압박하며 마사지한다. 좌우의 단단
함을 점검하고 열과 풍의 감각을 점검하라.

난소 마사지 테크닉

① 학생이 무릎을 당겨올리도록 한다. 난소의 위치를 찾으
라.(그림 10-30)

② 손가락과 손꿈치로 록킹(rocking, 아래 위로 흔드는 동
작)을 한다. 오른쪽부터 시술한다면 손꿈치로 오른쪽 난
소를 마사지한다.(그림 10-31) 서서히 깊숙이 마사지해
나가면서 왼쪽 난소까지 마사지한다. 한손만으로도 충분
하지만 다른 한 손으로 무게를 더해 주면 좋다.(그림

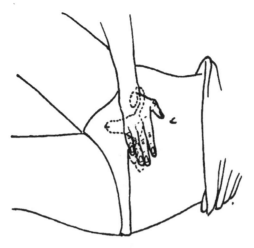

그림 10-31. 난소 마사지: 손꿈치로 시작한다.

10-32) 이 마사지를 5분 이상 실시하라. 이 시술을 통해
위에서 언급한 증세들 중 많은 부분이 자연적으로 교정
될 것이다. 밀고 펌프질하라. 부드럽게 앞뒤로 마사지하
라. 그 장기들에게 에너지를 보내고 다시 건강을 회복하
라고 말하라. 이렇게 하면 피시술자는 매우 편안해지고
안정되며 신뢰심을 갖게 된다.

③ 이 테크닉은 다른 사람이 시술해 주면 더욱 효과가 크
다. 한번에 한쪽만 시술하는 것보다 효과가 훨씬 빠르다.
하지만 학생이 집에서 자가 시술하여 교정한 부위가 유
지되도록 해야 한다.(그림 10-33) 이러한 자가 시술을
소홀히 하게 되면 난소는 며칠 지나지 않아 옛날 위치
로 되돌아가고 만다. 난소는 옛 위치에 익숙하므로 그곳
으로 되돌아가려는 관성을 지니고 있기 때문이다. 그러
므로 난소가 새로운 위치에 편안하게 적응할 수 있도록
만들라.

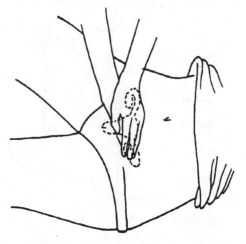

그림 10-32. 난소에 대고 있는 손을 흔든다. 다른 손도 같이 사용해서
무게를 더해 준다.

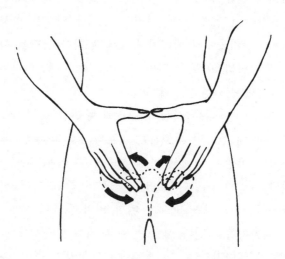

그림 10-33. 혼자서 난소 마사지하기

불감증

불감증은 까다로운 문제이다. 불감증은 장기의 이상에 의해 유발되지만, 감정적인 긴장이 주요 원인이 된다. 또한 이 책에서 다루지 않는 부부 간의 문제일 수 있다.

그럼에도 불구하고 CNT 테크닉은 도움이 된다. 횡경막을 이완시킴으로써 시작하라. 그 다음 제독하고 감정적인 이완과 균형잡기(balancing)를 행하라. 성기관을 건실하게 만들라. 먼저 신장을 시술하고, 그 다음 CNT 차트상의 삼초와 심막점을 시술하라.

월경

위의 테크닉은 월경 문제에도 성공적으로 적용할 수 있다. 이 테크닉은 하복부에 축적된 독소를 제거하고 신경의 긴장을 더는 데 도움이 된다. 월경 문제를 지닌 여성에게 CNT를 규칙적으로, 특히 하복부에 주의를 기울이면서 시술하면 월경통, 요의 정체, 부기를 덜거나 예방하는 데 도움이 된다.

자궁내막염

CNT는 자궁 주름의 비정상적인 성장에 의해 유발되는 자궁내막염을 해소하는 데도 도움이 된다. 자궁내막염은 자궁벽을 통해 자라며 소장, 림프계, 천골신경총의 엉킴을 초래한다. 또한 자궁내막염은 이 부위의 순환 문제를 일으킬 수도 있다. 이는 매우 흔한 문제이며 임신 중에는 일시적으로 멈춰진다. 움직이는 태아가 자궁벽을 마사지하여 자궁내막염을 줄어들게 하기 때문이다. CNT 마사지는 이 동작을 본뜬 것이다.

이런 문제를 지닌 사람이 있다면 자가 시술법을 해보는 것이 좋다. 그 사람이 수술에 직면해 있다면 의사와 상의하여 대안 절차를 권할 수 있다. 만약 수술을 하여 자궁내막염을 제거했다면 CNT 마사지는 후속 절차나 재발을 방지하는 것으로서 도움이 될 수 있다.

CNT를 보완하는 도치료 수련들

난소호흡, 알수련, 유방마사지, 오르가슴 끌어올리기, 철삼기공에서 사용하는 당겨올리기 테크닉은 여성이 집에서 훈련하면 좋은 수련법들이다.(다음 책들을 참고하라. 「철삼기공Ⅰ (Iron Shirt Chi KungⅠ, 1986)」, 「부부의 성도인술(1997, 정신문화사 刊)」, 「성도인술: 여성 성에너지 일깨우기(Healing Love Through the Tao: Cultivating Female Sexual Energy, 1986)」). 이러한 수련법들은 성적 건강과 생식기 건강에 지속적으로 도움이 된다.

6. 남성의 문제

도교인들은 남성이 사정을 통해 생명력이 가득한 성에너지를 고갈시키면 발기부전과 전립선 문제와 같은 많은 성적인 문제가 남성에게 발생한다고 믿고 있다. 이것을 믿든 믿지 않든, CNT 원리와 테크닉을 이런 질병에 효과적으로 적용시킬 수 있다.

발기부전

① 발기부전인 학생에게는 먼저 간을 시술해야 한다. 간 경락은 고환을 지난다. 이 부위의 경락이 약화되면 성기관의 문제가 발생한다.

하복부와 다리의 금을 따라 응어리와 엉킴이 있는지 점검하라. 그 부위의 해부도를 공부하여 어떻게 신경과 혈관이 페니스를 지나는지 살펴보라. 그 부위에 어떤 막힘이 있다면 그것은 페니스 발기력에 영향을 미칠 수 있다. 마사지로 그 부위를 깨끗이 청소하라. 그 부위는 매우 민감하므로 마사지를 하면 약간의 통증이 생길 수 있다. 부드럽고 조심스럽게 시술하라.

② 피시술자에게 다른 도치료책자인 「골수내경」에 설명된 대로 고환과 관(管) 마사지법을 가르쳐 주라.

③ 요도를 회음에서 밖으로 당겨서 조여 어떤 막힘을 풀거나 흩어버려라.

④ 방광과 전립선 바로 위의 움푹 팬 곳을 찾아낼 때까지 두 손가락으로 원형으로 마사지해가며, 치골 위를 시술하라.

⑤ 골반 부위의 응어리와 엉킴을 해소하기 위해 고환이 상승하고 하강하는 구멍을 찾아라. 이 구멍에 손가락을 넣어 그런 막힘을 찾아 풀어라.

⑥ 신장과 부신을 데우고 마사지하라.

전립선

전립선 주변이 막혀 있으면 발기부전이 유발될 수 있다. 이런 막힘이 제거되면 발기부전은 저절로 해소된다. 전립선 내의 독소는 흔히 전립선 문제의 또 다른 원인이 되고 있다.

전립선은 항문과 고환 사이 회음 바로 위에 존재한다. 그러므로 고환뿐만 아니라 회음부도 마사지하라.

7. 일상적인 복부의 문제들

키이코 마츠모토와 스티븐 버치는 그의 책 「하라 진단: 바다에 대한 고찰(Hara Diagnosis: Reflections on the Sea」에서 몇몇의 일반적인 복부 문제를 밝혔다. 이 장에서는 그런 증세들 몇 가지를 간략하게 기술하고 그 문제들을 해결하기 위한 도치료 테크닉을 소개한다.

담낭과 췌장에 걸쳐 있는 근육의 긴장

증세

오른편의 담낭과 왼편의 췌장을 덮고 있는 근육은 종종 그 아래에 위치한 장기의 허약을 보호하기 위해 지나치게 긴장되어 있는 경우가 있다. 그래서 너무 단단하여 손가락이 들어가지도 않는다. 이러한 긴장 과잉은 매사에 걱정이 많은 사람들에게서 나타날 수 있다.

이 단단한 근육을 세게 누르면 호흡곤란, 가슴의 불편, 목에서 어깨까지 이르는 반응, 그리고 팔로 분산되고 얼굴에서 팔로 달리는 통증이 느껴진다.

CNT 적용

① 양쪽 근육이 관계되었다면 왼쪽부터 시작하라.
② 양손으로 흉곽의 왼쪽을 쓰다듬고 지압하는 것을 번갈아가며 시술하라.
③ 흉곽이 가라앉는 지점까지 지압을 계속하라.
④ 5자 그리기 테크닉을 시술하고 5자 그리기 테크닉(제 5장 참조)을 거꾸로 행하며 흉곽 아래로부터 압력을 푼다.

⑤ 오른쪽을 반복하라.

⑥ 근육을 깊고 부드럽게 마사지하라.

⑦ 대응되는 장기를 제독하고 그 기운을 북돋우라.

배 중앙 부위

증세

그 부위는 표면상으로는 부기가 있고 부드러우나 깊은 곳은 딱딱하다. 대개 왼쪽 흉곽 아래 부위가 단단하게 느껴진다.

CNT 적용

① 피부를 제독하라.

② 복부가 부드러워질 때까지 웨이브 테크닉(제 5장 참조)을 적용하라.

③ 5자 그리기 테크닉으로 흉곽 왼쪽 아래의 액체를 쓸어 몰아내라.

④ 위장, 비장, 췌장 부위의 기운을 북돋우라.

배 중앙 왼편의 미세한 엉킴

증세

그 부위가 딱딱하고 단단하게 느껴지며 복부 표면에서부터 부풀어 있다. 만지면 아프고 단단한 돌처럼 느껴진다. 그곳을 깊게 누르면 쏘는 듯한 통증이 가슴, 얼굴, 머리, 팔, 다리, 혹은 등과 목 사방으로 퍼져 나간다.

CNT 적용

① 배꼽 주위의 피부를 제독하라. 반드시 오랜 시간을 이

부위에 투자하여 내부 압력을 풀어야 한다.

② 대장 위에 웨이브 테크닉을 실시하라.

③ 양손으로 깊게 시술하여 그 응어리를 풀어라.

④ 척추 쪽으로 깊이 들어가 그 부위에서 몸의 나머지 부위로 록킹 동작을 이끌어 내라.

⑤ 오른쪽에서 응어리를 발견할 때도 같은 테크닉을 적용하라. 간을 제독하고 그 기운을 북돋우라.

하복부의 심각한 긴장

증세

하복부가 단단하고 딱딱하다. 이는 종종 변비, 위의 정체, 신장 문제, 등 아래의 통증, 폐의 허약, 그리고 부인과 문제와 관련되어 있다.

CNT 적용

① 피부를 제독하라.

② 풍문을 열라.(제 4장 참조)

③ 웨이브 테크닉을 실시하라.

④ 5자 그리기 테크닉으로 흉곽 아래로부터 액체를 몰아내라.

⑤ 조직이 부드러워질 때까지 흉곽 아래를 깊게 시술하라.

⑥ 웨이브 테크닉을 실시하라.

⑦ 폐의 기운을 북돋우라.

⑧ 간의 기운을 북돋우라.

⑨ 신장의 기운을 북돋우라.

⑩ 하복부가 완전히 부드러워질 때까지 웨이브 테크닉을 더 실시하라. 처음부터 한시간 반이 걸릴 수 있다.

⑪ 요근을 시술하라.

⑫ 요추신경총을 시술하라.

오른쪽 아래나 왼쪽 복부의 통증

증세

엉덩이 가까이와 불두덩 쪽으로 뻗어나가는, 오른쪽 아래나 왼쪽 복부에 통증이 있다. 그 부위에서 팽팽한 줄 같은 근육을 발견할 수 있고, 소장에 단단한 물질이나 가스거품이 들어 있는 것을 느낄 수 있다.

만지면 그 부위가 아프다. 다리에 통증이 있고, 등 아래에 문제가 있을 수 있다.

CNT 적용

① 피부를 제독하라.

② 웨이브 테크닉을 실시하라. 제독하고 기운을 북돋우라.

③ 간을 제독하라.

④ 폐를 제독하라.

⑤ 신장을 제독하라.

⑥ 요근을 이완시키라.

❼ 요추와 천골신경총을 시술하라.

⑧ 좌골 신경에 대한 압박을 풀어 주라.

척추 근처 복부의 아랫등 부위의 통증

증세

그 부위를 만지면 단단하고 아프다. 부드럽다면 안에 움직이는 뭉치의 느낌이 있다. 하복부가 차갑다. 변비나 설사, 부인과 문제, 혹은 요추의 통증이 있다.

CNT 적용

① 피부를 제독하라.

② 웨이브 테크닉을 실시하라. 과도한 통증 없이 가장 쉽게 시술할 수 있는 부위인 배꼽 근처부터 시작하라.

③ 요추 부위를 지탱하면서 몸을 움직이라.

④ 통증과 단단함이 풀릴 때까지 웨이브 동작을 더 실시하라.

⑤ 요근을 시술하라.

⑥ 요추와 천골신경총을 시술하라.

흉곽 오른쪽 아래의 통증

증세

그 부위는 매우 단단하다. 흉곽은 가라앉아 있고 왼쪽보다 훨씬 부드럽다. 만지면 그 부위가 위축된다. 위장은 통증이 있고 타는 듯하다.

CNT 적용

① 피부를 제독하라.

② 웨이브 테크닉을 실시하라.

③ 역방향 5자 그리기 테크닉을 실시한다.

④ 흉곽 왼쪽 아래를 깊숙이 시술하라.

⑤ 흉곽 오른쪽 아래를 부드럽게 시술하라. 흉곽 아래로 가 흉곽을 들어올릴 수 있을 때까지 시술을 계속하라. 학생에게 흉곽을 잡고 있는 손을 밀라고 요청하라. 이 동작은 그 부위를 확장하는 데 도움이 된다.

⑥ 횡경막을 이완하라. 복부호흡을 하도록 하라.

⑦ 간을 제독하고 그 기운을 북돋우라.

⑧ 비장을 제독하고 그 기운을 북돋우라.

⑨ 신장을 제독하고 그 기운을 북돋우라.

⑩ 폐를 제독하고 그 기운을 북돋우라.

흉곽 왼쪽 아래의 통증

증세

그 부위는 단단하며 만지면 불안해 하고 위축된다.

CNT 적용

① 피부를 제독하라.

② 5자 그리기 테크닉을 이용하여 가슴을 쓰다듬어 줌으로
써 흉곽 왼쪽 아래부터 유동액의 흐름을 풀어 주라.

③ 림프를 제독하라.

④ 간을 제독하고 그 기운을 북돋우라.

⑤ 폐를 제독하고 그 기운을 북돋우라.

8. 수술 후의 CNT 적용

CNT는 수술 후 회복기를 갖고 있는 사람에게도 도움이 된
다. 수술은 피부의 여러 층을 잘라내며, 수술 후에는 표피층
뿐만 아니라 내부도 꿰매야 하는데 이는 많은 문제를 일으킬
수 있다.

근막은 대부분의 장기와 근육을 덮고 있는 축축한 안감과
같아서 어떤 것이든 쉽게 흐르게 한다. 근막을 손상시키면 에
너지 흐름을 막아서 심각한 문제가 생긴다. 이는 내부의 엉킴
을 일으킨다. 복부 내부의 상처는 조개 속의 모래알과 같은

작용을 한다. 많은 조직이 상처를 둘러싸 그것을 고립시킨다. 그러면 그 상처 부위는 중심과 단절된다. 그런데 내부 상처를 마사지하면 외부 상처와는 달리 결국 그것은 사라진다. 그러므로 CNT는 수술로 인한 정신적 긴장을 포함하여 수술 후의 장애를 극복하는 데 유용하다.

9. 두통에 대하여 더 알아야 할 것

두통은 일종의 통증이다. 어떤 통증이든 무언가 잘못되었다는 경고 표시이다. 진통제로 단지 통증만을 없애려고 하면 통증의 원인은 알아내지 못한 채 겉으로 드러나는 증상만 억누르게 된다. 당신의 몸은 당신에게 끊임없이 신호를 보내고 있다. 그 신호를 무시하지 말라. CNT에서는 통증을 문제의 근원으로 들어가는 지침으로 본다. 통증을 존중하라. 당신은 몸의 에너지를 절약하여 장기를 강화시키는 데 사용할 수 있다. 물론, 사람들은 이런 충고를 잘 들으려 하지 않는다. 사람들은 계속 일하거나 놀기를 원한다. 그래서 그들은 짧은 시간 내에 통증을 없애고자 진통제를 먹는다.

종종, 통증은 특정한 장기와 연관되어 특정한 경락을 따라 나타난다. 대부분의 경락들은 두뇌를 통과하고 있다. 만약 두통이 국소적으로 나타난다면 두뇌의 경락들을 살펴보라. 그러면 당신은 그 문제와 연관된 장기를 알아낼 수 있을 것이다. 가장 흔한 원인은 간의 열, 담낭의 장애, 그리고 변비이다.

긴장과 스트레스 또한 두통의 원인이 될 수 있다. 두려움은 신장에 갇혀 신장과 부신을 약화시킨다. 이는 심장에 열을 유발시키는 긴장을 만들어낼 수 있다. 그 열은 상부로 올라가 머리의 긴장과 압박을 초래한다.

다음은 그 긴장을 해소하는 방법이다.

① 피부를 제독하라.

② 대장을 이완시켜라.

③ 간, 담낭, 그리고 신장을 제독하라.

④ 부신을 시술하라.

10. 축 처진 방광 테크닉

많은 여성들이 처진 방광 때문에 고통을 겪는데, 남성들 역시 그런 문제를 지닐 수 있다.

① 학생의 머리맡에 앉아 무릎을 구부리며 양다리를 들어 올리도록 하라. 발바닥은 바닥에 닿게 하라.

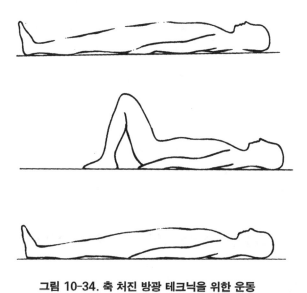

그림 10-34. 축 처진 방광 테크닉을 위한 운동

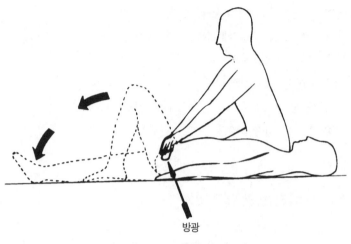

방광

그림 10-35. 축 처진 방광 테크닉

② 셋을 셀 때 학생이 다리를 내리도록 하라. 몇차례 이를
실시하여 다리가 재빨리 떨어져 완전히 이완되게 하라.
다리를 출발 위치로 되돌려라.(그림 10-34)

③ 손을 뻗어 두 손의 여덟 손가락으로 퍼내는 동작을 취하
며 방광을 잡아라. 셋을 셀 때, 당신이 방광을 제 위치에
잡고 있는 동안 학생이 다리를 떨어뜨리도록 하라. 반드
시 방광 아래와 치골 위에서부터 깊숙이 퍼올려라.(그림
10-35) 이 테크닉은 방광 감염이 있는 사람에게는 적합
하지 않다. 감염이 없어진 후 이 동작을 행하면 방광이
제 위치를 찾는 데 도움이 될 것이다.

11. 부정맥 심장, 응혈된 심장, 협심증, 심장 마비, 천식

심장에는 두 가지 중요한 문제가 생길 수 있다. 즉 심장의

규칙적인 박동이 깨지거나, 혹은 심장이 매우 단단해지고 정체될 수 있다. 동맥과 심장이 심하게 정체되고 굳으면 심장마비가 유발되어 심장이 멈추고 심지어는 사망으로 이어질 수도 있다. CNT는 심장 주변의 응혈을 푸는 데 도움이 된다. 또한 CNT는 규칙적인 심장 박동을 되찾아 준다.

심장마비로 죽은 사람이나 심장마비에 이를 뻔한 사람의 복부는 극도로 응혈되었거나 딱딱하다. 소장은 심장의 음장기이므로 둘은 서로 영향을 미친다. 심장의 질병은 확실히 소장과 연관되어 있으므로 소장과 복부를 이완시키는 데 많은 시간을 보내야 한다.

① 오른손(혹은 왼손)을 배꼽의 동맥 위에 놓아라. 오른손으로 동맥 맥박을 감지한다. 맥박이 뛸 때 동맥도 뛴다.(그림 10-36)

② 왼손은 심장 위에 놓아라. 오른손이 동맥의 맥동에 의해 밀려올라갈 때 왼손은 심장을 부드럽게 누르라. 왼손으로 심장의 맥박 사이사이에 심장을 펌프질한다.

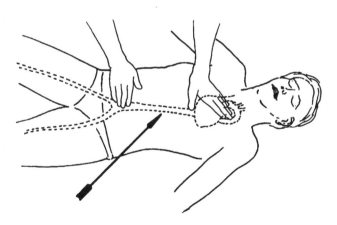

그림 10-36. 심장 시술하기

③ 정확하게 실행한다면 양손이 번갈아가며 움직일 것이다. 오른손이 올라갈 때 왼손은 내려가고, 왼손이 올라가기 시작할 때 오른손은 이미 내려가기 시작해야 할 것이다.
④ 만약 맥박의 리듬을 잃어버렸을 경우는, 잠깐 멈추고 리듬을 되찾아 다시 시작하라.
⑤ 몇 차례 실시하면 심장이 고르게 뛰기 시작할 것이다.

12. 죽음의 준비

도교인들의 관찰에 따르면 죽음에 임박할 때 흔히 복부가 딱딱해지고 막힌다. 죽음의 순간에는 많은 엉킴이 생긴다. 임종의 순간 혼과 영이 배꼽을 통해 떠나거나 백회를 통해 여행하기 때문에, 그들은 몸을 빠져나가기 위해 엉킴을 뚫으려고 애를 써야만 한다. 그런 노력은 시간과 에너지를 소모시킨다. 그러면 혼과 영은 임종시 그들을 수용하기 위해 나타나는 빛을 놓치거나 그 빛을 따를 수 있는 충분한 에너지를 갖지 못한다.

이런 문제에 더하여 병에 걸렸거나 의료 시술을 경험한 사람들은 이미 에너지가 엄청나게 소모된 후에 죽음을 맞는다. 환자와 죽어가는 사람들은 죽음을 맞이하기 위하여 막힘을 뚫고 에너지를 보존할 필요가 있다.

복부 이완은 복부의 막힘을 뚫어 죽어가는 사람의 혼이 몸을 떠나가도록 돕는다. 엉킴과 굳음을 푼 후에 CNT 시술자는 자신의 손을 배꼽 위에 얹어 죽어가는 사람에게 약간의 보유 에너지를 줄 수 있다. 죽어가는 사람은 신장 앞의 배꼽 부위를 의식하고 있거나 집중해야 한다.

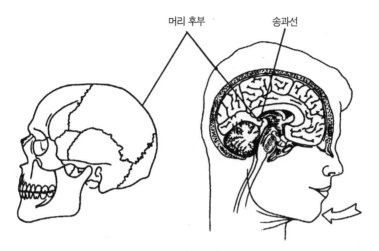

머리 후부　　　송과선

그림 10-37. 혼과 영은 머리 후부에서 빠져나간다.

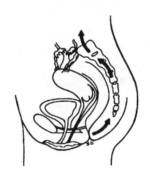

그림 10-38. 성기관과 항문은 가볍게 조여야 한다.

또한 죽어가는 사람은 정수리 뒤와 미간을 의식해야 한다. (혼과 영은 정수리 안이 아니라 머리 후부 정수리 뒤에 깃들어 있다. 여기서 혼과 영은 송과선과 연결되어 있다.)(그림 10-37) 또한 죽어가는 사람은 성기관과 항문이 가볍게 닫혀 있는 것을 의식적으로 느껴 혼과 영이 밑으로 내려가 이 통로로 빠져 나가지 않도록 해야 한다.(그림 10-38)

다음의 절차를 따르라.

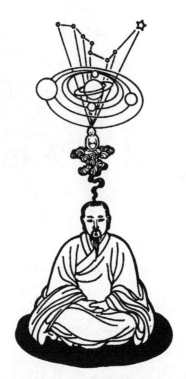

그림 10-39. 북극성과 북두칠성을 의식하라.

① 풍문을 열어 더 많은 에너지를 활성화시키라.

② 배꼽부터 한 손가락 테크닉으로 시작하여 서서히 밖으로 원을 그리며 움직이며 엉킴을 푸는 데 많은 시간을 투자하라.

③ 엉킴이 풀릴 때까지 위장 전체를 마사지하라. 엉킴들은 마사지 후에도 끊임없이 매일 다시 만들어진다. 하지만 날이 갈수록 그 엉킴을 풀기가 훨씬 쉬워진다.

④ 죽어가는 사람에게 성기관과 항문을 조여 성에너지를 보존하도록 가르치라.

⑤ 죽어가는 사람에게 모든 감각 기관의 의식을 배꼽 부위

로 모아 혼과 영이 감각 기관들의 문을 통해 나가지 않
도록 가르치라.

⑥ 송과선과 연결된 정수리 후부의 점을 찾아 거기에 손가
락을 놓아라. 죽어가는 사람에게 그 점에 집중하라고 말
하라.

⑦ 북극성과 북두칠성을 의식하라. 죽어가는 사람에게 북쪽으
로 날아가고 있는 모습을 상상하라고 말하라.(그림 10-39)

⑧ 배꼽과 명문에 에너지를 모으도록 돕는 것이 중요하다.

제 11 장

장기 기마사지 시술 절차

1. 사전 준비

　기내장은 하나의 치유 기술이다. 그러므로 치유하는 데 필요한 전문적인 지식을 육성하고 발달시키는 데 시간이 필요하다. 또한 시술을 할 때는 항상 부드럽고 주의깊게 해야 하며 테크닉들을 올바르게 적용하여 최상의 결과가 나오도록 하는 것이 가장 중요하다.

　명심해야 할 것은 자기 스스로 병을 진단해서는 안 된다는 것이다. 의학적인 것은 의사에게 맡겨야 하는데, CNT를 훈련한 사람이 의사라면 병을 진단해도 좋다.

　건강에 문제가 있는 것이 확실하다면 때로는 의학 기관과 연계해서 시술할 필요가 있다. 특별한 질병에 CNT를 사용해야 할지 의심스럽거나, 질병의 원인을 찾을 수 없다면 의사의 자문을 받아야 한다. CNT는 모든 신체 기관의 이상을 예방하고 신체를 건강하게 유지하는 데 아주 큰 효과가 있다. 그것은 장기의 독소와 장애를 제거한다. 그러나 골격 체계에 문제가 있는 것이 확실하다면 지압치료사나 정골요법사에게 보내야 한다. 병이나 심각한 전염병이 나타날 경우에는 의사의 진찰을 받는다. 마음에 문제가 있다면 정신과의사나 심리학자의 치료를 받아야 한다.

또한 시술에 앞서 피시술자들의 병력 사항을 물어보아야 한다. 그러나 CNT의 어떤 테크닉에서 역반응이 있는지 알아본다. 그런 문제가 나타나면 피시술자로 하여금 의사를 찾아가 CNT를 받고 있다고 말하게 하라. 때로는 의사들이 여러 가지 마사지 요법을 받아 볼 수 있도록 약물을 조절해 줄 것이다.

경고:
다음의 사항들은 시술하지 않는다.
• 암, 전염병, 혈전증, 급성 염증, 전염성 피부병, 동맥류, 흑색종, 림프육종, 정신 질환이 있는 사람들의 경우는 의사가 요청할 때나 자격증을 지닌 전문 심리치료사의 관리 하에 시술하는 것이 좋다.
• 피임 기구인 루프나 링을 사용하는 여성도 삼가하는게 좋다. 이 기구들은 자궁에 장착되어 있으므로 자궁에 상처를 내거나 자궁을 손상시킬 수 있다. 자궁은 간과 신장에 연결되어 있기 때문에 그 장기들에 악영향을 끼칠 수도 있다.
• 맥박조정기를 이식한 사람도 시술해서는 안 된다. 이것은 심장의 활동을 촉진시키기 위한 전기 장치인데, CNT는 전자장을 움직이게 되므로 이 맥박조정기에 영향을 줄 수가 있다. 무릎이나 엉덩이가 인조로 되어 있는 사람은 요근이나 좌골신경을 시술하지 않는다. 꼭 해야 할 때는 인조가 아닌 반대편

엉덩이나 무릎에 시술한다.(한쪽을 여러번 시술함으로써 다른 한쪽에다 공명 반응을 일으킬 수 있기 때문이다.)

• 임산부에게도 시술하지 않는다. 다만 임산부에게는 횡경막을 편안히함으로써 호흡을 개선하는 방법을 가르쳐 주면 도움이 될 수 있다.

2. 자신을 돌보는 방법

제 2장에는 당신 자신의 에너지 수준을 높이고 당신이 시술하게 되는 사람의 탁기로부터 자신을 보호하기 위한 훈련들이 언급되어 있다. 다음은 시술하는 동안 당신 자신을 돌보는 방법과 시술이 끝난 후 즉시 취해야 할 조치에 관한 것이다.

시술하는 동안 자신의 일련의 에너지 〈터빈〉들을 모두 가동시켜야 한다. 소주천, 여섯 가지 치유소리, 오기조화신공과 감과 리(12경락을 열고 에너지체를 개발하는 도교의 고급단계 수련법)를 실시한다. 이것은 당신과 피시술자에게 가장 좋은 예방책이 될 것이다.

당신이 끌어모았을지도 모르는 부정적인 에너지를 내보내야 하는데, 피시술자가 나갈 때까지 기다린 다음 실시하는 것이 친절하고 예의바른 행동일 것이다. 대부분의 사람들은 병 때문에 당신에게 온다. 당신이 그들의 에너지를 얼마나 〈탁하게〉 생각하는지를 굳이 드러내 그들을 당황하게 만들 필요는 없을 것이다.

(1) 시술 후에 곧바로 손을 씻지 말라. 먼저, 양손을 흔들고 자신의 배꼽에 집중한다. 배꼽과 손, 손바닥이 따스해

지는 것을 느껴 보라. 나무를 이용하여 수련하고 있거나 나무와 관계를 가지고 있다면, 그 나무를 떠올려서 자신이 모은 나쁜 에너지를 나무에게로 옮긴다. 나무에 손을 대고 명상할 수 있으면 그 에너지를 직접 나무에게로 보낼 수도 있다.(그림 11-1) 나무와 나무가 뿌리를 박고 있는 땅은 탁하고 병든 에너지를 건강한 에너지로 전환하는 힘을 갖고 있다.

(2) 나무와 친밀한 관계를 맺고 있지 않다면(혹은 나무를 쉽게 찾을 수 없을 때는), 벽을 이용하여 탁한 에너지를 땅으로 보낼 수도 있다. 먼저 손의 힘을 뺀 채 부드럽게 손을 흔들고 손이 따뜻해지는 것을 느낀다. 그리고나서 시멘트나 벽돌로 된 벽에 손을 대고 탁기가 벽으로 빠

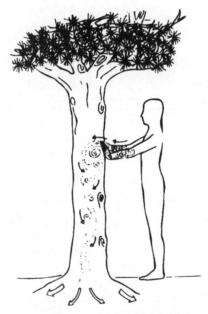

그림 11-1. 나무로 병기 보내기

져나가는 것을 느껴 보라.(그림 11-2) 벽을 찾을 수 없으면 땅 속으로 연결되어 있는 배수관 파이프를 이용하거나 커다란 바위로 에너지를 보낼 수도 있다. 금속성 문이나 창문의 손잡이는 만지지 말라. 나중에 그 문을 만지는 사람에게로 탁기가 옮겨 갈 수 있다.

(3) 명심하라. 당신이 다루고 있는 에너지는 실질적이 것이다. 그것은 상상의 산물이 아니다. 당신의 에너지가 더 강하면 탁기가 쉽게 당신을 침범하지 못할 것이다. 당신은 정신력으로 그 탁한 에너지를 막을 수 있다. 배꼽의 태양을 이용하여 오라를 증대시킴으로써 병기를 태워 버릴 수 있도록 마음을 훈련하라. 또한 그 태양을 손바닥으로 가져와 병기를 태워 없애는 것을 도와 주라.

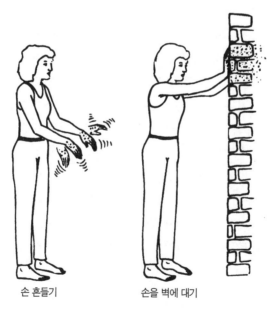

손 흔들기   손을 벽에 대기

그림 11-2. 병기 제거하기

(4) 탁기를 땅에 내려놓은 후 명상을 하면 더욱 조화로워질 수 있다. 두 손을 명상하는 자세로 모으고 배꼽이 따스해질 때까지 명상한다. 따스함이 양손으로 퍼지는 것을 느껴 보라. 그 따스함은 피부로부터 탁기가 빠져나가고 있다는 것을 말해 준다.

(5) 손을 씻고 싶으면 흐르는 미지근한 물에 씻어라. 고여 있는 물에 씻으면 탁기가 제거되지 않고 재빨리 뼛 속으로 스며들게 된다. 이렇게 몸 속으로 들어간 탁기는 제거하기가 힘들다.

(6) 세션 후의 명상은 매우 중요하므로 가볍게 여겨서는 안된다. 이 충고를 무시하면 왜 이런 충고를 했는지를 나중에 고생을 통해 알게 될 것이다. 고열, 발진이 나타나고 한밤중에 깨어나서 토할 수도 있다. 이 정도는 약과다. 탁기가 몸 안으로 들어가면, 다른 사람에게 아무 도움이 되지 못하는 것은 물론 자신에게는 더욱 해롭다. 당신의 에너지가 더 강하면 몇 사람을 돌본 후, 아니면 하루를 끝낸 후에 명상을 할 수 있다.

(7) 에너지는 대개 손을 통해 들어오고 나가기 때문에 우주기공과 약손기공을 수련하는 것은 매우 중요하다. 이런 수련을 통해 에너지의 통로가 강화되고 자신의 손에서 일어나고 있는 일을 감지하는 능력도 향상된다. 우주기공과 약손기공 명상은 보다 유리한 위치에서 탁기를 다룰 수 있게 해 준다. 손가락 끝을 통해 강제로 에너지가 빠져나가게 하는 방법과 당신의 모든 에너지 기관을 강화시키는 방법을 배우라.

(8) 세션을 하는 동안 외부의 에너지 근원과 계속 접촉을 유지하는 것은 매우 중요하다. 백회에서 우주의 에너지

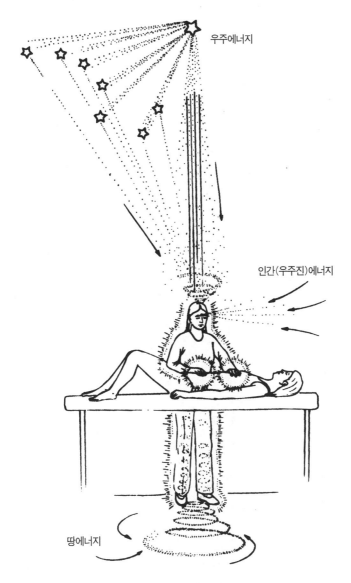

우주에너지

인간(우주진)에너지

땅에너지

그림 11-3. 시술을 할 때는 세 가지 에너지와 계속 연결되어 있어야 한다.
백회로는 우주에너지를, 제3의 눈으로는 인간에너지를 끌어들
이고, 발바닥의 용천과 회음으로는 땅에너지를 느낀다.

를 느껴 보라. 인당을 통해 인간에너지(우주진에너지)
가 들어오는 것을 느껴 보라. 발바닥의 용천과 회음을
통해 땅에너지를 느껴 보라. 당신 개인의 별에너지와
북극성과 북두칠성의 에너지를 느껴 보라.(그림 11-3)
에너지가 느껴지지 않는다면 시술을 멈추고 다시 에너
지와 자신을 연결하라. 그리고 나서 계속해 나가라.

(9) 바닥에서 시술하든지 탁자에서 시술 하든지 간에 자세
는 등을 똑바로 세우고 턱을 안으로 밀어넣어 머리를
위로 당기고 어깨의 긴장을 풀고 가슴을 낮춘다.(그림
11-4, 11-5) 이 자세는 매우 중요한데 그것은 태극기
공과 철삼기공에서 보여지는 자세와 똑같은 원칙에 기
초를 두고 있다. 바른 자세는 에너지가 당신 속으로 흘

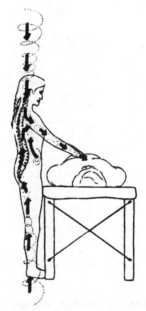

**그림 11-4. 좋은 자세는 에너지의 흐름을 원활하게 해 준다. 등을 바로 세우고
턱을 안으로 당기고 어깨의 긴장을 풀고 가슴을 내린다.**

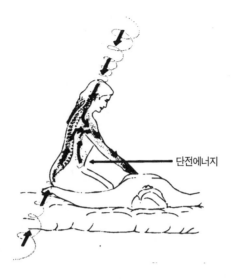

단전에너지

그림 11-5. 바닥에서 시술할 때도 에너지가 잘 흐를 수 있도록 계속 바른 자세를 유지한다.

러들어가고 당신을 통해 흘러나갈 수 있게 해 준다. 등이나 목이 굽어 있거나 긴장되어 있으면, 에너지의 원활한 흐름에 방해가 된다.

3. 세션1 - 실제 훈련하는 순서

하나에 한 시간이 걸리는 다섯 개의 세션에서는 피시술자에게 기초적인 것을 시술하게 된다. 이때 피시술자가 숙제를 할 수 있도록 기본적인 것을 가르쳐 주어야 한다. 독소가 많은 사람일수록 시술하는 데 더 많은 시간이 필요할 것이다. 남자든 여자든 피시술자가 자신의 건강에 책임을 갖고 완전히 관리할 수 있을 때까지 그들을 교육시켜야 한다. 이것이

CNT와 이 책의 기본적인 목적이다. 도치료 센터는 사람들이 신체적으로나 정신적으로 자신을 돌볼 수 있는 문화가 형성되도록 도와주고 싶다.

(1) 첫 세션에서는 제 3장의 질문서를 지침으로 피시술자들과 인터뷰를 한다. 특히 배꼽의 모양과 배꼽과 복부 주위의 긴장되어 있는 부분을 주의깊게 관찰해야 하는 것을 명심하라.

(2) 피시술자가 남자일 경우에는 그의 오른쪽에 앉거나 서라. 여자라면 그녀의 왼쪽에 앉거나 서라. 이것은 규칙은 아니지만 전통적인 관례이다. 무릎 밑에 베개를 놓고(여러 개를 놓을 수도 있다) 무릎을 세우라.(그림 11-6) 이렇게 하면 복부 근육의 긴장감이 조금 덜어질 것이다.

(3) 당신은 피시술자에게 약동하는 생명력을 불어넣고 있다는 것을 기억하라. 그것은 피시술자의 에너지보다

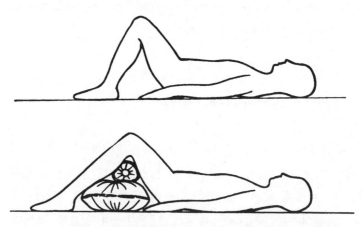

그림 11-6. 복부 근육은 두 다리를 구부릴 때 가장 잘 이완된다. 베개를 사용해 받쳐 주어도 된다. 두 팔은 옆구리 옆에 붙여 복부의 근육이 위로 당기지 않도록 해 준다.

더 양질의 에너지가 되어야 한다. 소주천과 오기조화 신공 명상을 실시하라.

(4) 당신의 중심이 바로서고 당신의 에너지가 균형과 조화를 이루어야 하는 것이 중요하다. 당신에게 시술받는 사람들이 건강하기를 진심으로, 공손하게 기원하라. 그들 개개의 오라를 덮을 수 있을 정도로 당신의 오라를 확장하라. 우주에너지, 인간에너지(우주진에너지), 땅에너지와 교류하고 있는 자신을 느껴 보라.

(5) 항상 서혜부의 혈자리에서 시작하는 풍문(wind gates)을 여는 것으로 시작하라. 가끔 배꼽이 너무 단단하고 아파서 풍문을 열기 위해 누르는 손가락의 압력을 피시술자가 견디지 못할 수도 있다. 그런 경우는 먼저 긴장과 뭉친 것을 풀어 주어야 한다.

(6) 폐를 강화하고 폐의 균형을 잡아 준다. 복부호흡과 폐의 소리를 가르쳐 주고 폐에 들어 있는 감정적인 억압을 해소하라. 폐점들을 누른 채 폐를 부드럽고 가볍게 마사지함으로써 감정이 해소될 수 있다. 감정이 풀어지는 것이 느껴질 때까지 폐점을 누르고 있으라. 폐를 시술할 때는 피시술자와 함께 폐의 소리를 실시한다.

(7) 피부와 표피에 있는 림프절들을 정화하라. 부드럽고 가볍게 마사지를 실시하는데, 배꼽에서 시작하여 시계 방향으로 좁은 나선형을 그리면서 바깥 쪽으로 마사지한다. 배꼽 주위의 피부를 정화하는 법을 비롯하여 배꼽에 대해 알려져 있는 것들을 피시술자에게 설명해 준다. 피시술자의 몸에서 관찰한 것이나 느낀 것을 피시술자에게 그대로 전달해서 피시술자를 놀라게 해서는 안 된다. 당신 특유의 감수성을 사용하여 피시술자에

게 당신이 하고 있는 것들을 가르쳐 주어 피시술자가 스스로 자신을 정화하는 법을 배울 수 있게 하라. 이것은 매우 중요하다. 피시술자가 자신의 복부를 부드럽게 풀어 주는 자가 시술을 시작하지 않으면, 당신은 이어지는 다음의 세션들에서 더 깊이 들어갈 수 없기 때문이다.

(8) 대장을 정화한다. S결장, 맹장, 회장, 맹장판막의 상태를 점검하라. 5자 그리기와 스쿠핑과 웨이브 테크닉을 사용한다.

① 양엄지손가락이나 양손의 손가락 네 개를 사용한다.

② 양손의 손가락을 컵처럼 사용하는 테크닉을 이용한다.

③ 시계방향으로 나선형 마사지를 실시한다.

④ 흔들고 주물러서 쌓여 있는 독소들을 흩어 놓는다.

⑤ 복부를 가볍게 두드린다.

(9) 배꼽의 중심을 바로잡고 대동맥의 맥박을 조정하고 맥박들의 균형을 맞춘다.

(10) 숙제를 내준다. 결절이나 엉킴이 발견되면, 인체에 해가 되지 않는 펜을 사용하여 그 문제 부위를 피시술자 몸에 직접 표시해 주거나 가르쳐 준다. 당신이 보는 앞에서 피시술자가 혼자서 해 보게 한다. 틀린 부분이 있으면 다시 고쳐 준다.

(11) 나선형 마사지로 배꼽에 에너지를 모은다.

(12) 당신의 손으로 피시술자의 배꼽을 덮고 피시술자는 명상을 하면서 배꼽을 따뜻하게 유지한다. 그 온기는 탁기를 태워 없애는 데 도움이 될 것이다.

(13) 당신이 시술하는 모든 사람들에게 시술이 끝나고 일

어나기 전에 손과 발을 흔들게 하라. 이것은 혈액 순환
을 좋게 하고 림프액의 흐름을 원활히 해준다. 매일 아
침 잠자리에서 일어나기 전에 이것을 실시하도록 당부
하라.

(14) 피시술자를 쉬게 한 다음, 오른쪽으로 일어나게 한다.

(15) 폐와 신장의 치유소리를 가르쳐 주라. 피시술자에게 소
주천을 소개해 주어라. 의식을 배꼽 부위에 두어 그 부
분을 따뜻하게 하는 법을 알 수 있도록 피시술자에게
배꼽 부위를 명상하는 법을 가르쳐 주어라. 또한 기본
적인 내면의 미소를 실시하는 법도 가르쳐 주어라.

4. 세션 2

(1) 세션 1을 (1)에서 (8)번까지 반복한다.

(2) 비장과 췌장을 제독하고, 강화하고, 그 감정 에너지를
조화롭게 만든다. 비장의 소리를 가르친다. 비장과 췌
장을 펌프질한다.

(3) 소장의 정체를 풀어 준다. 소장에서 뭉친 곳이나 결절
을 찾아 마사지하라.

(4) 림프 체계에 대하여 가르쳐 주고, 복부의 림프절들을
마사지하고 제독한다. 울혈된 림프절은 약간 타원형의
둥근 모양이 되기 쉽다. 말랑말랑해질 때까지 그 림프
절들을 부드럽게 마사지하라. 이때 한 손가락 테크닉
을 사용한다. 림프절들을 흔들고 피시술자로 하여금
당신의 손을 따라 호흡을 하게 하여 림프액이 흉부관
으로 흐르는 것을 도와 준다. 각 림프절은 매우 섬세한

조직으로 이루어져 있기 때문에 부드럽게 다루어야 하는 것을 명심하라.

(5) 다음은 특별한 이상들을 다룬다. 난소에 경련성 통증이 느껴지는 여성에게는 난소를 시술하는 법을 가르쳐 주고, 남성에게는 고환 마사지법을 가르쳐 준다.(고환 마사지 테크닉은 「부부의 성도인술」 p. 295와 「골수내공」 pp. 104-112에 수록되어 있다.)

(6) 숙제를 내준다. 피시술자에게 당신이 찾아낸 엉킴이나 결절, 어떤 이상들을 느껴 보게 하라. 피시술자에게 그것을 마사지하는 법을 가르쳐 준다.

(7) 나선형 마사지로 에너지를 배꼽에 모은다.

(8) 피시술자가 배꼽을 따뜻하게 유지하기 위하여 명상을 할 때 당신의 손으로 피시술자의 배꼽을 덮는다.

(9) 피시술자를 쉬게 한다. 그리고나서 오른쪽으로 일어나게 한다.

(10) 간과 심장의 치유소리와 배꼽 부위를 명상하는 법을 피시술자에게 가르친다. 의식을 배꼽으로 모아 배꼽을 따뜻하게 한다음, 배꼽 반대편의 생명의 문(명문)까지 그 온기를 확장시키게 한다.

(11) 내면의 미소를 좀더 가르쳐 준다. 그 미소를 눈으로, 얼굴로 확장시키고 심장까지 내려가도록 한다. 사랑과 기쁨과 행복을 느끼게 하고, 그 사랑과 기쁨이 폐로 퍼져 나가게 한다. 폐의 미소 에너지를 강화해서 그 미소 에너지가 슬픔과 우울함을 고결함과 용기로 전환시킬 수 있게 한다. 피시술자로 하여금 자신의 배꼽에 에너지를 모으게 하고 끝낸다.

5. 세션 3

(1) 세션 2를 (1)에서 (5)번까지 반복한다.

(2) 장 속에 결절이나 뭉친 곳이 있는지 찾아보며 장을 더 깊이 시술한다.

(3) 심장과 심낭 부위를 활성화시킨다.

(4) 간과 담낭을 정화하고, 강화하고, 에너지의 균형을 맞춘다. 간의 소리를 가르쳐 주고 함께 간의 소리를 실시한다. 간을 펌프질하듯 마사지한다. 간이 정화되면, 신체가 완전히 정화될 때까지 자동적으로 더 많은 독소들이 간에 들어찬다.

(5) 갈비뼈와 횡경막의 구조를 이완시킨다.

(6) 맥박을 조절해 균형을 맞춘다.

(7) 특별한 이상들을 처리한다.

(8) 숙제를 내준다.

(9) 나선형으로 에너지를 배꼽에 모은다.

(10) 피시술자를 쉬게 한 다음, 오른쪽으로 일어나게 한다.

(11) 비장과 삼초의 치유소리를 가르친다. 계속해서 의식을 배꼽으로 가져가 배꼽을 따뜻하게 만드는 법을 가르친다. 그 온기와 의식을 배꼽 반대편의 명문까지 확장한다. 성 센터까지 집중력을 확장시킨다. 이것을 배꼽과 명문으로 연결한다. 아랫부분 전체가 따뜻해지고 팽창하는 것을 느껴 보라. 계속해서 내면의 미소를 가르친다. 심장의 사랑과 폐의 용기가 간까지 퍼져가도록 해서 간의 분노가 친절함으로 바뀌게 하라. 그리고 그 사랑과 용기와 온화함이 비장, 췌장으로 퍼져가게 한다. 이 에너지들과 건강한 미소는 비장의 근심을 풀어주고

그것을 공명정대함으로 바꾼다. 이번에는 이렇게 해서 생성된 모든 긍정적인 에너지를 멀리 신장으로 보낸다. 신장에서 그 에너지들은 공포를 없애고 그 공포를 온화함으로 바꾸는 것을 도와준다. 내면의 미소는 즉각적으로 작용하기 때문에 당신과 피시술자는 즉시 그 효력을 느낄 수 있다.

6. 세션 4

(1) 세션 3을 (1)에서 (7)번까지 반복한다.

(2) 위장과 방광을 제독한다.

(3) 심장의 소리를 가르친다.

(4) 깊은 결절이나 엉킴이 있는지 찾아 본다.

(5) 신장을 강화하고 제독한다. 신장의 소리를 가르친다. 부신을 시술한다.

(6) 혈액을 한꺼번에 흘려보내는 플러시를 실시해서 장기들을 청소한다.

(7) 풍문들을 따라 복부로 간다. 그 문들을 베이킹하라.

(8) 풍문들과 관련된 요근 근육들에 이상이 있다면, 그럴 경우에만 요근을 시술하라.

(9) 특별한 이상들을 시술한다.

(10) 숙제를 내준다.

(11) 나선형으로 움직여 에너지를 배꼽으로 모은다.

(12) 피시술자를 쉬게 한 다음, 오른쪽으로 일어나게 한다.

(13) 여섯 가지 치유소리를 복습하고 하복부 전체를 따뜻하게 하는 방법을 설명해 준다. 계속해서 내면의 미소

를 가르친다. 장기들을 향해 미소를 짓는다. 그 미소를 다시 눈으로 가져와서 중앙선의 소화 기관에서 내면의 미소를 실시한다. 침을 삼키면서 시작한다. 삼킨 침을 따라가며 미소를 짓는다. 그 미소 에너지를 위장과 소장과 대장으로 보낸다. 항문 도관을 통해 항문까지 미소를 짓는다. 이렇게 하면 소화 기관을 튼튼하게 하는 데 도움이 될 것이다.

7. 세션 5

(1) 세션 4를 (1)에서 (9)번까지 반복한다.

(2) 삼초의 소리를 실시한다.

(3) 가장 깊이 뭉쳐 있는 결절이나 엉킴을 찾아 풀어 준다.

(4) 요추와 천골신경총과 관련된 이상이 있으면 요추와 천골신경총을 시술한다.

(5) 좌골 신경통이 있으면 풀어 준다.

(6) 특별히 이상이 있는 부위를 시술한다.

(7) 나선형으로 움직여 에너지를 배꼽에 모은다.

(8) 피시술자를 쉬게 한 다음, 오른쪽으로 일어나게 한다.

(9) 여섯 가지 치유소리를 복습한다. 피시술자에게 다시 배꼽 부위를 명상하는 법을 가르치고 의식을 배꼽 부위로 집중해 그곳을 따뜻하게 만드는 법을 설명해 준다. 의식을 명문까지 확장시킨다. 성기관까지 의식을 확대하고 성기관을 배꼽과 명문 센터와 연결시킨다. 피시술자에게 아랫부분 전체가 따뜻해지고 확장되는 것을 느껴 보게 한다. 그리고 척추에서 에너지를 끌어올려

몸 앞부분의 소주천 회로로 끌어내리는 법을 보여 주고, 그 에너지를 나선형으로 움직이면서 인체의 중심에 있는 단전으로 모으는 법을 피시술자에게 가르쳐 준다.

계속해서 내면의 미소를 가르치는데, 먼저 미소 에너지와 접촉하기 위해서 미소를 지은 다음 장기를 따라 내려가면서 미소를 짓는다. 그리고 다시 눈으로 돌아온 다음 침을 삼켜서 침을 따라 소화 기관으로 내려가면서 미소를 짓는다. 마지막에는 뇌에서 미소를 지으면서 척추와 갈비뼈를 따라 내려간다. 그리고 나서 골반과 엉덩이와 다리의 뼈를 포함해 골격 전체에서 미소를 짓는다. 몸 전체가 한꺼번에 활짝 미소를 짓는 것으로 내면의 미소를 끝낸다.

8. 시술에 관한 질문들

Q: 복부가 너무 딱딱하게 굳어 있을 때는 어떻게 합니까?

A: 피부를 마사지하면서 몸 전체를 흔들고, 굴리고, 진정시키는 동작을 실시해서 복부 근육들을 이완시켜 근육들이 이완되기 시작하면 마사지하던 손가락들을 천천히 근육들 속으로 깊이 집어넣는데, 아주 부드럽게 그 손가락들을 집어넣어야 합니다. 복부가 딱딱할수록, 손가락들은 더욱 더 부드러워야 합니다. 20분 정도 록킹(흔들기)을 하고 나면 웨이브 테크닉을 시작할 수 있을 것입니다. 그렇게 록킹을 한 다음 웨이브 테크닉을 실시해서 남아 있는 근육의 긴장을 완전히 풀어 주십시오.

Q 복부의 통증이 너무 심하면 어떻게 합니까?

A 통증이 너무 심한 지점은 절대로 시술하지 마십시오. 대신에 그 주위를 시술해서 통증을 일으키는 정체를 풀어 주십시오. 엉킨 실타래를 푸는 것처럼 결절이나 뭉쳐 있는 곳을 시술해서 풀어 주는데, 우선 뭉쳐 있는 결절의 주위를 느슨하게 해 주는 작업을 합니다. 결절 부위가 부드러워지면, 결절을 풀기가 한층 쉬워집니다.

실의 매듭이 아주 꽉 조여 있는데 그 가운데를 잡아당기면 실이 끊어질 것입니다. 그러므로 주매듭이나 결절에 다가가기 전에 먼저 작은 매듭부터 푸십시오. 이렇게 하면 주매듭을 작업하기가 보다 쉬워질 것입다.

Q 복부 전체가 아프면 어떻게 합니까?

A 통증이 심하고 열이 나면, 피시술자를 병원에 보내 진찰을 받게 해야 합니다. 그런 경우가 아니라면, 한 손을 배꼽 위에 얹고 몸 전체에 록킹(흔들기)과 롤링(굴리기) 동작을 실시하면서 피시술자에게 깊은 복부 호흡을 시킵니다. 계속 민감하게 통증을 느끼면, 피시술자를 엎드리게 한 후 늑간 근육과 척추를 따라 교감 신경계의 신경절들을 시술하여 신경의 긴장으로부터 오는 통증을 완화시켜 줍니다.

Q 너무 신경질적인 사람은 어떻게 합니까?

A 신경질을 낸다는 것은 긴장의 표시입니다. 위에서 언급한 록킹과 롤링 과정을 시도합니다. 위에서 아래로 실시하십시오. 약간의 시간이 걸릴 수 있습니다. 때로는 그냥 피시술자를 표준 자세로 등을 대고 눕게 해서 깊은 복부

호흡을 하도록 할 수도 있습니다. 그리고 숨을 내쉴 때만 마사지를 합니다. 롤링과 록킹 동작을 사용해서 신경을 안정시켜 줍니다.

Q: 대장염을 비롯한 여러 종류의 염증들은 어떻게 합니까?

A: 염증이나 감염은 먼저 의학적인 조치를 취해야 합니다. 그리고나서 CNT를 적용해서 더 이상 발병하지 못하도록 해 줍니다.

Q: 탈장의 경우는 어떻게 합니까?

A: 탈장이란 조직이나 장기의 일부가 비정상적인 통로로 튀어나오는 것입니다. 그것은 내부의 압력과 조직의 약화에 의해 발생합니다. 의학 사전에는 인체의 각 부분에서 발생하는 90가지가 넘는 종류의 탈장들이 수록되어 있지요. 충분한 시간을 두고 시술하면 복부의 탈장들을 교정할 수 있습니다. 먼저 다른 복부 부위의 압박을 덜어줌으로써 탈장 부위의 압박을 덜어 줍니다. 이렇게 하면 어떤 부위에 탈장을 초래하고 있는 압력이 다른 부위로 흘러가서 해소될 수 있습니다. 탈장 자체를 직접 시술하지는 마십시오. 그렇게 하면 매우 아플 것입니다. 대신에 복부 주변 일대를, 특히 가장 건강한 부위를 시술하십시오. 점차적으로 건강한 부위를 확장해 나가서 건강한 부분이 탈장과 관련된 병든 조직들로 〈침투하도록〉 하십시오. 이것은 복부의 압력을 누그러뜨리고 서서히 그 조직들을 강화시키자는 것이지요. 탈장의 통증이 사라지면, 그때 그 돌출부에 아주 가까이 시술해서 그 조직들을 강화시키는 것이 가능해질 것입니다.

Q. 궤양이 있는 사람은 어떻게 합니까?

A: 궤양은 장기나 조직의 표면에 있는 일종의 상처입니다. 그것은 그 장기나 조직이 만들어내는 자극적인 액체에 의해 발생합니다. 궤양은 인체의 여러 부분에서 발생할 수 있는데, 위에서 주로 나타납니다. 먼저 의학적인 치료를 받도록 권하십시오. 기내장의 목적은 장기와 조직들의 쇠퇴를 역행시키고 그 상태를 개선하고 강화하는 것입니다. 당신과 피시술자가 하는 작업은 장기를 회복시키고 질병을 일으킨 생활 방식을 수정함으로써 건강이 나쁜 방향으로 진행되는 것을 역행시킬 수 있습니다. 그리고 장기의 에너지를 궤양이나 다른 질병들을 치유할 수 있을 정도로 충분히 강화시킬 수 있습니다.

대부분의 궤양은 스트레스에 의해 생깁니다. 절대로 궤양이나 다른 아픈 부위를 직접적으로 시술하지 마십시오. 그렇지 않으면 통증이나 병이 더해질 것입니다. 그 대신, 건강한 부분을 시술하면서 그 건강한 부위의 범위를 확대해 나가면서 건강한 부위는 더욱 더 건강하게 느껴지도록 만드십시오. 몸 전체를 시술해서 몸 전체의 긴장을 풀어 주고 감정을 조화롭게 하고 건강하게 하는 시술을 하십시오. 간의 분노와 신장의 공포와 위장과 비장의 근심에 특히 집중해서 실시하십시오. 오기조화신공 I 을 알면 큰 도움이 됩니다. 내면의 미소와 여섯 가지 치유소리를 한층 더 강하게 실시하도록 피시술자를 격려하십시오. 장기를 튼튼하게 만들어 장기 자체가 궤양을 억제할 수 있게 해야 합니다. 건강한 장기와 활기찬 배꼽 센터에서 나오는 에너지는 인체로 하여금 질병을 물리치고 균형을 유지할 수 있게 해 주지요.

Q: 삐져나오거나 끊어진 척추 디스크는 어떻게 합니까?

A: 척추 디스크의 문제들은 디스크 조직의 약화에 의해 발생할 수 있습니다. 디스크 조직이 약해지면 조직을 지탱하는 유동체가 새어나가게 되는데, 약해진 근육과 나쁜 자세에 의해 문제가 한층 복잡해지지요. 몸 전체에서 조직들의 상태를 개선하는 일이 필요합니다. 몸 전체를 정화하고 내부의 압력을 제거하고 천골신경총의 깊은 결절들을 찾아내서 풀어 주십시오.

Q: CNT는 암에 대하여 어떤 효과가 있습니까?

A: 일반적으로 암은 시술하지 않습니다. 그러나, 가끔 화학요법을 받고 있을 때, 그 치료의 충격이 너무 커서 몸을 보충하기 위한 특별한 치유 기법이 필요할 수도 있습니다. 담당 의사와 상의해서 금기 사항에 대한 의사의 조언을 받으십시오. 피시술자가 화학 요법을 받으려고 하면, 피시술자가 그 치료를 견딜 수 있게 몸을 강화시키는 것을 도와줄 수 있습니다. 그러나 종양을 직접 시술해서는 안 됩니다. 여섯 가지 치유소리와 소주천과 내면의 미소를 가르쳐 주고, 날마다 해야 할 운동과 명상이나 책, 테이프에 대해 그 사람에게 알려 주십시오. 암에 걸린 사람에게 디팍 초프라의 탁월한 저서인 「양자치료(Quantum Healing)」를 꼭 읽게 하고 도치료 명상을 가능한 한 많이 실시하도록 당부하십시오.

제 12 장

장기 기마사지와 스트레스 관리법

1. 스트레스의 정의

현대의 남성과 여성들이 생활 속에서 마주치는 여러 가지 스트레스 상황 가운데 그들에게 가장 빠른 영향을 미치는 것은 업무와 관련된 스트레스와 정서적인 스트레스이다. 이 두 가지 스트레스로 인해 가장 먼저 영향을 받는 장기 기관은 소장이다. 소장은 음식의 소화뿐 아니라 감정의 상처들도 담당하고 있기 때문이다. 그러므로 스트레스를 받게 되면 위가 딱딱해지고, 아프고, 부어오르며, 소화 불량, 변비, 생리전 증후군 등 여러 가지 증상들이 생겨난다. 그리고 그에 따라 차례로 간과 담낭의 이상이 초래된다.

정서적인 스트레스는 서투른 인간 관계나 이별, 이혼, 죽음에 의해 가까운 사람들과의 관계가 끝나게 되리라는 예감이나 생각에서 올 수 있다. 이 스트레스는 확실히 심장과 심낭, 폐에 영향을 끼칠 뿐만 아니라, 그 외에도 애정과 친교의 결핍이나 상실이 초래하는 비통함과 슬픔으로 인해 폐에도 영향을 준다.

일과 관련된 스트레스는 건강 문제에서 가장 빈번히 마주치는 문제이다. 현대의 상업주의적인 삶은 항상 커져만 가는 성장과 발전과 금전적인 욕구에 보조를 맞추어, 이사가 되고 사장이 되기를 요구하고, 해야 할 업무는 자신의 생물적인 리듬이 허락하는 것보다 더 오래 긴장을 늦추지 못하게 몰아붙이고 있다. 그 결과, 신장과 부신에서 끊임없이 생명력이 빠져나감으로써 피로해지고, 분노와 좌절에 의하여 간이 심각하게 손상되고 있다.

직장을 잃거나 돈이나 사업에서 실패하지나 않을까 하는 두려움은 신장을 상하게 한다. 떳떳하지 못하거나 비윤리적인 사업상의 책략은 폐나 심장으로 되돌아온다. 불쾌한 장소에서 일을 하면 위장과 췌장, 비장의 기능이 약해진다.

정서적 스트레스와 업무 스트레스가 서로 영향을 주고받는 방식

정서적인 좌절은 폐의 에너지를 부정적으로 소모시켜 슬픔과 비탄을 유발한다. 이것은 신경 체계에 혼란을 일으키고, 명석한 마음을 갖지 못하게 방해하며, 간에 부정적인 충격을 주어 좌절과 분노를 유발시킨다.(오행의 상생과 상극의 법칙에 의하면, 금속(폐)은 나무(간)를 지배한다.) 이러한 정서 상태는 집중력을 약하게 하므로 어떤 일자리도 계속 유지할 수 없게 만든다. 그리고 사람들은 사고를 일으키기 쉽게 되고 함께 일하는 동료나 상사들과 걸핏하면 싸우게 된다.

직장에서 스트레스를 받은 사람들은 피곤과 분노와 부정적인 감정들로 가득찬 채 집으로 돌아와 쉽게 화를 내고 남편이나 아내에게 자신들의 부정적인 감정을 쏟아붓게 된다. 그리하여 항상 부부싸움이 일어나는데 이것은 그들이 분노를 너무 많이 품고 있어서 쏟아버리지 않을 수 없기 때문이다. 나무는 불이 더욱 잘 타 오르도록 하는데, 이것은 상생의 법칙에 따라 간에서 나오는 부정적인 에너지가 심장으로 흘러들어간다는 것을 뜻한다. 분노가 심장으로 들어가면 심장은 사랑과 기쁨, 존경 대신에 초조함과 잔인함을 표출한다. 그렇게 되면 부부는 서로에게 화난 말을 내뱉게 되고, 계속 똑같은 상황을 되풀이하면서 때로는 폭력적이 될 수도 있다. 그리고 그러한 부부싸움은 주로 밤에 일어난다. 그러면 아마도 술을 마시게 될 것이고, 그러다 보면 간에 독소가 너무 많이 쌓여 간이 벽돌처럼 딱딱해지는 이상이 초래되면서 계속 불쾌한 기분으로 살게 된다.

간의 독소는 결국 주체할 수 없을 정도로 분노를 유발시켜 급기야는 사람을 쓰러지게 하고 끝내는 침대에 누워 있게 만든다. 그리하여 머지않아 인간 관계가 끊어지고 연인들의 경우에는 어느 한 쪽이나 두 사람 모두 알콜 중독자, 마약 중독자가 되거나 과식을 하거나 다른 기능 장애들에 시달리게 된다.

스트레스의 주요 원인들

불안

스트레스에 의해 생기는 부정적인 에너지의 대부분은 스트레스적인 어떤 상황이 발생하기 오래 전에 이미 형성된다.

사람들은 〈미래에 살며〉 얼토당토 않은 문제들을 지레 걱정함으로써 스트레스를 받는다. 그들은 항상 〈최악의 경우〉를 두려워하면서 살고 있다. 도교는 현재의 순간 속에서 살라고 가르친다. 왜냐하면 미래는 아직 일어나지 않았으며, 어쨌든 미래의 사건에 대한 지배력을 당신은 전혀 가지고 있지 않기 때문이다.

방법의 결핍

사람들은 모든 것을 동시에 하고 싶어하고 더 빨리 하고 싶어한다. 그러나 그들은 자신들의 에너지를 뿔뿔이 흩어지게 해서 결국 아무것도 하지 못한 채 시간의 낭비와 무능함에서 오는 좌절감만 맛보게 된다.

자의식

사람들은 모든 사람들이 자신의 행동 하나하나를 지켜보고 있다는 생각에 사로잡혀 있는 경우가 아주 많다. 그래서 그들은 모든 사람들을 즐겁게 해 주려고 한다. 실제로는 모두가 아주 비슷한 자의식을 가지고 있고 똑같은 것을 동시에 생각하고 있기 때문에, 아무도 다른 사람을 쳐다보고 있지 않다. 이러한 일반적인 마음의 상태는 사람들 사이에서 고립감을 증가시킬 뿐만 아니라, 의심하는 분위기와 불필요하고 실현할 수 없는 목적들을 만들어낸다.

거짓 자신감

우리에게는 종종 할당받은 과제를 잘 해낼 수 있는 데 필요한 자신감이 부족하다. 더욱 높은 지위와 더욱 많은 봉급을 받는 직장을 구하려고 할 때, 사람들은 종종 자신의 능력 밖의 임무를 스스로 떠맡는다. 대개 그 일을 제대로 해내지 못하여 형편없는 결과가 나온다. 이렇게 되면 부실한 업무보고서와 상사에게 듣게 될 부정적인 말에 대한 두려움이 생긴다. 결국 거짓 자신감으로 인해 그는 자신의 한계에 대한 절망감만 맛보게 될 것이다.

사회적인 고립 −지지 체제의 결여

오늘날의 사회는 개인적인 성취에 기초를 두고 있기 때문에, 주로 사람들은 협력이 아니라 치열한 생존 경쟁 속에서 살고 있다. 우리는 타인이 만들어 놓은 사회 속에서 태어나 자신이 완전히 혼자임을 발견한다. 흔히 우리에게는 가족이 전부이다. 그러나 오늘날은 가족일지라도 쉽게 흩어져 필요한 사랑과 보살핌과 관심을 제공하지 못하는 것 같다.

최근의 10년에서 15년 동안 이웃사람들끼리 만든 자치 그룹들, 이를테면, 익명의 알콜중독자 모임, 익명의 과식인 모임, 사랑과 섹스 중독자 모임 등과 같은 그룹들이 폭발적으로 생겨나고 있다. 고독과 과도한 스트레스와 온갖 종류의 중독에 시달리는 사람들은 낮이고 밤이고 아무때나 잠시동안이나마 이러한 모임에 들러 자신들의 문제를 함께 나누고 용기를 얻을 수 있다. 오늘날 도처에서 사람들은 스트레스를 내려놓을 수 있는 이러한 〈쉼터들〉을 만들어 직장에서 쫓겨나고 길을 잃은 사람들이 그곳에서 평정을 되찾고 재충전할 수 있게 하고 있다. 이것을 통해 우리는 서로서로 혹은 우리 자신을 얼마나 쉽고도 효율적으로 도울 수 있는지 알 수 있다. 바로 기내장의 목적도 자기 자신과 서로서로를 돕기 위한 것이다.

쓰레기 스트레스

지나치게 쌓여 있는 쓰레기더미들은 어디에서나 큰 골칫거리이다. 사람들은 습관적으로, 혹은 신경을 쓰지 않음으로써 자신들의 천연 자원과 보물들을 쓰레기로 바꾼다. 마찬가지로, 수백년 동안 〈모든 것을 닥치는 대로 파괴하는〉 사회 속에서 살아온 결과, 많은 사람들이 정신적으로나 사회적으로 퇴화됨으로써 사랑과 기쁨과 존경을 처리하는 타고난 능력과 소질을 잃어버렸다. 자신들의 삶 속에 들어오는 고통이나 스트레스를 가공 처리하고 재생해서 이용하는 기술들을 익히는 대신, 그들은 그것들을 가장 가까이 열려 있는 장소인 가정과 직장에 쏟아버린다. 오늘날 사람들이 종종 자연을 향해 그렇게도 무례한 행동을 하는 것은 감정적인 상황이나 업무로 인해 쌓인 스트레스 때문인 경우가 많다. 스트레스나 고통을 가정이나 직장에 내려놓을 수 없다면, 그것들을 대지에 내려놓아라.

2. 증상

관찰하고 가르치는 것을 돕기 위해, 증상들을 그것들이 속하는 요소에 따라 다섯 가지 범주로 나눈다.

금(金)에 속하는 모든 증상들은 호흡과 배설과 관련되어 있다. 수(水)는 에너지 상태와 액체의 조절과 관련된 증상들을 포함하고 있다. 목(木)에 속하는 증상들은 신경의 문제와 관련되어 있다. 화(火)에 속하는 증상들은 높은 압력과 열과 관계가 있다. 토(土)에 속하는 증상들은 음식, 사는 곳, 환경에 속하는 것들이다. 그 모든 증상들은 서로 관련되어 있지만 가르치기 편리하도록 우리는 그것들을 따로 하나씩 분해한다.

예를 들어, 고혈압은 수와 화에 속하는데, 열에 영향을 주기는 하지만 결국 그것은 신장이 약해져서 생겨나는 액체의 문제이다. 퇴행성 질환들은 정(精)이 쇠약해져서 생기기 때문에 수(신장)의 범주에 속하지만, 그 증상은 몸의 어디에서나 나타날 수 있다. 여기에는 암, 다양한 경화증, 에이즈, 관절염, 파킨슨씨병 등, 기타 여러 가지가 있다.

금 - 폐와 대장

- 무호흡증
- 천식
- 변비
- 설사
- 대장염
- 우울증

수 - 신장과 방광

- 두려움
- 공포증
- 만성적인 피로
- 발기부전
- 고혈압
- 퇴행성 질환

목 - 간과 담낭

- 현기증
- 불면증
- 악몽
- 손톱 물어뜯기와 안면경련
- 두통
- 목과 등의 통증
- 피부발진

- 분노와 폭력
- 알레르기
- 알콜과 약물 중독

화 - 심장과 소장

- 심계항진
- 심장병
- 고혈압
- 발기부전
- 뇌졸중이나 중풍
- 수족 떨림
- 장 경련
- 게실염
- 급성 소화불량

토 - 비장, 췌장, 위장

- 구역질
- 구토
- 식욕부진
- 식탐
- 식욕 이상 항진, 다식증
- 만성 소화불량
- 궤양
- 끊임없는 불안
- 밀폐 공포증이나 광장 공포증

3. 과다한 스트레스에 시달리는 인체에 대한 분석

〈싸우거나 도망치는〉 반응

스트레스를 주는 돌발 상황에 직면하면, 인체는 다음과 같은 반응을 나타낸다.

- 뇌가 극도로 긴장한다.
- 아드레날린이 분비되기 시작한다.
- 모든 분비선들이 임시호르몬을 분비한다.
- 눈의 동공이 팽창된다.
- 심장 박동수가 증가한다.
- 근육이 긴장한다.
- 피부와 사지의 혈관들이 수축되면서 모든 혈액이 몸의 중심부로 흐른다.
- 여러 혈관들, 즉 근육, 심장, 뇌, 그리고 위험을 물리치는 데 필요한 장기들의 혈관이 모두 확대된다.
- 호흡이 빨라진다.
- 혈당 수치가 증가한다.
- 소화와 같은 정상적인 인체의 기능은 속도가 느려지거나 멈추고, 몸은 감지된 위협에 대처할 수 있도록 모든 에너지를 끌어모아서 보존한다.

위급한 상황이나 생명이 위태로울 때, 몸이 위에서 언급한 것처럼 반응하는 것을 다행스럽게 생각해야 한다. 그러나, 그 상황이 너무 오래 지속되거나 단기간에 너무 자주 되풀이되면, 만성적인 질병이 생겨 몸이 쉴 수 없게 된다. 이것이 스트레스이다.

이때 나타나는 첫번째 결과는 위협이 점점 덜해지는 상황인데도 무의식적으로 〈싸우거나 도망가는〉 반응이 튀어나오는 것이다. 상황이 지속적이 될 경우, 옆에 누군가가 없으면 불안해하게 된다. 이것은 편집광이나 〈아드레날린 중독자〉로 발전할 수도 있다.

카페인과 니코틴과 설탕은 모두 〈싸우거나 도망가는〉 반응이 계속 되거나 더 심해지도록 만든다.

스트레스에 대한 몸과 마음의 반응

몸

일정 기간 동안 스트레스가 축적되면, 몸은 궤양, 신경쇠약, 우울증, 감기 등, 어떤 경고 신호들을 보낸다. 그 경고 신호들은 사람마다 그들의 에너지 균형과 성향과 신체 상태에 따라 여러 가지로 나타난다.

마음

마음에 나타나는 첫번째 반응은 모든 사람이 동일한데, 바로 〈거부〉이다. 처음에는 모두가 "나는 괜찮아."라고 말한다. 그 결과 증상들이 증가되고 축적되어 결국 그들은 이상이 생겼다는 것을 마지못해 인정하기 시작하고 자신의 어떤 특별한 증상에 대하여 걱정하기 시작하지만, 이미 그때는 병이 깊어진 이후이다.

해부 조직상의 스트레스 증상들

흉곽

늑간근육과 횡경막의 만성적인 수축 때문에 호흡이 제한되어 정상적인 호흡 작용이 일어나는 동안 갈비뼈가 자유롭게 수축하거나 팽창하지 못한다. 그렇게 되면 갈비뼈를 열거나 닫는 것이 매우 힘들며 때로는 불가능하기도 하다. 몸통 윗부

분이 〈얼어붙는 것이다.〉

복부

복부의 근육들이 딱딱하고 **빡빡**해지며, 복강 전체가 엄청난 압박을 받는다. 복부의 표면 전체가 닫혀 있는 문이나 뚫고 들어갈 수 없는 육중한 대형 금고의 앞부분처럼 느껴진다. 그것은 몸이 생명을 위협하는 외부의 영향으로부터 약해진 장기들을 보호하기 위함이다. 그러므로 멋진 근육질의 표면을 들추면 내장들이 자신들이 당해온 온갖 혹사들을 말해 줄 것이다.

소장

우리는 부채꼴 모양의 여러 부위나 소장 부분의 긴장은 관련 장기들이 정체를 일으키고 있다는 것을 나타내 준다는 것을 배웠다. 만성적인 스트레스의 경우, 소장 전체가 아주 단단해진다. 이것은 스트레스적인 상황이 모든 장기들을 약해지게 만들며, 장기들이 독소나 부정적인 감정들을 처리할 수 없게 만든다는 것을 보여준다.

더욱이 급하게 식사를 하거나 억지로 식사를 하게 되면 정상적인 소화가 이루어지지 않아 독소가 더 많이 쌓이게 된다.

대장

복부의 운동이 부족하고 축적된 압박이 증가하면 정상적인 연동 운동이 이루어지지 않아 대장에 변비가 생긴다. 폐점들 근처에 있는 비장과 간 만곡부를 만지면 극도로 민감한 느낌이 있을 것이다.

췌장

당분과 알콜의 지나친 섭취는 췌장을 딱딱하고 민감하게 느껴지도록 만든다. 췌장 주위의 장벽이 가스와 액체로 팽창하는 것은 근심과 걱정이 쌓여 있다는 것을 말해 준다.

위장

특히 십이지장 근처의 위부분이 지나치게 민감하고 딱딱하다는 것은 신경이 압박을 받고 있고 근심이 있다는 표시이며, 담낭과 췌장의 이상을 동반하기도 한다.

간과 담낭

만졌을 때 통증이 있는 딱딱한 간과 담낭은 독소와 노폐물이 쌓여 있다는 것을 말해 준다. 분노가 억압되어 있으면 왼쪽에 비하여 갈비뼈 오른쪽의 동작 범위가 제한을 받는다.

분노나 폭력과 간의 혹사가 오래 지속되면 신장이 소모되기 시작한다.(나무를 기르는 것은 물이기 때문이다.) 그렇게 되면 두려움이 자라나 폭력적인 행동을 하게 된다. 극단적인 경우 이것은 공포증으로 발전한다.

신장

특히 극도로 피곤하고 지쳤을 때, 배꼽 주위의 복부에 있는 신장 부위(제 6장의 CNT 차트 참조)가 지나치게 민감한 것은 부신이 〈완전히 열린 채〉 끊임없이 퍼올려지고 유출되며 고갈되고 있다는 것을 뜻한다.

공포증과 편집증이 있고 치골뼈 위의 하복부(성 센터)가 냉하고 정체되어 있으면, 이것은 신장 자체가 고갈되고 있다는 것을 나타낸다. 생명력, 원기가 몸에서 헛되이 새어나가고 있는 것이다. 이것이 스트레스가 살인범이 되는 이유이다.

4. CNT의 적용

손 테크닉
　① 배꼽 근처의 뭉친 곳을 풀어 준다.
　② 정서적으로 생겨난 스트레스의 경우는 간과 담낭을 제
　　독한다.
　③ 식욕이 없다면 비장과 췌장, 위와 간을 제독한다.
　④ 여섯 가지 치유소리를 이용한다.

권고 사항
　스트레스의 희생자들에게 해 줄 수 있는 가장 좋은 충고는
가능한 한 직장에서 많은 휴가를 받아 쉬면서 쉬는 시간에
스트레스 관리법에 대해 배우라고 말해 주는 것이다. 이 스트
레스 관리법에는 일하는 습관, 운전하는 습관, 식사하는 습관
을 바꾸는 방법이 포함된다. 그들은 인간 관계를 관리하는
법, 가정과 직장에서 대화와 표현을 개선하는 법을 배워야 한
다. 물론 이완하는 기법을 매일의 일과 속에서 실천하는 법도
배워야 한다.

5. 스트레스를 극복하기 위한 도치료 테크닉들

　(1) 내면의 미소
　(2) 여섯 가지 치유소리

(3) 소주천

(4) 오기조화신공

이 고대의 방법들은 지금도 계속 스트레스를 되돌리는 가장 효과적인 방법들이다.

스트레스를 주는 상황은 항상 일어날 것이다. 그렇다고 현대의 삶이 자신의 건강을 해치도록 방치해서는 안 된다. 몸의 방어 체계가 약해졌다면, 기내장과 명상기법과 도치료 체계를 통해 나쁜 에너지를 긍적적인 에너지로 재생시키고 스트레스를 활력으로 바꾸어라.

제 13 장

장기 기마사지와 임상 심리학

기내장은 정신의학과 심리학 치료를 받는 환자들과 일반적인 환자들에게 매우 유리하다. 심리학자이자 도치료사인 니콜 트렘블레이 박사의 경험을 여러분에게 제공할 수 있다는 것을 기쁘게 생각한다. 여성인 트렘블레이 박사는 헌신적인 도치료사로서 이 도치료 체계를 자신의 혁신적인 연구와 성공적으로 접목시켜 왔다. CNT가 당신의 전공이라면, 당신과 당신의 환자에게 트렘블레이 박사의 체계는 많은 도움이 될 것이다. 박사의 방법을 채택한다면, 당신은 자신의 경험들을 도치료와 나눌 수 있고 동료들과 나눌 수 있는 확실한 자신감을 얻을 것이다.

다음에 기술하는 트렘블레이 박사의 체계는 뉴욕의 페네키아에서 열렸던 1990년 기내장 워크숍 기간 중에 행한 박사와의 인터뷰에서 정리한 것이다.

"저는 니콜 트렘블레이입니다. 저는 심리치료사이자 침술사로서 지압과 인신도(仁神道, 기치료의 한 방법), 기내장을 특별히 훈련받았습니다.

　저는 1983년부터 캐나다의 퀘벡에서 활동하고 있습니다. 정서적으로 고통받고 있는 사람들을 치료하는 것이 심리치료사로서의 제 직업이지요. 사람들은 공포와 분노와 근심과 증오와 슬픔이 자신들의 삶을 혼란스럽게 하기 때문에 제게 옵니다. 제가 교육받은 서구식 심리학은 사람들의 불만에 귀를 기울이고, 그들의 부정적인 감정들을 정확히 집어내고, 그들이 자신들의 개인적인 성장을 제한하는 부정적인 감정들을 폭발시킬 수 있도록 해 주는 어떤 연출을 생각해내라고 제게 가르쳤습니다. 이 방법은 치료를 지루하고 장황하게 만들고 치료사를 정서적으로 탈진하게 만들지요. 그래서 저는 동양과 서양의 의술을 함께 통합하는 접근법을 개발해서 정서적인 혼란을 겪는 사람들이 더 빨리 치료될 수 있도록 도와주고, 동시에 그들이 가져다주는 도전에 대처하는 제 자신의 능력을 강화시키는 데 도움을 얻고 있습니다. 환자들이 정서적으로 안정된 삶을 살도록 도와주기 위해서는 육체적인 면과 정신적인 면을 모두 격려해 주는 것이 중요하다고 생각합니다.

　저는 일반적으로 전통적인 중국 의술에서 사용하는 마사지와 서구식 심리학을 결합한 치료를 통하여 환자들의 직접적인 스트레스를 줄여 주고, 환자들이 자신들의 감정을 조절하는 것을 도와 줍니다. 이 치료의 첫 단계는 환자들에게 다양한 도치료 기법들을 사용하여 자신감과 책임감을 심어 주는 것입니다. 치료를 시작할 때 환자에게 책임감과 자신감을 불어넣어 주는 것은 아주 중요합니다.

　이 책임감과 자신감은, 환자가 자가 치유와 정신적인 성장을 위한 이러한 기법들을 자신의 일상 생활과 하나로 통합시키는 데 꼭 필요합니다. 그리고 반드시 그 환자에 맞는 기법들을 사용해야 합니다.(예를 들어, 정신병 환자에게는 성적인 에너지를 불러일으키는 것은 절대로 실시하지 않습니다.)

저는 환자들의 신체적 고통에 귀를 기울이고 마사지를 하고 침을 놓으며 육체적인 차원에서 그들과 서로 영향을 주고받음으로써 치료자인 제 속에 그들의 자신감을 형성해 놓습니다. 기내장은 이때 훌륭한 도구가 됩니다. 기내장은 환자로 하여금 스트레스가 사라지는 것을 직접 느끼게 해 주기 때문이지요. 주로 대화에 의존하는 진부한 서구식 심리치료법은 정신적인 문제에 의해 육체적으로도 분명한 이상이 나타날 때는 별로 효과가 없습니다. 마사지와 침을 시술하면 환자는 몸이 좋아졌다는 것을 금방 알아차립니다. 일단 이것을 알아차리면 그들에게 자가 마사지와 스스로 몸을 돌보는 기본적인 테크닉들을 가르치는 것이 쉬워집니다. 이러한 테크닉들을 사용하기 시작하고 그 테크닉들이 긍정적인 결과를 낳으면 환자는 자신의 감정적인 부조화를 조절하는 힘에 대한 감각을 발달시킵니다.

질좋은 음식물을 섭취하는 습관을 들이는 것은 좋은 건강을 유지하는 데 아주 중요합니다. 저는 환자들의 식사 습관을 그들과 함께 점검하면서 전통적인 오행 영양요법의 이론에 따라 개선할 점을 알려줍니다. 치료를 하는 동안 저는 마음이 건강하려면 몸이 건강해야 한다는 것을 강조합니다.

저는 보통 제 환자들에게 중국의 전통적인 의학 개념 두 가지를 가르쳐줍니다. 첫 번째는 정서적인 불균형은 전형적으로 인체의 주요 장기 기관의 신체적인 혼란과 동시에 발생한다는 것이지요. 두 번째는 모든 사람들은 주요 장기 기관들이 일정하게 약하고 강하기 때문에 유형별로 분류될 수 있다는 것입니다. 저는 신체의 유형을 검토하고 그 신체의 약한 곳과 정서적인 부조화 사이의 관계를 보여줍니다. 그리고 그들에게 약해진 장기 기관들을 강화하도록 짜여진 프로그램을 따라함으로써 정신적, 육체적 건강을 개선하도록 권합니다. 스스로를 개선하는 그 프로그램은 테이프에 시리즈로 녹음되어 있습니다. 환자들은 카세트테이프를 가지고 있으면서 자가 개선 프로그램에서 새로운 테이프가 나오면 각각의 세션을 테이프를 통해 실시합니다.

그 프로그램에는 약해진 장기들을 강화해 주기 위한 식이요법(오행 영양요법), 건강한 장기를 적극적으로 마음 속에 떠올리기(내면의 미소 명상), 자신들의 몸에 대한 육체적인 조작(기내장), 장기들의 스트레스를 완화시켜 주는 정신 수련(여섯 가지 치유소리)이 포함되어 있습니다. 이 프로그램을 따를 때는 자신들의 육체적, 정서적 욕구를 철저히 따르는 것이 요구되므로 환자들은 능동적이고 적극적으로 건강을 의식하는 태도를 갖게 되고 자기 자신에 대한 책임을 느끼기 시작합니다.

마침내 환자들은 자신들을, 자신의 감정 상태를 끊임없이 관찰할 의무를 지닌 건강하고 활기찬 사람으로 보기 시작합니다. 스트레스는 계속 풀어야 합니다. 정서적인 장애들은 스스로 확대되는 경향이 있으므로 환자는 훈련에 들어가면 바로 감정의 균형을 잡아야 한다는 것을 이해하게 됩니다. 긍정적인 세계관과 삶 자체에 대해 감사하는 태도와 같은 육체적, 정신적 행동 습관을 확립함으로써 긍정적인 감정을 배양할 수 있습니다.

저는 제 환자들에게 육체적인 건강이 활기찬 생명의 토대라고 가르칩니다. 치료를 하는 동안 환자는 육체와 정신의 건강에 대한 전체적인 접근법에 대한 시각을 확립하여 스스로 자신의 치료사로 활동함으로써 일생동안 자신의 건강을 관리해 나갈 수 있게 됩니다.

몇 가지 사례가 이 체계의 전개 방식을 설명하는 데 도움이 될 것입니다.

사례 1 - 심한 우울증

인적 사항: 52세의 여성, 독신, 아이는 없다. 전화 교환원. 그녀는 아이들이 12명인 가정에서 자랐으며 사춘기때 돌아가신 아버지와 가까웠다. 그녀는 심한 우울증과 심신상관의 문제들로 의사에게 진찰을 받았다. 치료를 시작할 때는 6개월 간 직장을 쉬고 있었다.

병력 사항: 사춘기에 결핵을 앓았으며 한쪽 폐와 신장을 수술로 절단했다. 그녀는 원기 부족과 끊임없는 감기와 기침에 시달린다고 호소한다. 항생제와 수면제를 늘 복용하고, 변비가 있고 손발이 차다. 전화와 자신의 직업을 귀찮아 한다.

습성: 친구가 한 명도 없고, 사회성이 없고, 거의 외출하지 않는다. 잘 먹지 않으며 요리를 할 줄 모른다. 먼지투성이의 환경에서 살며 일한다.

전통 중국 의학에 따른 소견:

유형 — 태양인, 키가 크고 말랐으며, 갈색머리.

맥박 — 신장이 활동적이고, 폐와 심장이 강하다. 모든 맥박들은 약한 음을 보충하기 위해 활발히 뛰는, 가락이 맞지 않는 양 타입의 맥이다.

감정 상태 — 슬픔, 공포, 근심.

치료: 이 여성은 1년 간 심리치료 요법을 받았으며 1주일 간격으로 침술 치료를 받았습니다. 처음 시작할 때, 그녀는 결핵에 대한 두려움이 있었으며 남자친구나 친구가 몇 명 있으면 좋겠다고 제게 말했습니다. 그녀의 취향과 욕구를 알아 보았는데, 그녀는 콘서트와 클래식 음악, 문학, 연극과 글쓰기에 취미가 있었습니다.

저는 그녀가 자신의 행동을 수정하도록 도와주었습니다. 여기에는 규칙적으로 식사를 하는 것, 주스를 더 많이 마시는 것, 수면제와 항생제의 양을 줄이는 것과 요리하는 법을 배우는 것이 포함되었습니다. 폐를 위해 집에 습도 조절 장치를 설치하고 유칼립투스 기름을 그 물에 넣어 촉촉하게 만들고 그 기름을 옷을 세탁할 때도 사용하게 했습니다.

저는 그녀에게 그녀의 체질과 질병에 근거해서 수정한 식이요법과 오행에 따른 요리법을 가르쳐 주었습니다. 그녀는 치료를 시작하고 7개월 후에 직장으로 돌아갔는데 좀더 안정되었고 잘 먹고 잘 잤습니다. 계속되던 기침도 줄었고 호흡기 질환이 생기는 간격이 서너 달로 줄어들었고, 치료 횟수도 한 달에 한 번으로 줄어들었습니다.

치료를 시작한 지 2년째에 저는 그녀에게 그녀 스스로 자신의 건강을 관리하는 추가적인 방법들을 가르쳐 주었습니다. 혼자서 긴장을 풀 수 있는 여러 가지 방법을 그녀에게 가르쳐 주었는데 그녀는 〈내면의 미소〉와 〈여섯 가지 치유소리〉라는 도치료 수련을 선택했습니다. 그녀는 여섯 달 동안 그 수련을 했는데 어떤 증상도 재발하지 않았습니다. 그녀는 대학에서 문학을 배우기 시작했습니다. 치료의 일환으로 저는 그녀에게 폐와 신장을 활기차게 만드는 법을 가르쳐 주었습니다. 그녀는 폐와 신장으로 에너지를 전달하는 법을 배웠습니다.

그해 겨울, 그녀는 단 두 번의 감기만 앓았습니다. 6개월 후에 저는 그녀에게 혼자서 할 수 있는 CNT의 자가 치유 마시지 요법을 권했습니다. 저는 배꼽과 풍문의 균형을 맞추는 것으로 시작해서 피부 제독으로 나아갔습니다. 그리고나서 여섯 가지 치유소리를 사용하여 폐와 신장을 정화했습니다. 그 다음에 대장과 소장, 심장, 간, 비장을 시술하고 마지막으로 림프계를 시술했습니다.

그 환자는 자신의 삶과 건강을 지배할 수 있는 자신감을 발달시켰습니다. 그녀는 일과 공부를 계속해 나가면서 박물관의 한 모임에도 참가했습니다. 그리고 친구들도 생겼고 자신의 삶에서 일어나는 육체적인 문제와 정서적인 문제들을 처리해 나갈 수 있는 자신감도 갖게 되었습니다.

사례 2 - 주기적인 정신분열증적인 편집증

인적 사항: 35세의 남성, 독신, 아이 없음. 박사학위 논문을 쓰고 있는데, 일상의 복잡한 삶을 살지 못하는 성격이다. 그는 다른 사람과 함께 살면서는 박사 논문을 쓰는 작업을 하지 못한다. 그는 의사에 의해서가 아니라 스스로 찾아왔다. 그는 자신의 사랑을 거절한 여성 심리치료사에게 계속 치료를 받을 수 없다고 느꼈다.

병력 사항: 20살때 아버지가 돌아가신 후 정신과 의사에게 우울증 치료를 받은 적이 있다. 복부와 배꼽 부위의 통증과 경련, 불면증, 변비, 소화불량, 만성적인 피로를 호소한다.

습성: 5년 동안 혼자 살고 있고 친구가 없다. 가족과는 계

속 연락한다. 요리를 해 먹거나 규칙적인 식사를 하지 않는다. 운동을 하지 않고 잠을 잘 자지 않는다. 항우울제를 비롯한 여러 가지 약들을 복용한다.

전통 중국 의학에 따른 소견:

유형 — 양명인, 평균 체형.

맥박 — 모두 낮다(막혀 있는 곳 때문에 약함). 몸은 약하지 않다.

감정 상태 — 분노, 두려움, 증오.

치료: 2년 동안 매주마다 심리요법, 침술, 마사지로 이 사람을 치료하며 자신의 감정을 표현하도록 도와주었습니다.

치료 초기에, 그는 얼굴을 찌푸리는 것을 비롯한 여러 가지 신체적인 행동으로 자신의 모든 감정을 표현했습니다. 그의 꿈 역시 혼란스러운 그의 감정들을 생생하게 보여주었습니다. 치료가 계속 진전됨에 따라, 그 환자는, 하키선수가 되고 싶었던 자신의 욕망을 무시하고 대신에 농장일을 해 주기를 바랐던 아버지에 대한 커다란 분노와 증오를 드러냈습니다.

어머니에게도 화를 냈는데 어머니가 무관심하고 애정 표현을 하지 않는다고 비난했습니다. 그는 할머니, 어머니, 누이동생들, 조카, 여자친구, 이전의 자신의 정신과 의사 등, 모든 여성들과 근친상간적인 관계를 맺고 있다는 생각과 두려움이 든다고 털어놓았습니다. 그는 종종 자살하고 싶은 충동을 느낀다고 했습니다.

심리요법과 침술치료가 어느 정도 효과가 있어 얼마간은 기분이 좋을 때도 있었지만, 대부분은 자신을 위해서나 다른 사람들을 위해서 무엇인가를 하기를 여전히 거부했습니다.

그는 줄곧 잠만 자고 활동을 하지 않았으며, 외부에는 전혀 관심이 없었습니다. 그리고 아버지를 기쁘게 하는 것이라면 아무것도 계속해 나가고 싶어하지 않았습니다. 그는 자기를 완전히 맡겨버릴 수 있도록 병원으로 보내달라고 여러번 치료사들에게 졸랐습니다.

결국 하나의 대안으로 어머니가 그와 함께 살기로 했습니다. 그 후에 그리고 자신의 누이동생이 아이들을 데리고 방문하는 것을 생각만 해도 진저리를 쳤습니다. 어머니가 잠깐 여행을 다녀올 준비를 하면, 그는 먹지도 않고 씻지도 않으며 자신을 돌보지 않았습니다.

2년째 치료를 하면서 저는 집에서 몇 가지 이완 운동을 하는 것에 대한 가능성을 검토해 보았습니다. 저는 〈내면의 미소〉와 〈여섯 가지 치유소리〉를 그에게 가르치기 시작했습니다. 그에게 매 세션마다 아주 천천히 한 개의 장기를 실습하는 법을 가르쳤습니다. 저는 그가 다음 순서로 넘어가기 전에 각각의 훈련을 완전히 이해하도록 특별히 주의를 기울였습니다. 그가 극심한 성적인 혼란을 겪고 있기 때문에 저는 소주천과 그룹 세션은 시키지 않았습니다.

여섯 가지 치유소리와 내면의 미소를 훈련함에 따라 그는 점점 얼굴을 찌푸리지 않게 되었고 자신의 감정을 솔직하게 이야기할 수 있게 되었습니다. 그는 항상 아버지를 죽이고 싶다는 생각이 주는 죄책감 때문에 자살하고 싶어했습니다. 그런데 아버지가 돌아가시자 그의 무의식에 잠재해 있던 꿈이 실현되었습니다. 그래서 이제는 자책감이 그로 하여금 성공이나 자아 실현을 하기 위해 애쓰지 못하도록 방해했습니다. 그로 인해 그는 연구와 논문을 쓰기 위한 조사와 개인적인 인간 관계를 중단했고 결국 점점 더 고립되어 살게 되었습니다.

이런 문제에도 불구하고 그는 여전히 자신의 병을 딛고 일어서기를 원했습니다. 이러한 의지는 자신이 복용하고 있는 의약품들에 대하여 자세히 물어 보는 데서도 명백히 나타나고 또한 복부의 통증과 경련, 식욕부진과 변비 때문에 계속 따라하기 힘들 수도 있는 육체적인 활동 프로그램을 따라하는 그의 태도를 보아도 분명히 알 수 있었습니다.

저는 그의 치료를 촉진시키기 위해 혼자서 매일 할 수 있는 마사지의 일종인 기내장을 권유했습니다. 그에게 서혜부와 배꼽 부위의 균형을 조절하는 법을 천천히 가르치기 시작했습니다. 그에게 그것을 2주 동안 실시하라고 말했습니다.

그것이 끝나고 난 후 우리는 피부 제독법을 시술했습니다.

그의 모든 장기들, 특히 간, 심장, 비장이 딱딱하고 막혀 있는 것을 알았습니다. 중요한 이 세 장기들의 긴장을 없애기 위해 그와 저는 아래쪽의 장기들과 대장과 소장을 시술하기로 결정했습니다. 저는 그에게 복부 부위의 기를 마사지하는 법을 가르쳐 주었습니다. 그는 그전에 배운 여섯 가지 치유소리와 함께 결합해서 스스로 그 마사지를 실시했습니다. 그리고나서 저는 소화를 도와주고 변비를 해소해 줄 식이요법을 하도록 했습니다.

이것이 끝나자 우리는 담낭, 간, 심장, 비장, 위를 시술하기 시작했습니다. 그 장기들이 너무나 깊이 긴장되어 있고 정체되어 있어 우리는 두 달 동안 그 작업을 했습니다. 마지막으로 신장을 시술했는데, 복부 근육들이 긴장되어 있어서 신장 시술이 가장 어려웠습니다. 이런 치료들이 진행되는 동안 많은 트림과 하품이 나오곤 했지요. 그는 종종 소리를 지르면서 자신이 평생동안 병에 시달리지는 않을까, 혹시 일하기 싫어하지는 않을까 하는 두려움을 나타냈습니다.

4개월 동안 세션을 받은 후, 복부의 통증과 긴장이 사라지기 시작했습니다. 그는 매 식사에서 자신에게 필요한 음식을 먹어야 한다는 생각을 받아들이기 시작했습니다. 그는 매일 15분 동안 산책을 나가기 시작해서 점점 시간을 늘려 하루에 한 시간 동안 산책을 하게 되었습니다. 그는 정신과 주치의로부터 받고 있는 약물 치료에 대단한 관심을 보였습니다. 그는 자신의 특별한 상태에 대한 기록을 읽고 의논을 한 후, 정신과 주치의에게 자신이 복용하고 있는 약물의 투여량을 줄여 달라고 요청했습니다.

지난 두 달 동안 그는 자신을 더욱 잘 돌보고 있습니다. 옷도 더 근사하게 입으며 건강 관리도 잘하고 있지요. 그는 이제 자신의 주변을 좀더 의식하게 되었습니다. 설거지하는 어머니를 도와주기 시작했지요. 그리고 손수 자기 옷을 세탁하고 혼자서 치료 세션을 받으러 가기도 합니다. 드디어, 그는 자신의 박사 논문을 다시 쓰기 시작했습니다.

사례 3 - 심신의 극심한 고통, 노이로제, 편집증

인적 사항: 43세의 여성, 11명의 형제 중의 하나, 독신, 아이가 한 명 있다. 국립 박물관에서 화가이자 교사로 근무했다. 형제 중의 장녀이며 19살이 될 때까지 어머니에게 학대를 받으며 자랐다. 어머니 역시 화가였는데 결혼하면서 그만두었다. 아버지는 교사였는데 절대로 아내의 행동을 간섭하지 않았다. 그러나 그녀가 11살 때 그녀에게 아내가 죽기를 기도하고 있다고 말했다.

병력 사항: 장이 막혀 있고 불면증, 목, 어깨, 등 상단 부분에 통증이 있다. 환자는 자신에 대해 극도로 부정적인 이미지를 가지고 있으며, 자신을 나쁜 엄마로 보며 친구나 애인을

사귀는 것을 어렵게 생각한다. 항상 일을 하지만 에너지가 부족하고 주위에서 자신의 창조적인 직업에 대해 감정적으로 지원을 해 주지 않는다고 불평했다.

습성: 혼자 산다. 2주 정도에 한 번 딸을 방문하고 남자친구가 가끔 찾아온다. 다른 도시에 살고 있는 몇 명의 친구들이 있다. 규칙적인 식사를 하지 않으며 육체적인 운동이나 취미가 전혀 없다.

전통 중국 의학에 따른 소견:

- 유형 — 소음인, 뼈대가 크고, 피부가 희며, 발이 차다.
- 맥박 — 신장, 비장, 위, 폐가 약하다.
- 감정 — 근심, 슬픔, 분노, 증오, 공포.

치료: 이 여성에게는 침술과 정신분석을 결합해서 치료를 하고, 그 다음에 기내장을 실시했습니다. 치료를 시작한 초기, 침술 세션을 받는 동안 환자는 일련의 부정적인 감정들을 보여주었습니다. 우선 그녀는 자기에게 닿는 것을 두려워 했고, 상처를 입을까봐, 통증이 있을까봐 겁을 냈습니다. 그녀는 이러한 두려움을 자신의 어머니에게서 받은 가혹한 학대와 결부시켰습니다. 그녀는 자신이 겪은 많은 특이한 경험들을 기억했습니다.

치료가 빠르게 진행되지는 않았습니다. 치료에 의해 해방된 부정적인 감정들을 표현할 시간을 그녀에게 주기 위해 하나의 치료가 끝나면 다음 치료를 시작하기까지 2주일씩 기다렸습니다. 통증에 대한 두려움을 표현하고 난 후, 그녀는 가족에게 존경받지 못할 때, 혹은 가족의 도움을 받지 못할 때 느끼는 자신의 슬픔을 털어놓을 수 있었습니다.

그 슬픔은 위경련과 장관의 여러 가지 이상들과 관련이 있었습니다. 세 번째로 보여준 감정은 학대받는 상황 속에 있었다는 것에 대한, 그리고 아무 도움도 없이 다시 혼자 힘으로 일을 해야 하는 것에 대한 분노였습니다. 그녀는 이러한 감정 패턴 속에서 어떠한 종류의 의무도 거부했습니다. "저는 두들 겨 맞았어요. 그리고 그것은 모두 제 탓이에요. 안돼!"라고 그녀는 울부짖었습니다.

네 번째로 떠오른 감정은 어머니에 대한 증오였습니다. 그 녀는 자신의 어머니를 죽이는 것을 꿈꾸면서도 이런 생각을 견딜 수 없어 했습니다. 그녀는 이완 테크닉과 같은 또다른 종류의 도움을 요청하기 시작했습니다. 이러한 꿈들을 행동으로 옮기는 단계까지는 갈 수 없다는 것을 알았기 때문이지요. 저는 그녀에게 내면의 미소를 가르쳐 주려고 애썼지만, 그녀는 자신을 향해 미소를 지을 수가 없었습니다. 그녀는 여전히 자신에 대해 아주 좋지 않은 생각을 가지고 있었고 너무나 많은 부정적인 감정들을 품고 있었습니다. 저는 그녀에게 여섯 가지 치유소리를 가르치기 시작했습니다.

그리하여 그녀는 장기의 파괴적인 감정들을 긍정적인 감정들로 변화시키는 법을 배울 수 있었습니다. 그녀는 너무나 강렬하고 깊어서 해소되지 못한 부정적인 감정들이 있다는 것을 느꼈습니다. 이것을 푸는 것을 도와주기 위해 저는 그녀에게, 그런 부정적인 감정이 나타나면 공처럼 둥근 빛으로 그것을 둘러싸서 그 부정적인 감정들이 제멋대로 흘러가지 못하게 포위해서 사로잡은 다음 그 감정들을 바라보라고 시켰습니다.

치료가 이 단계로 접어들자 그녀는 특정한 감정의 기억들을 그녀가 현재 가지고 있는 감정들과 연결지어 생각하기 시작했습니다. 우리는 석 달 동안 매주 이런 훈련들을 계속했고 석 달이 지나자 그녀는 집에서 혼자 이 훈련들을 할 수 있을 만큼 충분히 편안해진 것을 느꼈습니다. 그 석 달 동안 그녀는 점차적으로 자신 속에서 발견하곤 했던 여러 가지 깊은 감정의 골들에 대한 두려움을 극복해 나갔습니다. 그녀는 소주천 명상에 대한 강의를 받기로 결정했지만, 성공적이지는 않았습니다. 그녀는 여전히 자신이 사랑받지 못하고 사회적으로 탐탁치 못하다는 자기 이미지를 가지고 있었기 때문에 그룹에 참가하는 것을 견디지 못했습니다. 그녀는 또한 여전히 자신에 대한 의무라는 개념을 거부했으며 부정적인 감정 몇 가지를 계속 지니고 있었습니다.

그 후에 그녀는 소주천 명상에 대하여 개인 지도를 받았습니다. 그 목적은 하복부에 갇혀 있는 에너지를 활성화시키고 분노와 증오, 특히 슬픔 같은 부정적인 감정들을 변형시킬 수 있도록 도와주는 것이었습니다. 그녀의 자기 이미지는 여전히 매우 좋지 않았습니다. 그녀의 말에는 그녀의 감정이 그대로 나타나 있었습니다. 그녀가 자신을 유추해서 사용하는 몇 가지 단어들이 있습니다. 쓰레기통, 더러운 돼지, 혹은 아무도 사랑해 주지 않는 궁상맞은 개 같은 단어들이지요. 저는 그녀에게 자신이 좋아하는 긍정적인 동물의 이미지와 자신을 동일시하고 자신의 행동 속에서 그러한 특성들을 찾아내라고 제시했습니다. 그녀는 돌고래를 골랐고, 저는 하루에 한 가지씩 찾아보라고 부탁했습니다. 그렇게 하자 그녀는 돌고래처럼 삶을 즐길 수 있었습니다. 이 단계에서 저는 스스로 실시하는 마사지 요법인 기내장을 그녀의 자기 구제 프로그램과 연결하는 구상을 의논했습니다. 저는 기내장이 복부 부위와 장기의 긴장을 풀고, 붙잡고 있는 부정적인 감정들을 놓아버리는 데 도움이 될 것이라고 설명했습니다.

처음에는 배꼽이 아주 차가웠고 배꼽의 맥박이 없었습니다.

그리고 심장과 간이 크게 긴장되어 있었습니다. 다른 장기들은 약하기는 했지만 심장과 간만큼 많이 긴장되어 있지는 않았습니다. 우리는 배꼽을 마사지하기 시작해서 풍문을 개통시켰고, 그 다음에 피부 제독으로 옮겨갔습니다. 그것은 아직도 그녀에게는 매우 힘든 것이었습니다. 그녀는 몸을 비틀고 소리를 지르며 두려움을 표현했습니다. 우리는 그것에 대해 이야기를 나누고 그녀가 혼자서 한 달간 마사지를 하기로 결정했습니다. 그리고나서 우리는 더욱 부드러운 마사지로 그 치료를 계속 해나가면서 그녀가 자신의 몸과 접촉을 유지하는 것을 도와 주었습니다. 그리하여 그녀는 부드럽게 만져 주는 기분좋은 경험을 통해 자신의 육체에 대한 인식을 더 좋게 개선할 수 있었습니다.

임상교실에서 그 치료를 시작할 때, 그녀는 목과 어깨에 심한 통증을 느끼기 시작했습니다. 저는 그녀에게 방광과 담낭 경락을 사용함으로써 그 고통을 밖으로 내보내는 방법을 가르쳐 주었습니다. 그녀가 물었습니다. "아프지 않으려면 어떻게 해야 합니까? 저는 항상 아프기만 합니다." 마침내 그녀는 고통을 제거해야 하는 의무를 받아들였습니다.

저는 각 장기마다 마사지가 끝난 후에 자신의 두 손을 그 장기 위에 그대로 얹어두고 그 장기와 관련된 색깔의 에너지가 그 부위를 강화시키게 내버려두는 시간을 갖는 것이 중요하다고 강조했습니다. 이어서 우리는 맥박들의 균형을 맞추는 작업을 첨가했습니다. 그녀는 마침내 태극권, 여섯 가지 치유 소리, 내면의 미소, 소주천, 기내장을 포함한 자가 치유 훈련들을 완전하게 습득했습니다. 그녀는 이제 일을 할 수 있는 명상이라는 새로운 〈연장통〉을 가지고 있습니다. 그녀는 이 〈연장들〉을 이용해서 답을 내야 하고 스스로 자기를 치유해야 하는 책임을 받아들여야 합니다.

4. 결론

저를 찾아오고 있는 사람들은 모두 독특한 사람들입니다. 그들 각자에게 스스로를 치유해야 할 책임감과 그 방법들을 가르쳐 주는 데는 아무런 공식도 없습니다. 그들 대부분에게는 습관적인 행동이 있습니다. 그런 행동은 자신들의 감정에서 멀찍이 떨어져 마음 속에서 바라보고나서는 잊어버려야 합니다. 그런데 그렇게 하지 못했기 때문에 그들은 도움을 청하러 제게 옵니다.

어떤 사람들은 혼란스러운 감정들을 잊어버리지 못해 괴로워합니다. 그러나 충분히 생각해보고 나서 그 문제를 그것을 초래한 삶의 경험과 대조해 보고나면 그런 부정적인 감정들을 긍정적인 감정들로 바꿀 수 있습니다. 서양의 정신분석학의 테크닉들은 사람들이 그들의 혼란스러운 삶의 경험들을 회복시키는 데 도움이 됩니다. 심리치료사들은, 환자가 자신들의 경험과 관련된 감정들을 이해한 다음 그 감정들을 긍정적인 이미지 속에 담는 것을 도와줄 수 있습니다.

도치료 스승인 만탁 치아의 에너지 기법들을 따라 저는 양질의 에너지로 가득찬 커다란 공, 즉 기덩어리로 이루어진 공을 사용하여 나쁜 감정들을 둘러쌉니다. 부정적인 감정에너지를 포위해서 긍정적인 에너지로 바꾸는 기법은 전형적인 도교의 방법론입니다. 그것은 생명에너지를 보존하는 원리에 기초를 두고 있는데, 그 원리는 감정에너지를 보존하는 것을 중요하게 여깁니다. 이 개념에 따르면, 부정적인 에너지를 대량으로 방출하면서 생활하고 있는 사람은 점차적으로 약해지게 되고 효율적인 사회 생활을 하는 데 필요한 정서적인 안정을 유지할 수 없게 됩니다. 대신, 부정적인 에너지들을 변화시켜 오히려 자신을 강하게 단련하는 데 사용할 수 있다면, 그때 그 사람은 육체적, 정신적 혼란의 희생물이 될 가능성이 훨씬 적어집니다.

감정을 변화시키는 것은 중국의 전통적인 의술 개념인 다섯 가지 감정 이론을 도교적으로 확대한 것입니다. 그 이론에 대한 보다 간단한 표현 하나가 있습니다. 〈두려움은 분노를 낳고, 분노는 증오를 낳고, 증오는 근심으로 이끌어가며, 근심은 슬픔을 크게 만들고, 슬픔은 더 많은 두려움을 야기시킨다 (상생의 법칙).〉 이런 식으로 차례로 이어지는 감정들은 동시에 다섯 개의 주요 장기들, 신장, 간, 심장, 비장, 폐에도 똑같은 현상이 일어나게 만듭니다. 치아 스승님이 가르치는 도교 명상법들은 감정들을 부정적인 것에서 긍정적인 것으로 바꾸는 법을 보여 줍니다.

그런데 이 기법들을 곧바로 제 작업에 사용하기에는 한 가지 문제가 있습니다. 그것은 도치료의 변형 공식들은 정서적으로 안정된 사람들이 자신의 삶을 좀더 정화시키는 데 사용하도록 고안되어 있다는 것입니다. 저는 서구식의 정신분석 테크닉들을 이용하여 심한 정서적인 혼란을 겪고 있는 사람들에게 안전하게 도치료의 변형 기법들을 적용하는 문제를 해결했습니다.

아침마다 제 진료소를 찾아오는 첫 환자는 바로 제 자신입니다. 저는 직접 제 자신에게 시술해 보면서 제 진료소를 찾아오는 사람들에게서 받는 부정적인 감정에너지를 씻어버리는 데 도치료 체계가 아주 커다란 도움이 되는 것을 경험함

니다. 동시에 도치료 체계는 환자들에게도 훌륭한 치료 수단
이 됩니다. 저는 매일 도교의 정신 훈련들을 실시함으로써 활
기차고 건강한 몸, 맑은 마음, 열린 가슴, 깨끗한 영혼으로 하
루 일을 시작합니다.

제 14 장

장기 기마사지 체험자들과의 인터뷰 및 치유 사례

1. 인터뷰

침술 치료사와 중국의 한의사와의 인터뷰

Q: 경험담을 들려 주시겠습니까?

A: 저는 치료에 CNT를 사용해 오고 있습니다. 침술을 시술할 때 CNT를 병행해서 사용하여 좋은 결과를 얻은 사례가 대단히 많습니다. 너무 많아서 어디서부터 시작해야할지 모르겠습니다만, 가장 최근의 것을 말씀드리죠.

60대의 한 여성이 목과 아래쪽 등에, 그리고 폐암 때문에 여러 차례 심각한 수술을 받았습니다. 그녀는 바로 2~3주 전에 제게 왔는데, 처음에 그녀는 2층에 있는 제 사무실로 업혀 왔고 걸을 때는 지팡이를 사용해야 했습니다. 그녀는 계속 병원에서 치료를 받고 있는 상태였지요. 병원에서는 그녀에게 온갖 약물과 약제를 투여하면서 통증을 다스리는 데 열중하고 있었습니다. 그녀는 통증이 너무 심해지면 그냥 창문으로 뛰어내려 자살하고 싶다고 말했습니다. 기본적으로 그녀에게는 머리와 목과 등에 통증이 있었습니다.

그녀에 대한 첫번째 세션은 매우 조심스럽게 진행했습니다. 그래서 침은 전혀 사용하지 않고 CNT만 시술했습니다. 복부 부위를 10분 정도 시술하고 난 후, 저는 그녀의 느낌이 어떤지 알아보기 위해 그녀를 일어서게 했습니다. 처음에는 자신의 몸, 특히 등을 움직이는 것에 대해 매우 겁을 냈습니다. 그래서 저는 그녀가 자신에 대한 믿음을 가지고 탁자 위에서 조금이라도 움직이려는 노력을 해 보도록 용기를 북돋워 주었습니다. 그녀는 조금씩 움직이기 시작했고 좀더 크게 움직여 보려고 애썼습니다. 그녀는 자신이 아주 많이 유연해진 것을 발견했습니다. 그래서 저는 몇 분 더 시술을 한 다음 다시 탁자에서 완전히 일어나 보라고 말했습니다. 결국 그녀는 해냈습니다. 그녀는 환하게 웃으며 매우 흥분했습니다. 제가 얼마나 좋아진 것 같냐고 묻자, 그녀는 40% 정도는 좋아진 것 같다고 대답했습니다.

두 번째 경우는 30대 여성을 시술한 것입니다. 그녀는 매우 유능하고 성공적인 직장 여성이었는데 저를 찾아와 자신의 가슴에 덩어리가 있다고 호소했습니다. 그녀는 수술을 받아야 하는 것이 아닌가 하고 매우 걱정하고 있었습니다. 저는 CNT를 시술하기 시작했습니다. 예상했던 대로 복부 부위에 아주 예민한 지점이 있었습니다.

그 부분을 시술하는 동안 그녀는 덩어리가 부드러워지고 있다고 말했는데, 시간이 지나면서 사라졌다고 말했습니다. 저는 복부의 이 민감한 지점을 10분 정도 시술한 다음 그 부분에 침을 놓았습니다. 세션이 끝난 후 그녀에게 약간의 약초 차를 주었습니다. 세 번 정도 세션을 행하고나자 덩어리가 없어졌습니다.

마사지 요법사와의 인터뷰

Q: 경력을 말씀해 주셨으면 합니다.

A: 지난 해에 처음으로 저는 CNT 워크숍에 참가했습니다. 치아 스승님과 함께 하는 몇 번의 워크숍에 참가했는데, 저는 여기에 제가 해오고 있던 영기요법(靈氣療法)을 첨가한다면 아주 흥미롭겠다는 생각을 했습니다. 워크숍에서 돌아오자, 아버지가 갑자기 심하게 아프셨어요. 아버지는 심장과 순환기계 쪽에 문제가 있어서 약간의 약물 치료를 받고 계셨는데 갑자기 병원에서 심장 수술, 즉 네 개의 관상동맥 우회수술을 받아야 한다고 말하는 겁니다. 그들은 아버지의 관상동맥은 물론 모든 말초동맥들이 막혀 있다고 말했습니다.

아버지는 너무 오래 약물 치료를 받아왔다고 말씀하시면서 뭔가 다른 방법을 취하고 싶어하셨습니다. "네가 어떻게 좀 해 줄 수 없겠니?" 하며 아버지가 물어보셨을 때 저는 당장 오시라고 했죠. 제게 오셨을 때 아버지는 아주 어두운 잿빛이었어요. 저는 그렇게 잿빛을 하고도 살아 있는 사람을 본 적이 없었지요. 아버지는 체중이 많이 줄어 매우 연약해 보였습니다.

의사들이 한 말은 사실이었습니다. 혈액순환이 거의 되

지 않고 있었습니다. 온몸의 맥박을 점검해 보니 한쪽 팔만 빼고 혈액의 흐름이 거의 느껴지지 않았어요. 거의 모든 곳이 완전히 막혀 있는 듯했습니다.

저는 한동안 영기(靈氣)와 CNT와 약손을 가지고 그곳을 시술했습니다. 마침내 아버지의 얼굴에 핏기가 도는 것을 보고, 이제 차도가 있구나라는 생각이 들었습니다. 처음 아버지가 오셔서 저를 보고 하신 말씀은 아주 피곤하다는 것이었는데, 이제는 더 이상 그렇게 피곤하다고 느끼지 않으셨습니다. 또한 추위도 더 이상 타지 않으셨습니다. 그 세션이 끝났을 때 아버지는 몸이 따뜻해진 것을 느끼셨고 피부에는 완전히 혈기가 돌았습니다. 집으로 돌아가시기 전에 저는 아버지께 피부 제독법을 대략 가르쳐 드렸습니다. 아버지께 너무 깊이 마사지를 실시하고 싶지 않았기 때문입니다. 그때 아버지는 아주 연약했거든요. 저는 피부 제독과 심장의 소리와 심호흡을 함으로써 긴장을 풀라고 아버지께 말했습니다. 아버지는 협심증으로 엄청난 고통을 겪은 적이 있었습니다. 그래서 저는 제가 배운 최면요법을 사용해서 다시 협심증이 일어날까봐 두려워 하시는 아버지를 진정시켰습니다. 협심증의 재발에 대한 두려움이 문제의 절반을 차지하고 있었지요. 그 두려움이 모든 것을 긴장되도록 만들었으며, 실제 일어나는 것보다 더 자주 협심증이 일어나도록 했던 것입니다.

Q: 특별히 CNT의 어떤 면이 아버지에게 효과가 있었다고 생각합니까?

A: 동맥들이 청소되는 것을 느낄 수 있었고, 피가 다시 그 동맥들로 흐르는 것을 분명히 느낄 수 있었습니다. 시작할 때는 분명히 동맥에 혈류가 느껴지지 않았는데, 끝날 때는 그 흐름이 느껴졌습니다. 어떤 변화가 일어났던 것이지요.

Q: 그렇다면 몸 전반에 걸쳐 CNT 마사지를 했습니까?

A: 처음에는 전체를 다 한 것은 아닙니다. 약간의 피부 제독을 실시하면서 무엇보다도 우선적으로 시술했던 것은 동맥과 정맥들이었습니다. 혈액순환을 향상시키려고 애썼지요.

Q: 그때 대동맥도 시술했습니까?

A: 그렇습니다. 대동맥이 전혀 제기능을 하지 못하고 있었기 때문에 기본적으로 대동맥을 많이 시술했습니다. 모든 부분이 막혀 있었기 때문에 플러시(한꺼번에 혈액을 흘려보내 씻어내는 기법)를 시도해서 말초동맥과 정맥으로 혈액을 흐르게 하고 싶었습니다. 그러한 몸의 상태는 일부는 식사에 의해, 일부는 생활양식에 의해, 또 일부는 사람들에게 일어나는 그 모든 상황들에 의해 초래된 것이었지요. 아버지는 많이 좋아진 것 같다고 말씀하셨는데, 힘이 많이 생긴 것 같았습니다. 아버지는 집으로 돌아가셨고 어머니는 아버지가 일을 잘하고 있다고 말했습니다. 그 다음 주 아버지가 오셨을 때는 더 좋아 보였습니다. 아버지는 더 힘이 생겼다고 말하시면서 그렇게 자주 피곤하지도 않다고 하셨습니다.

아버지는 의사에게 가서 말초정맥들을 검사하셨는데, 의

사에게 옛날과 달라진 것 같다고 말했습니다. 그러나 의사는 믿지 않았습니다. 그래서 "다른 의사에게 진찰받고 싶소."라고 아버지가 말했답니다. 아버지는 지금 10개월 정도 그 방법들로 치료를 받고 계시는데, 훨씬 더 좋아지셨습니다. 더 이상 통증이나 협심증이 생기지 않습니다.

Q: 아버지에게 CNT를 실시한 시간은 얼마나 됩니까?

A: 3주 간에 걸쳐 약 4시간 정도 실시했습니다. 아버지는 지금도 여전히 제독법을 실시하고 계시며 때로는 치유의 소리도 실시한다고 하십니다. 아버지는 간에도 암이 있다는 진단을 받았습니다. 저는 그 부위를 너무 과하게 마사지하고 싶지 않았습니다. 의사들은 아버지가 돌아가시는 것은 시간 문제라고 말했습니다. 그것이 지난 겨울이었지요. 의사들은 심장의 문제가 있은 후에 간암에 대해서 알게 되었습니다. 아버지의 체중이 계속 줄고 있었기 때문이지요. 지금은 체중도 더 이상 줄지 않고 괜찮은 것 같습니다. 이것이 제 아버지에 대한 저의 경험담입니다. 다른 사람들에 대한 사례도 몇 가지 있습니다.

약 3개월 전에 턱에 암이 생겼다는 말을 듣고 한 여성이 저를 찾아왔습니다. 덩어리가 X-레이에 뚜렷이 찍혀나왔습니다. 종양이 자라고 있었기 때문에 치료할 수가 없었습니다. 그녀는 종양이 너무 빨리 자라고 있어서 겁을 먹고 있었지요. 의사들은 조직검사를 하려 했습니다. 저는 실제적인 촉진은 하고 싶지 않았습니다. 암이 퍼지는 빌미를 만들고 싶지 않았기 때문입니다. 그래서 저는 그녀의 턱에 영기와 약손요법을 시술했습니다. 갑자기 그녀는 종양이 더 이상 그렇게 심하게 느껴지지 않는다고 말했습니다. 그리고 시술이 끝나자, 종양이 전혀 느껴지지 않는다고 했습니다. 그녀는 마치 종양에 강렬한 열로 뜸을 뜬 것 같은 느낌을 받았습니다. 피부 표면에서는 뜨거운 느낌이 전혀 없었지만, 턱 속에서, 종양이 자라고 있는 뼈 자체에서 열기를 느꼈습니다.

Q: 그 후에 그 여성은 어떤 의학적인 검사를 받았습니까?

A: 모르겠습니다. 그녀와 두 번 만난 후 연락이 끊겼거든요. 두 번째 만났을 때 그녀는 첫 번째 방문이 있고 난 그 주부터 덩어리가 느껴지지 않았다고 말했습니다. 그전에는 덩어리가 계속 느껴졌다고 했지요. 그녀는 뜨거운 에너지가 종양을 태워버렸다고 느꼈습니다. 그것을 의학적으로 확인했는지는 모르겠습니다. 제가 확실히 아는 것은 제 아버지의 경우는 증거 서류에 의해 입증되었고, 지금은 의사들이 아버지에게 심장약을 주지 않고 있다는 사실입니다.

CNT 학생과의 인터뷰 1

Q: 기내장으로 어떤 경험을 하셨습니까?

A: 기내장에 대한 제 경험은 매우 놀랍습니다. 무슨 일이 일어날지는 몰랐지만, 열린 마음으로 참가했지요. 그것은 정말로 복잡하지 않은, 아주 간단한 세션이었습니다. 제 배꼽 주변을 나선형으로 문지르는 것으로 시작했지요. 래리 투퍼가 처음으로 저를 시술했습니다. 그는 제게 배꼽 부위는 장기들과 인체의 여러 기능들이 연결되어 있고 서로 조정되는 곳이라고 설명했습니다. 그래서 그 부

위에 많은 장애들이 나타날 수 있다고 했습니다. 저에 대한 시술을 시작하면서 그는 제게 작은 결절들, 꼬인 부분들, 완두콩 모양의 결절들이 있는데 부드럽게 나선형으로 문지르고 가볍게 흔들면 풀어질 수 있다고 말했습니다. 그는 아주 가볍게 눌렀습니다. 처음에 저는 제 복부를 아주 부드럽게 살짝 누르는 것 외에는 아무것도 느끼지 못했습니다. 그러나 점차적으로 시술하고 있는 작은 완두콩들이 하나씩 하나씩 풀어지며 사라지는 것을 느꼈습니다. 그는 계속 나선형으로 문지르면서 배꼽 주변의 여러 부위를 마사지했습니다. 저는 그곳의 연결 조직, 근육들을 둘러싸고 있는 근막들이 심하게 긴장되어 있는 것을 느낄 수 있었습니다. 그는 제게 배꼽의 균형이 깨져 있다고 설명했습니다. 제 배꼽은 한쪽으로 약간 치우쳐 있었습니다. 그것을 바로잡기 위해서는 그 부위의 긴장을 완화시킬 필요가 있었습니다.

시간이 좀 지나자 압력이 조금 더 강하게 느껴졌습니다. 더 깊은 정체들을 풀어주기 위해 더 깊이 시술해 들어갔기 때문이지요. 저는 나선형 마사지가 효력을 나타내 제 배꼽의 정체된 지점들이 풀어지는 것을 느끼기 시작했습니다. 이전에 어떤 명상을 할 때보다 더 많이 배꼽 부위에서 에너지가 움직이고 있는 감각을 느낄 수 있었습니다. 저는 소주천 회로에 집중하면서 움직이고 있는 에너지가 계속 그 회로를 따라 흘러가도록 했습니다.

세션이 진행됨에 따라 저는 소주천 명상의 효과를 강렬하게 느낄 수 있었고 제 배꼽 주변에서 나선형으로 흐르고 있는 에너지를 더 잘 감지할 수 있었습니다. 세션이 끝나갈 때쯤 저는 굉장한 이완 상태를 경험하기 시작했는데 세션이 끝날 때까지 계속 그 느낌이 커졌습니다. 그는 배꼽 주위를 점점 더 넓게, 주로 원을 그리며 마사지했습니다. 저는 가벼운 느낌이 들었습니다. 양쪽 어깨가 이완되는 것을 느꼈고, 목의 긴장이 해소되는 것을 느꼈습니다. 등 하부의 긴장도 사라진 것을 느꼈지요. 눈을 감자, 마치 제 오라 전체를 싸고도는 거대한 물결처럼 갑자기 아주 강력하고 엄청나게 커지는 소용돌이가 제 배꼽에서 나오는 것을 볼 수 있었습니다.

세션 후 래리는 제게 천천히 자리에서 일어나 조심해서 앉으라고 말했습니다. 몇 분 후 저는 일어서서 주위를 걸어 다녔습니다. 뭐라고 말할 수 없는 굉장한 느낌이었습니다. 마치 다른 차원에 있는 것처럼 믿을 수 없을 정도로 가벼운 느낌이 들었습니다.

Q: 세션 직후 그런 멋진 경험을 하신 것 외에, 그 경험이 어떤 이상이나 질환, 혹은 그와 같은 종류의 관점에서 육체적으로 어떤 지속적인 효과가 있는 느낌이 들었습니까?

A: 그렇습니다. 명상을 하는 힘이 증가했으며 이완된 상태를 계속해서 유지할 수 있다고 확실히 말할 수 있습니다. 그러나 세션이 끝나고 나서 몇 시간 동안 느꼈던 세션의 엄청난 효과—완전히 이완되어 거의 떠다니는 듯한 상태—는 점차적으로 약해졌습니다. 그 지속 효과는 부분적으로는 세션 후 아주 짧게 태극권과 기공 강의를

들었던 덕분이었습니다. 그 강좌 덕분에 저는 또 다른 세계로 몰입할 수 있었지요.

Q: 이완에 대해 말씀하실 때, 이전의 그 어느 때보다도 더욱 이완되었다고 말씀하셨습니다. 그 세션 전에는 이완하는 데 문제가 있었습니까?

A: 그렇습니다. 운동선수처럼 건강했고 또 많은 스포츠를 하면서 건강 관리에 몰두했음에도 불구하고 어깨에 만성적인 긴장이 있었고, 등 아래쪽에 간헐적인 통증이 있으면서 그 부분의 긴장들이 계속 풀리지가 않았습니다. 그런데 그 세션이 놀랍게도 그 문제를 해결해 주었지요.

Q: 등 아래쪽이 불편하다고 하셨는데, 세션 후에도 그곳이 어떤 식으로든 계속 불편한 점이 있었습니까?

A: 전혀 없었습니다. 그리고 그 다음 며칠 동안 내내 격렬한 운동, 특히 태극권과 기공훈련을 했는데, 몸에서 대량의 에너지가 발생해 온몸으로 흐르는 것을 느꼈습니다. 그리고 천골과 복부 부위에 좀더 깊이 막혀 있는 곳들이 있다는 것을 느낄 수 있었고 전체적으로 제 몸의 불균형 상태가 더욱 명백히 드러났습니다. 세션의 효과가 계속 몸에 남아 있으면서 좀더 처치가 필요한 부위들을 예민하게 느낄 수 있었습니다.

Q: 그 말씀을, 세션이 당신 자신의 몸에 대한 감수성과 의식을 진정으로 증가시켰다는 뜻으로 받아들여도 괜찮겠습니까?

A: 그렇고 말고요! 바로 그렇습니다. 그 세션은 제 몸에 대

한 감수성을 대단히 높게 만들었으며 제 몸 속의 에너지 흐름도 매우 크게 증가시켰습니다.

Q: 처음에 래리에게 치료받았다고 말씀하셨는데, 그 다음은 어디서 치료를 받으셨는지요?

A: 치료를 받기는 했지만 CNT를 훈련받은 교사나 숙달된 시술자에게 받은 것은 아닙니다. 래리에게 시술받은 것이 유일한 경험입니다. 그러나 제가 받았던 그 밖의 다른 치료들은 그 CNT와는 도저히 비교가 안 됩니다.

Q: 더 하실 말씀은 없으십니까?

A: 글쎄요. 제가 꼭 하고 싶은 말은 래리 투퍼와 함께 한 이 경험을 통해서 CNT의 놀라운 잠재력을 알게 되었다는 것입니다. 그 잠재력은 앞으로 평생 제게 남아 있을, 그 세션의 아주 중요한 부분입니다.

CNT 학생과의 인터뷰 2

Q: 도치료와 기내장에는 어떻게 참가하게 되었습니까?

A: 4년 전에 캠브리지에서 공부를 할 때 만탁 치아의 다른 강좌 두 개를 들은 적이 있습니다. 강의가 아주 흥미로웠지요. 그래서 1989년에는 기내장 과정에 참가하게 되었는데 무척 재미있었습니다.

Q: 이전에 다른 형태의 마사지를 배운 적이 있습니까?

A: 약 5년 전에 마사지 치료 강좌를 수강하면서 여러 종류의 마사지를 경험했습니다. 여기에서 저는 여러 가지 다른 방법들에 대한 개괄적인 지식을 갖게 되었습니다.

Q: 체험하신 다른 테크닉들과 비교해 기내장은 어떻습니까?

A: 다른 것들은 몸 전체를 다루지요. 그리고 그것들은 몸을 즐겁게 하는 쪽으로 좀더 치중해 있습니다. 만탁 치아의 체계는 위장 부위로 곧바로 들어가 더욱 강력합니다.

Q: 다른 사람들과 함께 훈련할 기회가 있었습니까, 아니면 자가 시술하면서 훈련합니까? 배운 방법들을 어떻게 사용하고 계신지요?

A: 주로 자가 시술을 하고 있습니다. 보스턴에 있는 치료사인 래리 투퍼 씨는 지난해 내내 여러번 세션을 실시해 왔습니다. 아주 환상적인 세션들이었지요.

Q: 그렇다면 자격증을 가진 치료사와 함께 기내장 세션을 자가 시술하셨군요?

A: 그렇습니다.

Q: 그래서 어떤 경험과 결과를 얻게 되셨는지요?

A: 한 주를 정신없이 보냈지만, 균형이 전혀 깨지지 않았습니다. 저는 사업을 경영하는데, 사람들을 12명까지 차에 태우고 여기저기로 데리고 다닙니다. 그러다보니 여러 지역을 돌아니게 됩니다. 그런데 세션을 받으면 땅에 뿌리를 박은 것처럼 저는 완전히 중심과 균형을 잡을 수 있게 됩니다. 세션이 아주 효과적으로 제 문제를 해결해 주고 있습니다.

Q: 치료가 필요했던 어떤 건강 상의 문제가 있었던 경우가 있습니까?

A: 지난 8년 동안 저는 심한 정서불안을 겪어 왔습니다. 최근 6년 동안 저의 균형을 유지하는 데 도움이 되는 것은 모두 시험해 보았지요. 그 중에서 도치료 훈련이 가장 효과가 있었습니다.

Q: 기내장을 일반적인 일련의 도치료 훈련들과 병행했습니까? 그리고 그렇게 하는 것은 쉬운 일인지요?

A: 물론입니다. 세상에서 가장 쉬운 일은 아침에 잠을 깨서 곧바로 배에 손을 얹고 마사지하는 일일 것입니다. 뭉친 곳이 느껴지면, 풀어 주고 과도한 열은 밖으로 배출시키세요. 이렇게 하면 즉시 균형이 회복되고 기분이 좋아집니다.

Q: 더 덧붙이실 말씀이 있으십니까?

A: 네. CNT는 아주 멋진 체계이고 균형을 회복시키는 좋은 방법입니다. 아주 효과적이지요. 이것을 다른 사람에게도 널리 알리고 싶습니다.

CNT 학생과의 인터뷰 3

Q: 몇 명의 지도자가 실시한 몇 개의 세션에 참가하신 걸로 아는데, 어떻게 느꼈습니까, 그리고 어떤 경험을 하셨는지요?

A: 처음 치아 스승님과 함께 한 경험은 제게 매우 새로운 것이었습니다. 스승님은 배꼽을 둘러싼 부분을 아주 깊게 시술하셨는데, 무척 아팠습니다. 10년 전에 수술을 받은 적이 있는데, 그 부위가 모두 얽혀 있었던 것입니다. 그러나 저는 그 부분에 여전히 긴장이 남아 있었던 것을

몰랐습니다. 그것을 풀기 위해 마사지와 침술을 비롯한 여러 가지 요법들을 모두 써 보았는데, 여전히 해결되지 않는 부분이 있었습니다. 하지만 치아 스승님의 공개 강좌에 3일 정도 참석하는 동안 그것이 풀어지는 것을 느낄 수 있었습니다.

그후에 론 다이애너와 함께 세션을 가졌습니다. 수술로 인해 지난 3년 동안 좌골신경통에 시달리고 있었고, 왼쪽 엉덩이도 저를 괴롭히고 있었습니다. 론과 세션을 하는 동안, 저는 수술에 대한 경험을 지워버릴 수 있었습니다. 몸 안의 그 기억 속으로 거슬러 올라갔을 때 저는 울부짖고 있었습니다. 엄청난 양의 냉기가 제 엉덩이에서 빠져나갔고, 그 차가운 바람에 우리 두 사람은 매우 놀랐습니다. 세션이 끝난 후 저는 완전히 탈진하고 지쳐서 잠자고 싶은 마음뿐이었습니다. 이 세션 후 배가 부드러워졌고 긴장이 사라졌습니다. CNT는 제게 많은 도움이 되었습니다. 그리고 태극권과 철삼기공 수련을 통해 저는 더욱 좋아지고 있습니다. 전에는 너무 긴장되어 있어서 계속 같은 자세를 취할 수 없었고 몸을 유연하게 움직일 수 없었습니다.

CNT 학생과의 인터뷰 4

Q: 기내장 워크숍에 참가했습니까?

A: 그렇습니다. 치아 스승님을 모시고 4일 동안 유럽에서 열린 워크숍에 참석했지요. 2년 전의 일입니다.

Q: 그 워크숍에서 많은 것을 배웠습니까?

A: 네. 저는 주로 자가 시술을 실시하고 있습니다. CNT로 몇 가지 커다란 체험을 했습니다만 그것을 매일 실시해야 한다는 것을 알았지요. 풀어야 할 결절과 긴장들이 매일 새롭게 쌓이는 것 같았거든요.

저는 저녁에 자기 전에 실시하는 것을 좋아합니다. 그렇게 하면 긴장이 풀리고 마음이 가라앉아 잠을 푹 잘 수 있습니다. 자가 시술하면서 저는 저 자신의 장기들과 내부 구조를 점검하고 있습니다. 의과대학에 다니는 제 친구들은 제가 저의 복부와 신장과 간을 비롯한 장기들을 고동치게 만들 수 있는 것을 보고는 아주 놀라워 하더군요. 제게 기내장은 아주 근사한 체험입니다.

Q: 기마사지가 하고 계시는 다른 도치료 훈련에도 도움을 줍니까?

A: 물론이지요. 소주천만 가지고는 긴장과 막힌 곳을 해소하기 어렵습니다. 기내장은 몸의 이상을 좀더 예민하게 느낄 수 있게 만들어 줍니다.

Q: 기내장이 도치료사로 활동하시는 데 도움이 됩니까?

A: 물론이지요. 기내장은 사람들이 자신들의 몸과 접촉하는 법을 배우도록 인도하는 데 아주 유익하고, 또한 그것을 통해 저는 사람들이 어디에 결절이나 긴장을 가지고 있는지 알 수 있습니다.

Q: 자신 이외에 다른 사람을 시술하고 있습니까?

A: 그렇습니다. 저의 가족들을 시술하고 있습니다. 특히 다섯 살 난 조카를 시술하고 있는데, 아주 효과가 좋습니

다. 조카가 매우 부드러워졌습니다. 이 마사지는 아이들에게도 아주 유쾌하고 유익한 것 같습니다.

CNT 시술자와 수석 도치료사와의 인터뷰

Q: 치아 스승님은, 과도한 에너지를 가진 혈액이 머리로 갈 수 있기 때문에 고혈압이 있는 사람에게는 〈혈액 플러시 테크닉〉을 아주 주의깊게 사용해야 한다고 하십니다. 어떻게 그것을 피해서 하고 있습니까? 어디를 누릅니까?

A: 좋은 질문이군요. 가장 중요한 것은 의지입니다. 소주천을 할 때 에너지를 위나 아래로 끌고 갈 수 있는 것처럼, 이것을 시술할 때도 자신의 의지에 의해 에너지의 방향을 조절할 수 있습니다. 그러나 그것은 고도의 훈련을 필요로 합니다. 또한 피시술자에게도 의지를 사용하게 해서 함께 에너지를 아래로 향하게 할 수도 있습니다. 아니면 에너지가 아래로, 특히 다리와 대퇴부 동맥들로 흐를 수 있도록 그 부위들의 장애물을 제거해도 됩니다. 그런데, 에너지가 아래로 흐르지 않거나 막힌 곳들이 있으면, 배꼽 부위에서 그 장애들을 제거해서 정체를 풀어 줍니다. 그것이 바로 대퇴부 동맥의 맥박과 무릎 뒤쪽 오금과 발목의 맥박의 중요성을 강조하는 이유입니다. 혈압이 정상이 될 수 있도록 온몸의 정체를 해소해야 합니다. 그런 다음 의지를 이용하여 처음에는 부드럽게 누르면서 에너지를 아래로 보냅니다.

Q: 그렇다면 아래쪽의 맥박들을 먼저 시술하는 것이 안전하겠군요. 많은 사람들이 고혈압 쪽으로 가고 있는 추세니까요.

A: 그렇습니다. 그러나 때로는 혈압이 상승할 수도 있습니다. 그러나 이것은 경험에서 나오는 직관으로 결정되기 때문에, 일반화하기는 어려운 것이지요. 기본적으로 모든 혈액은 중심부로 흐르고 있기 때문에 보통은 중심부에 많은 긴장이 있습니다. 중심부의 커다란 혈관들과 동맥들(대동맥과 대정맥)이 막혀 있다면, 그 혈관들이 압착되기 시작해서 혈압이 증가될 것입니다. 그러므로 중심부의 긴장을 풀어 주는 것만으로도 혈압을 조절할 수 있고 어느 정도 혈압을 정상으로 만들 수 있습니다.

Q: 그런데 그렇게 하려면 한번의 세션으로는 힘들겠군요.

A: 물론 그렇겠지요. 그러나 서두를 필요는 없습니다. 시간은 충분합니다. 피부에 영향을 주면 피부 밑에도 영향이 갑니다. 어디든지 몸을 만지면 깊이 그 느낌이 전달되니까요. 〈우주 기공〉이라 불리는 좀더 진보된 수준의 또 다른 도치료 훈련에서는 몸을 만지지 않고도 몸 깊숙히 영향을 줄 수 있지요.

Q: 새로운 학생들과 훈련을 시작할 때, 그들이 훈련을 받는 간격은 어떻게 결정하십니까?

A: 그것은 학생들이 얼마나 많이 정화할 수 있는가와 정서적, 육체적, 정신적으로 얼마나 잘 꾸려나갈 수 있는가에 대한 평가에 달려 있습니다. 또 하나 고려해야 하는 것은 자신의 몸에 대해 좀더 깊은 지식을 얻어 스스로를 치유하겠다는 그들의 의지입니다. 만약 학생들이 에너지를 순환시키고 차분하게 해 주는 내면의 미소, 여섯 가지 치유소리, 소주천과 같은 숙제를 착실히 한다면 더

자주 훈련할 수 있습니다. 결국 학생들에게 교육할 빈도 수를 결정하기 위해서는 몇 가지 요소들을 평가해 보아야 합니다.

가장 중요한 것은 사람들을 당신에게 의존하지 않도록 만드는 것입니다. 각자 자가 치유를 하도록 만들어야 합니다. 그렇게 되면 그들은 끊임없이 시술자를 찾아가지 않아도 된다는 것을 알게 될 것입니다. 이 체계는 사람들이 스스로 성장하고 독립적이 되는 데 도움이 되도록 만들어져 있습니다.

저는 사람들에게 스스로를 관리하는 법을 가르치기 위하여 그렇게 양심적으로 노력하는 치료 체계는 다른 어디에서도 찾아보지 못했습니다. 사람들이 스스로 노력하지 않는다면 우리가 무엇을 할 수 있겠습니까?

Q: 하지만 그들이 스스로 아무것도 하지 않는다고 해서 오지 말라고 할 수는 없겠지요. 선생님은 숙련된 기술을 가지고 있지만 그들은 그렇지 못하지 않습니까?

A: 그 판단은 그렇게 어려운 문제가 아닙니다. 예를 들어, 당신은 어떤 사람들은 더 자주 찾아온다는 것을 알아차릴 것입니다. 모든 사람이 당신에게 계속 찾아오게 하려고 애쓰지 마세요. 계속 그 사람들에게 좀더 독립적이 되는 법, 좀더 자율적이 되는 법을 가르쳐 주세요. 제 경험에 비추어보면 그것이 당신의 기량을 더 키워 줄 것입니다.

당신의 솜씨가 좋으면 사람들은 저절로 찾아올 것입니

다. 그러므로 방문자가 없을까봐 걱정할 필요는 없습니다. 사람들은 점점 더 분명히 당신의 목적을 알게 될 것입니다. 당신의 목적은 사람들을 돌보는 것이 아닙니다. 그 점에서 이 체계는 사람들을 돌보는 것을 목적으로 삼고 있는 다른 많은 체계들과는 전혀 다릅니다. 도교의 모든 부분이 그렇듯이 CNT의 목적도 사람들에게 자신을 돌보는 법을 가르치는 것입니다.

제대로 된 건강 진단을 결코 받으려 하지 않는 사람들이 세상에는 아주 많이 있습니다. 서양의 의료비가 얼마나 비싼지 아십니까? 의사들조차도 건강 진단을 꼭 받는 것은 아닙니다.

도치료 체계는 모든 사람들이 기본적인 건강 관리를 할 수 있도록 해 줍니다. 그것이 전부입니다. 저는 오랫동안 기내장을 실시해 오고 있는데, 효과가 너무 좋아 항상 놀랍니다. 그러나 이 체계에서 선행되어야 할 것은 자신감을 키우고 자기 몸에 흐르고 있는 에너지를 이해하는 것입니다. 그리고 도치료 체계를 자신에게 적용할 수 있는 강한 자신감이 있어야 합니다. 그것이 바로 우리의 역할입니다. 그런 식으로 얼마나 자주 사람들을 도와주고 있으신지요? 그렇게 기분좋은 일도 없을 것입니다. 기내장은 많은 것을 깨닫게 해 주지요.

Q: 정서적인 문제들은 어떻게 하십니까?
A: 내면의 미소와 여섯 가지 치유소리가 매우 도움이 됩니다. 이 훈련들이 너무 간단해서 놀라는 사람들이 많습니다. "미소와 몇 개의 모음처럼 간단한 것이 어떻게 그렇

게 강력할 수 있을까?" 하고 사람들이 의아해 하지요. 그 두 명상법은 더없이 간단하면서도 더없이 강력한 효과를 줍니다.

치료를 시작하기 전에 먼저 학생에게 지금 하려고 하는 것을 이야기해 주어 학생이 전체적으로 진행될 구조에 대해 어느 정도 알도록 해 줍니다. 그들에게 강의를 듣게 하고, 관련된 책들을 소개해서 각자 집에서 해 볼 수 있도록 합니다. 행동 결과의 반응을 보아, 다음 행동을 해나가는 일종의 간단한 피드백을 설명하는 것으로 시작하세요. 사람들에게 훈련 과제를 내 주십시오. 그들은 집에 돌아가서도 뭔가 할 것이 있기를 바랍니다. 그 사람이 소화해 낼 수 있는 것보다 더 많이 알려주어서는 안 됩니다. 그 수준을 알아내는 것은 시술자의 감수성과 경험에 달려 있습니다.

Q: 혼자서 실시하는 가장 쉬운 방법에 대해서 말씀해 주시겠습니까?

A: 혼자서 실시하는 가장 쉬운 방법은 의자에 앉아 몸을 앞으로 굽혀, 누르는 손가락에 체중을 싣는 것이라고 생각합니다. 이렇게 하면 직접 복부를 시술할 수 있습니다. 누운 상태에서 할 수도 있습니다. 이때는 반드시 무릎을 세워야 합니다. 결절과 막힘과 엉킴과 정서적인 스트레스를 해소하는 법을 찾아내서 실시하십시오. 그것은 간단하지만 아주 중요합니다.

Q: 척추의 신경들을 시술할 수 있습니까?

A: 모두 가능합니다만, 이 시술은 아주 심오한 작업이기 때문에 처음부터 그 사람에게 신경이나 디스크를 조절할 수 있다고 말하고 싶지는 않습니다.

Q: 도치료사들은 한결같이 배꼽 주변을 시술하는 것이 건강에 큰 도움이 된다고 합니다. 선생님은 에너지를 끌어올리고, 혈액과 기가 원활히 흐르도록 작업한 다음 그것들이 그냥 흐르게 내버려 두면서 자연스럽게 제갈길로 가게 하십니다. 제가 제대로 말했습니까?

A: 그렇습니다. 그것은 그토록 간단합니다. 날마다 배를 문질러야 합니다. 이것은 일반 사람들에게도 권유할 수 있는 좋은 건강 실천법입니다.

2. 치유 사례

찰스

찰스는 중년남성으로 근사한 이탈리아 레스토랑의 주방장이며 조와 같이 산다. 그의 사례는 다음과 같다.

찰스는 조의 권유로 오게 되었다. 찰스는 일주일 내내 이른 아침부터 밤 늦게까지 쉬지 않고 근무를 하고 있어 육체적, 정신적으로 쇠약해지고 있었다. 그는 단 하루 쉬는 날조차도 일하러 가지 않을 수 없다고 느꼈다. 그리고 조와의 관계가 아주 나쁘기 때문에 자신이 신경쇠약 직전에 있다고 생각했다. 어느 날 직장에서 그는 뚜렷한 아무런 이유도 없이 울기 시작했고 그날 하루는 쉬어야 했다. 그 일이 있은 다음 날 찰스는 조와 함께 나를 찾아왔다.

첫 번째 세션

찰스는 말이 많은 타입이 아니다. 그가 얼마나 불규칙하게 식사를 하는지, 또 샴페인을 얼마나 많이 마셔대는지 조가 이야기를 꺼내기 시작했다.

찰스는 하루종일 음식 주변에 있기 때문에 음식을 보면 먹고싶은 마음이 없으며 과음하지 않으려고 노력한다고 말했다. 그를 만져보니까, 간 부위가 상당히 딱딱하고 부어 있었다. 위 전체가 늘어나 있었고, 복강 전체가 정체로 인해 파열 직전에 있는 것처럼 보였다.

나는 피부 제독부터 시작하면서 동시에 부드럽게 내장을 마사지하여 내장이 약간의 운동을 하도록 했다. 약 10분 정도 지나자 처음으로 꾸르륵거리는 소리가 들렸다. 그 다음 갈비뼈로 옮겨가 먼저 왼쪽 갈비뼈 아래를 시술하고 그 다음에 오른쪽 아래를 시술했다. 딱딱한 것들이 부드러워졌으며 나는 장기들의 기운을 북돋우고 감정을 씻어 버리는 작업을 계속해 나갔다.

찰스의 눈에서 소리없는 눈물이 줄줄 흐르기 시작했으며, 폐점들을 시술했을 때 그에게서 엄청난 흐느낌이 터져나왔다. 압박이 덜어지자 복강 작업이 더 쉬워졌다. 그런 다음 장의 연동운동 작업을 해서 내장의 긴장과 압박을 풀어 주었다.

첫 세션이 끝났을 때 찰스는 매우 편안해 보였으며 자신이 "바지 속을 떠 다니고 있는 듯하다."고 말했다. 그는 바지의 혁대를 3눈금 이상 줄였다. 나는 그에게 직장에서 휴가를 내쉬지 않고, 적절한 식사를 하지 않고, 술과 단것을 줄이지 않는다면 이 세션이 아무 소용이 없다고 말해 주었다.

두 번째 세션

이번에는 찰스 혼자서 왔다. 그는 혼자서는 그렇게 효과적으로 할 수가 없다고 말했다. 하지만 레스토랑 일을 하루 쉬면서 레스토랑에 대해서는 조금도 생각하지 않았다고 말했다. 그는 친구 몇 명과 낚시를 가서 즐거운 시간을 보냈다. 나는 이번에는 쉽게 더 깊이 들어가 결절과 엉킴들을 시술할 수 있었다. 풍(風)을 몰아내고 간과 담낭 부위에 오랫동안 시간을 투자했다.

조

조는 18살 된 딸과 6살 된 아들이 있는 중년의 벨기에 여성이다. 그녀는 아들과 미국으로 와서 지금은 주방장 찰스와 같이 살고 있다. 그녀는 같은 벨기에 여성 정규 도치료 학생인 크리스틴의 소개로 찾아오게 되었다. 그녀의 주요 증상은 위가 답답하고, 항상 신경이 날카로워 아주 쉽게 짜증이 나는 것이었다.

첫 번째 세션

그녀는 근육들이 몹시 딱딱했다. 그래서 복부로 호흡을 하게 하고 어깨와 목과 등을 지압했다.

그녀에게는 복부 호흡이 매우 힘들었다. 공기가 복부까지 내려가지 못하고 가슴에서 그냥 위로 올라오며 숨을 쉴 때마다 양쪽 어깨가 올라간다.

위 부위를 15분 동안 시술하고 나자 호흡이 조용해지기 시작했다. 그런 다음 왼쪽 갈비뼈 밑을 부드럽고 깊이 시술해서 꾸르륵거리는 시끄러운 소리가 나지 않도록 했다.

내장 전체에 걸쳐 많은 긴장이 쌓여 있어 조용한 동작으로

장을 리드미컬하게 움직여 주었다. 간을 오랫동안 베이킹했다.

두 번째 세션

조는 첫 번째 세션을 받고 기분이 아주 좋아졌다고 말했다. 초조함이 덜해졌고 잠을 자고 나면 전보다 편안해졌다. 그러나 복부는 여전히 불편했다. 이번에는 전체적인 세션을 했다. 풍을 몰아내고 감정의 정화를 실시했다.

세 번째 세션

조는 점점 더 좋아졌다. 짜증을 덜 냈고 좀더 이완되었으며, 직장을 찾아보기로 결정했다. 그녀는 걱정을 덜 하고 좀더 활동적이 되기를 원했다.

이번 세션은 세션 2의 작업을 똑같이 반복했다.

네 번째 세션

조의 내장들이 부드러워졌다. 그녀는 그 한 주 동안 설사를 많이 했는데 그것이 배를 가뿐하게 만들었다.

다섯 번째 세션

의사가 조에게 방광이 아래로 처져 있다고 말했다. 이번 세션은 전반에 걸친 세션이었고, 깊은 신장 시술과 방광 테크닉(예를 들어, 다리를 떨어뜨린 상태에서 뒤에서 방광을 떠받쳐 주는 것)에 초점을 맞추었다. 방광이 커다랗게 꾸르륵거리며 제자리로 돌아갔다.

여섯 번째 세션

조는 점점 더 좋아졌다. 그녀는 〈방광의 기적〉에 대해 감탄

했다. 기분이 확실히 더 좋아졌고, 호흡이 더 강해졌다.

전반적인 세션을 실시했다.

테드

이 학생은 50대 초반의 의사로서 대체로 건강 상태가 양호하다.

첫 번째 세션

맥박을 통해 방광, 간, 폐의 에너지가 부족한 것을 알 수 있었다. 혀에는 기가 부족한 것을 나타내 주는 백태가 끼여 있다.

나는 그에게 장기를 따라 내려가며 미소 짓는 법과 수십 년 동안 수고해 온 장기들에게 감사하는 법을 가르쳐 주었다. 그에게 폐의 소리를 내도록 했다. 그런 다음 전반적인 피부 제독을 실시하고 폐점들을 활성화시켰다. 딱딱한 결절들이 있었으므로 도표에다 그것들을 표시했다. 그가 세션이 즐거웠다고 말해 나는 매우 안심이 되었다. 왜냐하면 그가 의사였기 때문에 더욱 그에게 감명을 주고 그의 기분을 더 좋게 만들고 싶었던 것이다.

두 번째 세션

소화관, 대장, 맹장판막을 제독하는 데 초점을 두었다.

폐와 신장의 소리를 실시하게 하고 내면의 미소를 시행하게 했다. 그는, "이것은 굉장한 기법이군요. 정말 많이 좋아진 것 같습니다."라고 감탄했다.

세 번째 세션

맥박들이 정상으로 돌아왔다. 통증과 뻐근함이 사라지고 있다. 나는 나머지 치유소리들을 실시하게 했고, 중앙선과 척추를 따라 내려가며 미소를 짓게 했다. 그는 계속 기분이 좋아졌다.

네 번째 세션

모든 맥박이 기가 부족한 것을 나타낸다. 명현현상이 나타날 수도 있다. 이번 세션이 끝나면 다음 번 세션을 할 때까지 간격을 좀더 오래 둘 참이다. 내면의 미소, 비장 제독, 림프액 배수를 실시했다. 세션이 끝나자 그는 훨씬 더 좋아지고 기운이 넘친다고 말했다.

다섯 번째 세션

신장과 담낭을 제독했다. 그의 맥박이 모두 강해졌다. 그는 이 마사지로 인해 건강이 전체적으로 향상되었다고 말했다. 나는 그에게 도치료 훈련을 계속 실천해 가라고 당부했다.

올가

첫번째 세션

그녀는 배가 매우 컸는데 배꼽이 중심을 벗어나 오른쪽으로 치우쳐 있었다. 맥박이 모두 약했다. 등과 왼쪽 무릎, 위가 몹시 아팠고 두통에 시달리고 있었다.

세션이 끝난 후 왼쪽 무릎이 훨씬 좋아졌다. 폐의 소리를 실시하게 했다.

두 번째 세션

그녀는 첫 세션 후 일주일 내내 활기가 넘치는 것을 경험했다. 무릎은 아주 좋아졌지만, 두통은 더 심해졌다. 두 번째 세션을 실시해서 폐점들을 활성화시켰다. 맥박이 훨씬 더 강해졌고 복부에 더 많은 에너지가 생겼다. 림프 기관을 찾지 못했는데, 아마 충분히 깊이 들어가지 않았던 것 같다.

두통이 많이 나아졌다고 말했다. 숙제를 내주고 치유의 소리를 실시하게 했다.

세 번째 세션

그녀의 복부 전체가 옆구리까지 아팠다. 그녀는 몹시 안절부절했고, 대장 중앙이 가득차고 민감해져 있었다. 두통은 두 번째 세션 후에 좋아졌다. 치유의 소리들을 실시했다.

네 번째 세션

무릎과 머리와 등이 완전히 좋아졌다. 모든 것이 전반적으로 향상되었다. 머리가 더 맑아졌고, 맥박이 고르게 되었다. 깊은 시술을 했다. 대장이 가득차고 단단했다. 대장을 마사지하자 아파했지만, 나중에는 잠이 들었다.

다섯 번째 세션

그녀는 네 번째 세션을 받은 다음날 굉장한 기분을 느꼈는데, 친한 친구가 죽은 것을 알게 되기 전까지는 내내 아주 기분이 좋았다고 말했다. 결장을 마사지하고 몸 전체를 깊이 시술했다. 나중에 또 그녀는 잠이 들었다.

여섯 번째 세션

왼쪽 복부의 한 부분에만 통증이 있었다. 맥박이 고르게 뛰었다. 피부가 〈간헐적으로〉 가렵다. 무릎과 다리가 아주 많이 좋아지고 두통이 사라졌다고 말했다.

그녀는 좀더 유쾌해지고 활발해졌으며 기억력이 향상되었다.

래리

래리는 30대의 남성이다. 말랐지만, 근육질의 체격이다. 그는 두 달 전에 여자 친구와 헤어졌는데, 두 사람은 3년 동안 같이 살았다. 그는 술을 많이 마셨고 약물을 많이 복용해 왔다. 그는 자살을 생각할 정도로 심한 정신적 고통을 겪으며, 우울증에 빠져 직장을 그만두었고 만사에 무관심해져 있었다. 그는 정신과 의사에게 상담을 하고 있는데, 의사는 그에게 당장 제독 프로그램을 시작하라고 촉구했다. 그는 불면증, 불안감의 엄습, 소화불량, 식욕부진 때문에 세션을 받으러 왔다.

첫 번째 세션

먼저 어깨와 목, 가슴과 횡경막을 시술해서 호흡을 편안하게 만들었다. 그런 다음 폐점을 충분히 마사지했다. 그는 깊이 잠이 들었는데, 몹시 심하게 코를 골아 가슴 아래쪽이 내내 진동했다. 그가 잠을 자고 있는 동안 나는 한 시간 동안 소화관을 시술했다. 간과 상행결장이 특히 정체되어 있었다. 소장이 딱딱하게 느껴졌고 좁아져 있는 것 같았다. 그가 깨지 않았기 때문에, 좀 아프더라도 깊게 작업을 했다.

커다랗게 꾸르륵거리는 소리가 소화관 곳곳에서 울려퍼졌다. 시술을 끝내고 위를 쓰다듬고 있는데 그가 깨어났다. 그는 돌아가서 두 시간 후에 내게 전화를 걸어, 수개월 동안 이렇게 기분이 좋은 것은 처음이며 다시 식욕이 돌아와 음식을 먹을 수 있게 되었다고 말했다.

두 번째 세션

복부의 표피층은 더 이상 긴장되어 있지 않았다. 이로 인해 지난번 세션에서는 느낄 수 없었던 소장의 긴장을 느낄 수 있었다. 간에 집중하면서 전반에 걸친 CNT 세션을 실시했다.

세 번째 세션

래리는 삶에 다시 흥미를 느끼게 되었고 일주일 만에 새 직장을 구했으며 새로운 곳으로 이사를 했다고 말했다. 그는 또한 매일 오랜 시간 산책을 하고 있다고 했다. 그에게 전반적인 세션을 실시했다.

데니스

데니스는 30대 초반의 젊은 여성이다. 그녀는 한 병원에서 수간호사로 일하고 있으며 간호 학교에서 학생들을 가르치기도 한다. 그녀는 많은 시간 동안 두 곳에서 교대로 일하며 환자들, 학교 관리자들, 의사들 사이에서 끊임없는 스트레스에 시달리고 있다. 그녀는 축적된 스트레스와 등의 통증으로 인한 긴장 때문에 나를 찾아왔다.

첫번째 세션

횡경막을 시술해서 호흡을 편안하게 했고 폐점들을 마사지했다.

두 번째 세션

전체적인 CNT 세션을 실시하고, 단단하고 부은 것처럼 느껴지는 소화관을 작업했다. 위장, 삼초, 비장을 시술했고 약 5시와 7시 방향의 배꼽 주위에 있던 두 개의 커다란 결절과 긴장을 풀어 주었다.

세 번째 세션

그녀의 긴장이 60% 이상 완화되었다. 그녀는 컨디션이 매우 좋아졌고, 소화도 더 잘되며 식욕도 왕성하고, 에너지가 더 맑아졌다고 말했다. 세션을 받는 동안 그녀는 감정의 응어리들이 풀어지고 특이한 기분을 느꼈다고 말했다. 간, 담낭, 심장 수축근, 비장, 삼초 부위에서 커다랗게 꾸루룩거리는 소리가 났다. 소장이 딱딱하게 굳어 있는 것을 풀어주었다.

네 번째 세션

전반적인 세션을 실시했고 위장 전체가 좀더 부드러워졌다. 간과 심장을 침범하는 풍에 대한 작업을 했다.

다섯 번째 세션

그녀는 훨씬 좋아졌다고 말했다. 지난번 세션이 긴장을 완화시켜 그로 인해 하복부의 묵은 긴장들이 드러났다.

대장, 소장, 방광, 신장을 더 깊이 시술하면서 전반에 걸친 세션을 실시했다.

에바
첫 번째 세션

40살인 에바는 복부에 많은 긴장이 있다. 그녀는 에너지가 아주 거칠고, 정서적으로 반목이 매우 심했다. 먼저 전반적인 세션을 실시했다. 그녀는 임신을 하고 싶어했지만 복부가 완전히 막혀 있어 임신이 되지 않았다. 그녀에게 내면의 미소를 가르쳐 주고 배꼽 주위를 마사지하라고 권했다.

두 번째 세션

그녀는 숙제를 잘 해왔다. 그때 내가 그녀의 복부를 만질 수 있었다는 것은 놀라운 일이었다. 그녀는 오른쪽 옆구리의 상처에 아무도 손을 대지 못하게 했었다. 갈비뼈에 가까이 다가가자 그녀는 예민해졌다. 내가 횡경막을 끌어내리고 부드럽게 마사지를 시도하자 그녀는 잔뜩 긴장해서 숨을 쉬지 못했다.

세 번째 세션

그녀는 주말을 보내고 와서 목이 뻣뻣하다고 했다. 그녀에게 통상적인 세션을 했다. 복부를 많이 마사지하고, 함께 내면의 미소와 치유소리를 몇 가지 실시했다.

숙제를 내주었다.

네 번째 세션

그녀의 배가 단단하고 긴장과 통증이 심했다. 복부에 거의 손을 댈 수가 없었는데, 특히 상처 주변에는 가까이 갈 수도 없었다. 배꼽 주위를 아주 부드럽게 마사지하고 풍문들을 열었다. 그녀는 혈액 순환이 지난 주보다 더 활발해진 것을 느꼈다. 그녀는 지난 주에는 약간의 숙제만 했다.

다섯 번째 세션

그녀는 좀더 책임감을 가지게 되었고 숙제를 아주 열심히 했으며, 나에게 의존하는 것이 점점 덜해졌다. 몸이 아주 허약했지만, 스스로 자신에 대한 치유를 계속해 나간다면, 틀림없이 좋아질 것이다.

그녀는 이렇게 말했다. "몸이 점점 건강해지는 것 같아요. 이제 장이 규칙적인 활동을 하고 있어요. 정말 몇 년만에 처음 있는 일입니다. 항상 변비약을 복용해 왔지요. 아침에 〈내면의 미소〉와 자가 마사지를 실시하고부터, 하루가 가볍고 편안하게 느껴져요. 그리고 〈치유소리〉를 실시하면 잠을 푹 잘 수 있어요."

여섯 번째 세션

나는 그녀가 매일 훈련을 실천하고 있는 것을 알 수 있었다. 상처 주위의 긴장들이 완화되고 있었던 것이다. 그녀에게 시술해야 할 것이 좀더 많이 있었지만, 그녀가 스스로 자신을 돌볼 수 있는 단계에 도달했다고 생각했다. 나는 미국을 떠나야 했기 때문에 이번이 마지막 세션이었다. 그녀는 〈치유소리〉를 모두 배웠다. 나는 그녀에게 치아 스승님의 책을 읽으라고 말해 주었다.

에바가 내게 말했다. "이런 놀라운 기법을 가르쳐 주셔서 얼마나 감사한지 모르겠어요. 매주 세션을 받던 시간들이 그리워질 거예요. 하지만 이제 저는 스스로 제 자신을 돌보는 법을 배웠어요. 정말 놀라워요. 이런 경험은 정말 한번도 해본 적이 없어요. 고마워요, 이것을 좀더 공부해 보고 싶군요."

샤론

첫번째 세션

샤론은 50살이다. 특히 오른쪽 옆구리가 깊이 정체되어 있다. 그것이 그녀의 요근, 엉덩이 전체의 관절, 인대막낭, 이상근에 영향을 주고 있다. 아마도 왼쪽 무릎을 다친 것 때문에 그에 대한 상보 작용으로 당기는 느낌이 생겨나고 있는 것 같다.

CNT와 하복부 마사지로 엉덩이 관절을 풀어 주어 움직임이 아주 많이 자유로워졌다. 등 아랫부분이 더 편평해지고 더 느슨해졌다.

샤론이 말했다. "오늘 받은 시술로 오른쪽 옆구리 전체의 에너지가 풀어졌어요. 왼쪽과 좀더 균형이 맞는 것 같고 몸 전체에 힘이 솟는 것 같아요. 특히 천골 주변과 머리 꼭대기가 풀어진 것 같아요."

나는 그녀에게 도치료 체계를 소개해 주고, 소주천, 태극권, 오기조화신공에 대한 강의를 들어보도록 권유했다.

또한 그녀에게 한 주 동안 자신의 에너지 단계들을 관찰해 보라고 부탁했다.

두 번째 세션

소주천을 가르쳐 주었고, 복부를 제독했으며, 자가 기(氣)마사지를 하라고 지시했다. 몸의 여러 부위를 시술했고 림프액 배수를 실시했으며, 폐, 간, 신장의 강화점들까지 지압했다. 여전히 왼쪽 옆구리에 긴장이 있기는 했지만, 이전보다 훨씬 덜해졌다.

세 번째 세션

복부 제독을 실시해서 폐와 신장의 기를 강화했다. 비난과 분노와 공포를 떨쳐버리고, 인간적인 능력을 갖추고 스스로를 사랑하는 법을 배우는 것에 대한 정서적인 문제들을 의논했다. 〈자가 기마사지〉를 실시하도록 했고 〈내면의 미소〉를 가르쳐 주었다. 그녀는 평화로움과 만족을 느낀다고 말하며, 등과 엉덩이의 긴장이 훨씬 덜해졌다고 말했다.

네 번째 세션

복부 제독을 실시했다. 배 전체가 훨씬 이완되었고 에너지가 매우 균등해졌다. 그러나 신장과 심장의 맥박이 약간 약했다.

샤론이 말했다. "배가 아주 편해요. 더 이상 아프지도 않고 확 뚫린 것 같아요. 생리도 다시 규칙적이 되었고 생리통도 완전히 사라졌어요. 명상하는 것이 더 쉬워지고 더 강력해졌어요."

다섯 번째 세션

〈치유소리〉와 〈내면의 미소〉를 복습했다. 오늘은 위가 뒤틀렸다. 그래서 복부 제독을 실시하고 풍문들을 열었다. 그녀는 모든 세션 기간 동안 계속 슬픔의 감정을 풀어놓았다. 나는 〈치유소리〉에 많은 시간을 할애하는 것이 적당하지 않다고 생각했다. 그리고 그녀가 자신의 슬픔과 비애를 자연스럽게 풀어 놓고 경험하도록 내버려 두었다. 심장과 비장의 맥박이 약해서 그 경락들의 균형을 조절했다.

샤론은 자신이 좀더 환해졌고 좀더 평화로워졌으며, 너무 자신을 억제하지 않는 법과 좀더 신뢰하는 법을 배우는 중이라고 말했다.

그녀는 복부 시술이 자신을 자연스럽게 놓아둘 수 있게 하는 데 큰 도움이 되었다고 생각했다. 제독 작업과 풍에 대한 시술이 그녀에게 좀더 필요한 생각이 든다.

존

존은 30대 초반의 젊은 남성이다. 그는 건강과 행복에 관심이 많다. 그의 증상은 지난 몇 달 간 소화가 잘 안되고, 위장이 부어 있는 느낌이 들며, 변이 아주 딱딱하고 식욕이 없는 것이었다. 존은 지난 몇 달 간 택시를 몰고 있었다. 그의 증상들은 앉아 있는 자세와 관계가 있고, 극심한 교통 체증 속에서 하루종일 택시를 몰고 시내 곳곳을 돌아다녀야 하는 스트레스에 의해 그 증상들이 더 악화되고 있었다. 4개월 동안 세션을 실시했다.

첫 번째 세션

존은 점점 배가 나오고 있었다. 배 둘레가 5cm 늘었다. 첫 번째 세션의 대부분을 피부 제독에 할애했다. 오른쪽 아래 4분의 1 지점에 아픈 곳이 있었고 그것이 방사상으로 퍼져나가 왼쪽 가슴에 통증을 일으키고 있었다. 왼쪽 아래 4분의 1 지점에도 딱딱한 곳이 또하나 있었는데, 그것이 오른쪽 갈비뼈 밑에 통증을 주고 있었다. 오른쪽 배가 왼쪽보다 훨씬 많이 정체되어 있었다. 오른쪽 갈비뼈 아래쪽의 옆구리와 배꼽 사이에 막대기가 있는 것 같은 느낌이 들었다. 그것을 누르자, 약 2.5~4cm 정도 길이의 막대기 같은 그 긴장 부위의 끝이 배꼽을 둥글고 이완된 모양으로 고정시켰다.

그에게 다음 주에 있을 다음번 세션 때까지 날마다 피부제독을 많이 하도록 시키고 그를 집으로 돌려보냈다.

두 번째 세션

존은 매일 복부를 열심히 마사지했다고 말했다. 그는 첫 세션을 받고나서 좋아진 것을 느꼈다. 그 뒤부터 소화와 배설 작용이 원활해졌다.

긴장은 좀 가벼워지기는 했지만 여전히 남아 있었다. 나는 오른쪽 옆구리, 간 부위, 폐, 신장, 방광, 소장과 대장을 꼼꼼히 시술했다. 복부를 마사지하자, 가슴의 통증이 사라졌다. 그는 호흡이 더 편안해졌다고 말했다.

세 번째 세션

존의 컨디션이 계속 같은 상태를 유지하고 있다. 그는 복부를 열심히 마사지했다고 보고했다. 변이 굵어지고 변비가 사라졌다. 식욕이 좋아졌다. 그러나 긴장은 계속 그곳에 있었다. 특히 오른쪽 옆구리의 그 막대기 같은 느낌이 여전히 사라지지 않았다.

네 번째 세션

상태가 여전히 변하지 않았다.

다섯 번째 세션

아직도 상태가 그대로이다.

여섯 번째, 일곱 번째, 여덟 번째, 아홉 번째 세션

2주 간격으로 각각의 세션들을 계속 실시했고, 존의 상태는 계속 그대로 변함이 없다.

열 번째 세션

존이 환하게 웃으며 세션을 받으러 왔다. 이번 주 동안에 어떤 변화가 있었다고 그가 말했다. "이번 주에는 커피를 끊었어요. 5일 동안 한 잔도 마시지 않고 있습니다. 처음 이틀은 금단 증상과 두통 때문에 무척 힘들었어요. 하지만 삼일째 되는 날, 매일 하는 위장 마사지를 하고 있는데, 오른쪽 옆구리에 있는 커다란 긴장이 사라졌어요."

그를 만져 보고 나는 즉시 그의 말이 옳다는 것을 알았다. 오른쪽 옆구리의 막대기 같은 긴장이 더 이상 느껴지지 않았다. 몇 분 동안 내장을 깊이 마사지하자, 다른 것도 모두 깨끗이 사라졌다.

존은 매우 행복해 했다. 그는 마지막 세션을 받으러 왔고 일주일 후에 검사를 받으러 왔는데, 모든 것이 정상이었다. 체중이 좀 준 것 같았다.

증언

다음의 증언은 한 CNT 시술자가, 1년 동안 매주 세션을 받았던 자신의 학생인 한 여성에게서 받은 진술이다.

"기내장 세션을 받아오면서 제가 체험한 가장 분명한 변화는 소화 기관에 일어난 변화입니다. 저는 변비가 생기거나, 아니면 계속 설사를 하곤 했고 가스도 많이 찼습니다. 지금은 아주 정상적입니다. 여행을 가도 정상적인 배변을 하지요.

전에는 배 전체가 항상 더부룩하고, 벙벙하고, 불편했어요. 배의 윗부분이 보기에도 이상하고 느낌도 아주 이상했지요. 지금은 더 이상 더부룩하지 않고, 허리도 많이 줄어들었어요.

처음 생리를 시작한 후부터 저는 심한 생리통에 시달려 왔는데, 이제 더 이상 생리통은 없습니다. 제 성기관들도 훨씬 더 활발해지고 민감해졌어요. 가슴도 편안합니다. 어깨도 정상 위치보다 더 올라가 있지 않고 제자리에 있습니다. 흉부 척추골들의 긴장도 사라졌습니다. 등 하부도 전처럼 굽어 있지 않고, 다리도 가뿐합니다. 전에는 다리가 아파서 종종 침을 맞곤 했습니다. 키가 커진 느낌이 들고, 더 가볍고, 더 튼튼해지고, 활발해진 것 같습니다. 모두들 제게 체중이 줄었냐고 묻지만 아니예요. 단지 부기가 빠진 것뿐입니다.

　저는 지금 제 몸에 일어나고 있는 변화들을 완전히 인식하고 있습니다. 그것이 신경의 느낌인지, 아니면 장의 운동에서 비롯된 것인지, 근육에서 오는 것인지 알 수 있답니다. 아주 쉽게 구별할 수 있어요. 그것은 굉장히 흥미진진한 경험입니다. 아주 좋은 결과를 얻게 될 것이라는 것을 저는 처음부터 알았습니다. 저는 선생님을 전적으로 믿었습니다. 그러나 그 변화가 그렇게 엄청나고 저를 다른 사람으로 만들어 주리라고는 생각하지 못했습니다. 아마 제가 태어나는 그 순간부터 제 복부에 쌓이기 시작했던 오래된 긴장들이 제 몸에서 사라졌습니다. 세션을 받지 않았더라면 아마 저는 틀림없이 자궁내막염에 걸렸을 것입니다.

　세션을 받으면서 저는 제 자신에 대해 많은 것을 배웠습니다. 세션 동안에 생겨나는 대부분의 통증에는 익숙해 졌고, 일부는 잊어버렸어요. 제가 생리전 증후군이 심했었다는 말을 빼먹었군요. 옛날에는 정말 끔찍했어요. 그에 비하면 지금은 정말 좋아졌지요. 성생활도 더욱 좋아졌고, 모든 것이 좋아졌어요. 새로 태어난 것 같습니다. 정말 감사합니다.”

장기 氣마사지 워크숍 소개

■인체의 중심, 5장6부를 해독하는 최고의 건강법

장기 氣마사지는 수천 년 동안 도인들이 건강과 자가 치유를 위해 행해온 양생법을 현대 의학과 접목한 것으로 인체의 중심인 복부와 장기를 직접 다루는 요법. 인체의 끝이나 반사구가 아니라 그 중심인 배꼽, 복부, 장기를 기공의 원리로 직접 터치하기 때문에 효과가 빠르고 강력한 가장 경이로운 자연 건강법이다.

한국 전통의 약손요법을 현대 과학의 지혜로 되살려낸 장기 氣마사지는 자연치유력을 높여 몸과 마음을 편안하게 해준다. 스트레스, 피로, 복부비만, 소화불량, 변비, 두통, 생리통, 고혈압, 지방간, 천식, 아토피성 피부염, 요통 등 질병이나 증상에 따라 누구나 손쉽게 할 수 있고, 언제 어디서나 실천할 수 있다.

■장기 氣마사지의 치유 원리

1. 중심 조정의 원리

배꼽 중심의 氣체계를 활짝 열어 水昇火降, 음양에너지를 균형잡아 주고 온몸의 기혈순환을 회복시켜 준다.

2. 해독과 순환의 원리

인체의 뿌리인 복부와 장기를 막고 있는 독소와 부정적 에너지를 정화시켜 5장6부를 되살린다.

3. 감정 정화의 원리

정신적 긴장과 독소를 떠맡는 5장6부를 이완함으로써 마음의 평온과 정신의 깊은 휴식을 얻는다.

4. 자생력 증진의 원리

5장6부의 균형을 통해 면역력과 자연치유력을 일깨워 스스로의 건강과 에너지를 유지한다.

■장기 氣마사지의 적용 범위

1. 심신의 자연 건강 증진

복부가 풀리면 몸이 가벼워지고, 호흡이 깊어지며, 정신은 깊은 이완 상태에 놓이게 된다.

2. 피부 미용과 체형미 교정

체지방, 내장지방, 숙변을 비롯 노폐물을 빠르게 해소하고 피부를 속부터 깨끗하고 맑게 해준다.

3. 자세와 골격 교정

비뚤어진 신체는 배꼽 모양과 내장이 바로 잡히면서 근본적으로 교정된다.

4. 심신 수련의 토대 마련

인체의 중심인 복부가 충분히 풀려야 명상이나 기공 수련이 무리 없이 된다.

- ■평일반, 주말반, 개인지도반을 진행하고 있습니다.
- ■ 4명 이상 출장 그룹지도 환영!
- ■ 본원에서 〈장기 氣마사지 힐링〉도 실시하고 있습니다.
  직접 방문하시면 무료 氣점검, 복부 점검을 해드립니다.

■ 장기 氣마사지 추천의 말씀

음식물을 우리 몸 속으로 받아들이고, 잘게 부수고, 소화하고, 흡수하고, 분해하고, 해독하고, 밖으로 배설하는 기관이기 때문이다.

전세계적으로 보완대체의학의 중요성이 커지고 있다. 이러한 시점에서 세계적인 기 전문가이자 권위자인 만탁 치아 선생에게 전수받은 이여명 선생의 장기 마사지는 민간요법의 일환으로 안전하고 간편하여 누구나 쉽게 따라 할 수 있다.

– 전세일(포천중문의대 대체의학 대학원 원장/ 한국대체의학회 회장)

한의학 이론과 임상을 통해 장기 마사지가 난치병과 만성병에 상당한 치료 효과가 있는 것을 확인했다. 장기 마사지는 장기의 기혈(氣血) 흐름을 조절함으로써 종전의 복부 표층만을 마사지하는 방법보다 훨씬 효과가 뛰어난 것을 체험할 수 있었다.

– 강명진(한의학 박사)

복부 비만이 심한 사람들에게 장기 마사지 교육을 실시한 결과, 배의 탄력이 회복되면서 허리사이즈가 몰라보게 줄어들고, 불과 1개월 후에 복부비만도가 현저히 낮아진 사실을 확인할 수 있었다. 그리고 복부 비만뿐만 아니라 스트레스도 덜 받고 피로도 덜 느끼게 되었다.

– 왕명자(경희대학교 간호학과 교수/ 한방간호학회 회장)

타오월드 소개

타오월드(Tao World)는 정통 타오양생법을 과학적으로 체계화한 4브레인 힐링 시스템을 실천하고 보급하는 단체로, 생명에너지를 높여 완전 건강을 얻고 궁극적으로 참 나를 회복하여 몸 · 마음 · 영혼의 전인적 행복을 누리는 데 그 목적이 있습니다.

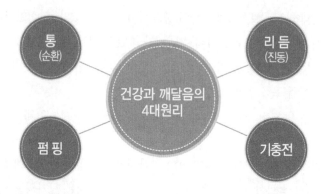

타오월드의 특징

1. 타오수련은 통(순환), 리듬(진동), 펌핑, 기충전이라는 건강과 깨달음의 4대 원리를 바탕으로 한 체계적이고 과학적인 수행법입니다.

2. 타오수련은 성적인 활력을 건강과 영적인 성장의 핵심으로 수용하는 적극적인 '삶의 예술'입니다.

3. 타오수련은 성뇌(생명뇌, 하단전), 복뇌(생명뇌, 하단전), 심뇌(감정뇌, 중단전), 두뇌(생각뇌, 상단전)의 전인적 힐링과 성장을 추구합니다.

4. 타오수련은 자기 자신은 물론 타인을 치유할 수 있는 힘을 길러주며, 온인류의 건강과 행복에 보탬을 줍니다.

- -

타오러브 · 기공 · 명상 마스터 아카데미

힐링프렌즈 타오월드

교육과 힐링, 수련물품 구입 문의 (02) 765-3270

www.taoworld.kr/www.taolove.kr

종로3가역 7번출구 창덕궁방향 7분거리, 일중빌딩

- -

함께 깨어나는 삶

4 브레인
힐링프렌즈

타오수련은 전인적 힐링과 성장을 위해 성뇌(생명뇌, 하단전), 복뇌(생명뇌, 하단전), 심뇌(감정뇌, 중단전), 두뇌(생각뇌, 상단전)를 각각 치유하고 수련하는 통합적인 프로그램으로 구성되어 있습니다.

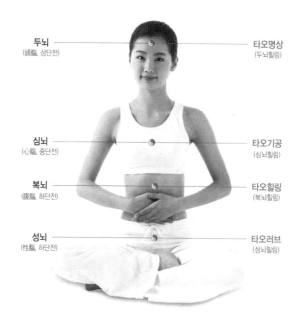

두뇌
(頭腦, 상단전)　　　　　　　　　　　　　타오명상
　　　　　　　　　　　　　　　　　　　(두뇌힐링)

심뇌
(心腦, 중단전)　　　　　　　　　　　　　타오기공
　　　　　　　　　　　　　　　　　　　(심뇌힐링)

복뇌
(腹腦, 하단전)　　　　　　　　　　　　　타오힐링
　　　　　　　　　　　　　　　　　　　(복뇌힐링)

성뇌
(性腦, 하단전)　　　　　　　　　　　　　타오러브
　　　　　　　　　　　　　　　　　　　(성뇌힐링)

타오명상 (두뇌힐링)

- 배꼽명상
- 내면의 미소명상
- 자유명상
- 힐링프렌즈명상
- 오기조화신공

타오기공 (심뇌힐링)

- 배꼽단전기공
- 기충전호흡
- 배꼽호흡
- 소주천

타오힐링 (복뇌힐링)

- 장기힐링
- 성힐링
- 파워골기힐링
- 코스믹힐링
- 다크룸힐링

타오러브 (성뇌힐링)

- 기본 섹서사이즈
- 커플수련
- 여성 은방울수련
- 남성 기역도수련

대표적인 타오수련 프로그램

– 타오러브 · 기공 · 명상 마스터 과정 –

복뇌건강법과 장기힐링마사지
원초적 생명력을 일깨우는 최고의 자연건강법

소화 · 흡수만 하는 줄 알았던 우리 몸의 오장육부가 '두뇌'와 같은 기능을 한다는 사실이 여러 연구를 통해 속속 밝혀지고 있습니다. 명치부터 골반까지, 위와 소장, 대장 등을 포함하는 복부는 원초적인 생명력이 살아 숨 쉬는 곳이요, 자율적인 생명기능과 자가치유기능의 발원지입니다.
'복뇌건강법'과 '장기힐링마사지'는 생명의 블랙박스인 '복뇌'를 이완하고 강화하여 스스로 몸을 다스리고 치유할 수 있는 지혜를 나눠드립니다.

타오기공–소주천
치유와 활력의 샘 – 소주천 100일 완성

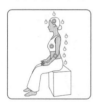

소주천은 소우주 회로인 임맥과 독맥을 여는 수련으로, 소주천을 완성하면 온몸이 진기(眞氣)로 가득차서 완전 건강체가 되고, 몸과 감정, 정신이 하나로 통합됩니다. 이제 그동안 비전으로 어렵게 전수되어 왔던 소주천 개통법을 쉽고 체계적인 방법으로 공개합니다. 기존의 호흡 위주의 수련과는 달리, 천기와 지기를 받아들여 단전에서 회전시키고 천골과 두개골 펌프를 진동시키는 혁신적인 공법을 통해, 단전의 축기 느낌을 빠르게 얻고 소주천 개통을 단시일에 이룰 수 있는 비법을 공개합니다.

타오러브
사랑과 건강, 깨달음을 부르는 성에너지의 연금술

타오러브는 생명력의 원천인 성에너지를 낭비하지 않고 몸으로 되돌려 지고의 즐거움과 건강, 깨달음으로 승화시키는 사랑의 도입니다. 지금까지 소수에게만 비전되어온 고품격 성 비법을 현대인들의 아름답고 건강한 성을 위해 과학적으로 쉽게 체계화하여 공개합니다. 각종 성문제 해결에서부터 만족스러운 멀티 오르가즘까지! 국내 유일의 살리는 성교육 〈타오러브〉에서 그 해답을 찾아보세요.

타오명상
심신의 평화와 건강을 얻는 행복의 연금술

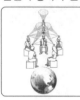

내 몸과 마음의 고요한 혁명을 통해 순간순간의 환희와 자유를 얻으십시오! 타오명상은 삶의 순간순간을 행복하게 창조해나가는 삶의 명상입니다. 타오명상은 심신을 함께 닦는 전통 타오명상법을 현대화한 것으로, 몸푸리와 미소, 이미지, 눈운동, 소리 등의 단순하면서도 강력한 툴을 사용하여 몸과 마음의 부자연스러운 갑옷을 동시에 벗겨냅니다.

타오힐러 교육과정

강좌제목 \ 항목	교육 내용	교육시간
장기힐링마사지(Ⅰ) 기본과정	인체 해부생리학, 장부론 배꼽 기통, 복부피부 기통, 복뇌 기통, 늑골궁 기통, 횡격막 기통, 소장, 대장, 간과 담낭, 위, 비장, 췌장, 신장, 자궁, 난소, 폐, 심장 기통, 임맥 기통 **타오기공: 장푸리 운동, 약손기공, 탁기처리법, 배꼽명상**	20시간
장기힐링마사지(Ⅱ) 전문가과정	복진법, 제진법(배꼽 진단법) 배꼽 기통 고급, 팔괘 기통, 순환기계 중심잡기, 요근, 복대동/정맥 기통, 장기 기통법 복부를 통한 요신경총, 천골신경총 기통, 복부와 관련한 경락과 근육 기통, 장기 반사구요법 **타오기공: 철삼기공, 내면의 미소명상, 장기치유소리**	20시간
장기힐링마사지(Ⅲ) 강사과정	경혈학, 경락학, 복진법 심화, 체감진단법 12가지 風다스리기, 질병별 장기힐링 적용기법, 신체 부위별 기공마사지 다른 치료법들에 대한 장기힐링 적용기법, 강의기법 전수 및 실습 **타오기공: 타오요가, 연꽃명상, 우주기공 등의 에너지관리법**	40시간
성에너지힐링 (성기관 제독 마사지)	복부와 골반, 생식기 주변의 굳고 막힌 곳을 시원하게 뚫어 몸 속의 천연 비아그라를 일깨워 주는 성기관 제독 마사지. 성에너지와 성호르몬의 분비를 왕성하게 하여 60대도 젊음의 활력과 생기를 되찾게 된다. 발기부전, 조루, 불감증이나 불임증, 생리통 등 비뇨생식기 계통의 질병에 탁월한 효과가 있다.	12시간
에너지포인트힐링	인체 해부생리학, 장부론, 경혈학, 경락학, 복진법, 경혈/경락진단법 기공의 원리를 통한 전신경락 기공마사지, 12가지 風 다스리기 복부, 내장 비만 해소법, 내면의 미용법	20시간
철삼봉 파워골기 힐링	철삼봉 파워골기힐링은 철삼봉을 사용하여 장기와 사지 의 특정한 선을 따라 두드리는 타법 마사지이다. 이 철삼봉 파워골기힐링은 근육과 뼈, 장기에 진동을 일으켜서 독소를 떨어내고 만병을 몰아낸다. 특히 뼈의 숨구멍을 열어, 축적된 기가 골수를 증가시키는 것을 도와 골다공증, 뼈의 노화를 예방해준다.	6시간
코스믹힐링	코스믹힐링은 자연과 우주 속에 내재한 다채로운 빛과 무한한 에너지를 연결하여 에너지 센터와 에너지 통로를 열어준다. 더불어 장기의 에너지를 균형 잡아 주고 세포 차원의 정화와 재생을 도와준다. 오라 정화와 손상된 오라 강화하기, 에너지 통로(소주천 회로)와 에너지 센터 열기, 차크라 밸런스 조정하기, 오장 육부 정화와 오행에너지 밸런스 잡기, 영혼 센터링하기 등.	16시간

타오북스

-만탁 치아 타오 내면의 연금술 시리즈-

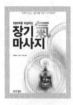

5장6부를 되살리는
장기 氣마사지

인체의 뿌리인 5장6부를 직접 다루는 장기 氣마사지를 동서양의 개념을 동원하여 가장 체계적인 방법으로 소개한 책. 장기 제독법은 물론, 치유에너지 배양법과 각종 진단법, 질병별 적용기법과 치유사례까지 장기 기마사지를 누구나 심도있게 활용할 수 있도록 자세히 소개했다.

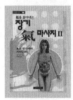

풍을 몰아내는
장기 氣마사지 II

風이 몸 안에 갇히면 병기와 탁기가 되어 중풍, 심장마비, 등 각종 장애, 질병을 일으킨다. 장기 氣마사지 II 에서는 엘보우 테크닉을 사용하여 복부와 신체 각 부위에 갇힌 풍을 몸 밖으로 몰아내고 기혈의 흐름을 회복하여 신선한 양질의 氣로 장기와 내분비선을 채우는 법을 배운다.

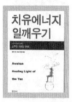

누구나 쉽게 이루는 소주천 100일 완성
치유에너지 일깨우기

국내 최초로 소개되는 과학적 소주천(小周天) 수련의 결정판!

치유와 활력의 샘인 소주천을, 과학적인 방식으로 접근하여 누구나 쉽고 빠르게 개통하는 최신 공법을 공개했다.

골수와 성에너지를 배양하는
골수내공

세계적 氣전문가 만탁 치아가 달마대사가 전한 역근세수공의 비전을 과학적으로 낱낱이 공개한다! 뼈와 장기를 氣에너지로 감싸는 뼈호흡과 뼈압축, 두드리기 수련, 성에너지 마사지, 성에너지 배양을 위한 성기 氣역도, 옥알 훈련 등이 소개된다.

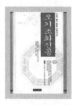

오장의 氣와 감정을 조화시키는
오기조화신공

팔괘의 힘으로 오장의 오기(五氣)와 천지기운을 융합시켜 부정적 에너지를 몰아내고 에너지 진주, 즉 단약으로 만들어 임맥과 독맥, 충맥을 여는 수련법. 더 나아가 양신(陽神, 에너지체)을 길러 공간에 투사하는 출신(出神), 분신(分身)의 선도 비법을 최초로 공개한다!

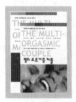

여러번 오르가즘을 얻는 타오 性테크닉
멀티 오르가즘 맨/커플

이 책은 부부간의 깊은 육체적 친밀감을 높이고 나아가 조화로운 정신적 결합을 통해 강렬한 멀티 오르가즘과 지고한 영적 황홀경을 얻는 실제적인 타오 성테크닉을 성의학적으로 제시했다.

타오북스&DVD

-이여명 에너지 연금술 시리즈-

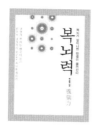

복뇌력(腹腦力)

소화, 흡수만 하는 줄 알았던 우리 몸의 오장육부가 '두뇌'와 같은 기능을 한다는 사실이 여러 연구를 통해 속속 밝혀지고 있다. 명치부터 골반까지, 위와 소장, 대장 등을 포함하는 복부는 원초적인 생명력이 살아 숨 쉬는 곳이요, 자율적인 생명기능과 자가치유기능의 발원지이다.

'복뇌건강법'은 '복뇌'를 이완하고 강화하고 각성하는 과정으로, 장을 풀어주는 간단한 동작과 댄스워킹, 셀프 장기마사지, 배꼽호흡, 배꼽명상의 5단계로 이루어져 있다. 무척 쉽고 간단한 동작만으로 누구나 효과적으로 복뇌를 깨우고 강화할 수 있다.

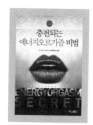

충전되는 에너지오르가즘비법

멀티오르가즘을 넘어 에너지오르가즘으로! '에너지오르가즘 이론'은 동양 전통의 성의학과 성수행법을 현대의학과 접목하여 새롭게 체계화한 '잠재력 개발 성학'이다.

이 책은 에너지오르가즘의 원리를 바탕으로 건강한 몸(명기와 명도)을 만드는 에너지오르가즘 훈련법 5단계와 애무, 삽입, 체위 등의 실질적인 에너지오르가즘 연주법, 그리고 조루와 발기부전을 극복하고 성의 고수로 거듭나는 실전 비법까지 체계적으로 제시했다. 지금까지 어렵고 막연하게 느껴지는 에너지오르가즘의 비밀을 누구나 쉽게 열 수 있도록 실질적인 체험과 동양 성학의 근본원리로 녹여낸, 대중을 위한 에너지오르가즘 입문서이자 지침서이다.

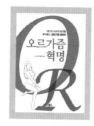

오르가즘 혁명

에너지 오르가즘과 동양 성학의 전문가인 이여명 박사가 20세기 초의 혁명적 성이론가인 빌헬름 라이히의 오르가즘론을 현시대에 걸맞게 재조명하고 동양의 성학 관점으로 더욱 발전적으로 해체·완성시킨 작품. 이 책에서는 성행위가 심신건강뿐만 아니라 사회구조에 미치는 영향을 중심으로 라이히의 성격분석 이론, 오르가즘론, 성정치운동, 생장요법, 오르곤론 등의 핵심 개념들을 심리학, 사회학, 생물학, 자연과학, 에너지학적으로 폭넓으면서 심도있게 분석·정리했다.

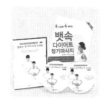

뱃속다이어트 장기마사지   책/DVD(2개 세트)

뱃속이 뚫려야 뱃살이 빠진다. 하루 15분, 뱃살도 빼고 건강도 얻는 가장 탁월한 셀프 뱃속다이어트 장기마사지 프로그램. 셀프 장기마사지 방법 외에 장운동과 복근운동, 기공호흡법, 배푸리, 장청소 디톡스 프로그램, 주고받는 장기마사지 등 뱃살관리는 물론, 건강과 생활 전반이 향상되는 입체적인 프로그램을 제시했다.

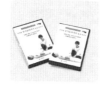

이여명 장기氣마사지 실천테크닉 DVD(5개 세트)

장기힐링을 위한 전문가용 실전 장기마사지 테크닉 동영상 강의. 국내 장기마사지 창시자 이여명 박사가 누구나 장기마사지법을 손쉽게 따라할 수 있도록 재미있고 명쾌하게 강의했다. 아름다운 모델과 입체적 화면 구성으로 지루하지 않게 공부할 수 있도록 배려했다.

타오월드 수련물품

-건강 수련도구-

뱃속~ 뻥! 뱃살~ 쏙!
배푸리

실용신안등록출원 20-2003-008793

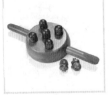

국내 장기마사지 창시자 이여명 회장이 고안한 셀프 장기마사지 기구

배푸리에 그저 깔고 엎드려 있으면 굳은 장기가 부드럽게 풀리면서, 숙변이 쏙 빠지고, 다이어트는 물론 찌뿌듯했던 몸이 날아갈 듯 가벼워집니다. 활기차고 당당한 삶, 이제 배푸리 건강법으로 시작하십시오!

맑은 아침을 깨우는~
도리도리 목푸리

디자인등록 출원번호 2010-058631-6

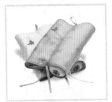

무심코 베는 베개가 소리없이 당신을 죽이고 있다?

인생의 1/3을 차지하는 잠! 편안한 잠자리를 위해 고급침대와 이불, 공기청정기까지 사용하지만 정작 잠의 질은 베개에 달려있다는 사실을 아십니까? 목푸리 베개는 목의 만곡선을 살려주고 적당한 자극으로 굳은 목을 풀어줄 뿐 아니라 내장된 편백나무에서 나오는 은은한 향으로 깊은 숙면을 유도해 상쾌한 아침을 맞이할 수 있도록 합니다. 잠자면서 먹는 불로초, 피로회복제가 바로 목푸리 베개입니다.

복부·회음 온열찜질마사지기
옥/맥반석 뜸도리

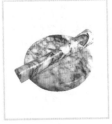

뜸도리 하나면 배가 뜨끈뜨근, 회음부가 따끈따끈 배가 편해지고 성에너지가 뻥 뚫립니다!

복부와 회음(미저골) 부위는 인체의 중심이자 뿌리로서 생명의 원동력을 공급하는 곳이므로, 이곳이 냉해지면 원기가 약해지고 피로가 쉽게 오며, 각종 질병 체질이 됩니다. 특히 배가 냉하면 소화와 배설 문제, 생리통 등이 생기며, 회음부가 냉하면 남성은 전립선문제, 정력감퇴 등이 오며, 여성은 냉대하, 성감감퇴 등이 오기 쉽습니다. 뜸도리는 강력한 원적외선 기운과 열기, 마사지의 효과로 배와 회음의 냉증과 불통을 시원하게 뚫어줍니다!

두드리면 강해지는
철삼봉(大, 小)

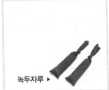

녹두자루 ▶

두드리면 강해집니다! 낫습니다!
뼛속까지 시원해집니다!

철삼봉은 스테인레스 가닥을 묶은 강력한 두드리기 도구로, 진동을 장기와 뼛속 깊숙이까지 효과적으로 전달합니다. 뼈는 인체의 버팀목인 동시에 정기의 보고, 철삼봉 두드리기는 골수의 재생을 촉진하여 골다공증을 비롯한 각종 질환을 예방하는 것은 물론, 정력을 가장 강력하게 증진시켜줍니다.

타오월드 수련물품

- 성건강 도구 -

자율수축 케겔운동기구 성에너지 진동알
은방울

특허출원번호: 10-2009-0115375

수술이나 약물없이 여성 불감증과 요실금을 해결할 수 없을까?

성에너지 진동알 은방울은 진동추를 내장한 은구슬이 질을 수축시켜 성기관의 탄력성을 회복시켜 주는 운동기구입니다. 은방울은 건강과 젊음, 성적인 매력을 되찾고 성생활의 질을 극적으로 향상시켜 드립니다. 어디서나 착용만 하고 있으면 은방울에서 나오는 미세한 진동이 성기관에 에너지 파동을 가하여 당신을 명기로 만들어 줍니다.

케겔운동 보조기구
옥알

10년이 지난 부부도 3개월 신혼처럼!

옥알은 고대 황실에서부터 전해오는 비법으로 질의 수축력을 위해 고안된 여성 명기훈련용 운동기구입니다. 〈멀티 오르가즘 맨〉 책을 내면서 국내 최초로 소개한 옥알은 탤런트 서갑숙씨의 책에 언급된 이후 더욱 유명해진 것으로, 성기관의 탄력성을 회복하여 건강과 젊음, 성적인 매력을 되찾고 성생활의 질을 극적으로 향상시켜 줍니다.

3Way 케겔파워 명기운동기구
女玉(여옥)

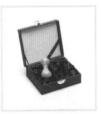

여자의 자존심을 되찾아줍니다!

명기훈련 운동기구인 옥알을 널리 보급해오다가 질괄약근 운동에는 약간의 아쉬움이 있어 여옥을 개발하게 되었습니다. 여옥은 질괄약근과 질내 성근육, 그리고 자궁경부를 동시에 운동할 수 있는 3Way 시스템 운동기구입니다.
여옥을 독립적으로 훈련하거나 옥알 혹은 은방울과 함께 훈련하시면 질감각과 질수축 향상으로 에너지오르가즘을 누리게 될 것입니다.

골수와 성에너지를 재생하는 훈련도구
기역도/질역도

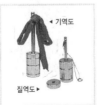

강한 남성 매력있는 여성의 상징!

기역도와 질역도는 생식기의 힘으로 중량추를 들어 올리는 훈련으로 타오 수행자들 사이에 비전 되어온 강력한 골수내공 수련의 일부입니다. 기역도(남성)와 질역도(여성)를 수련하면 모든 이들이 바라는 강하고 탄력있는 성기관을 가지게 되며 성에너지가 활성화 되어 성생활이 즐거워질 뿐 아니라 건강과 장수에까지 도달할 수 있습니다.

에너지섹스 시대를 여는 사랑의 건강법

각종 남녀 성문제 해결에서부터 충만한 에너지오르가즘 체험까지!
20년 실전 성교육과 방송을 통해 그 효과가 증명된 국내 유일의
'에너지오르가즘발전소' 타오러브에서 그 해답을 찾아보세요.

성기능장애 개선을 위한 타오러브 단기특강

"약물과 수술없이도 성기능장애를 빠르게
 극복할 수 있습니다."

말 많고 탈 많은 약물과 수술요법, 성기능을 질적으로 개선하기 어렵습니다. 남녀
성기능장애를 타오러브 에너지오르가즘 훈련으로 근본적으로 극복하는 방법을 1
회 단기특강으로 자세히 안내해 드립니다. 남성은 발기부전, 조루증, 단소증, 전립
샘문제, 갱년기 등의 성문제 주제로, 여성은 명기, 불감증, 골반통증, 요실금, 질수
축력 저하, 불임 등의 성문제로 매월 특강을 진행합니다.

에너지오르가즘과 기역도 강한 남성훈련

"에너지오르가즘 훈련과 최고수 성테크닉을 익히고
 강한 남성으로 거듭나는 기역도 프로그램!"

기역도는 오직 성기관의 힘으로 중량추를 들어 올
리는 최강의 남성훈련입니다. 회음 근육과 PC근
육을 포함하는 모든 성근육을 단련하고 강한 성에
너지를 발생시켜 성기능 향상은 물론 장기, 뇌, 골
수를 활성화하여 건강과 회춘을 가져다 줍니다.
모든 남성이 꿈꾸는 부드러우면서도 강하고 우람
한 명도! 기역도 프로그램은 명품 악기를 빚어내
는 명도훈련을 기본으로, 고품격 성의 원리와 성

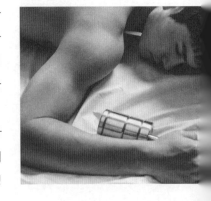

지식을 실전에 응용하여 여성의 에너지오르가즘 잠재력을 활짝 여는 애무와 삽입 테크닉, 체위 등의 최고수 실전 성테크닉을 모두 포함하고 있습니다.

고품격 성의 원리와 성지식, 명품 신체 만들기, 최고수 실전 성테크닉 모두를 전수받아 성적 자신감을 기르고 강한 남성으로 거듭나 늘 열정적인 부부관계를 만들어 가십시오.

에너지오르가즘과 은방울 사랑받는 여성훈련

"에너지오르가즘 훈련과 최고수 성테크닉을 익히고
사랑받는 여성으로 거듭나는 은방울 프로그램!"

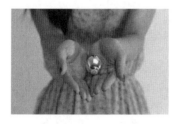

어떤 여성이든 사랑받는 여성으로 거듭날 수 있습니다. 여성 역시 선천적 명기보다 노력에 의해 개발된 후천적 명기가 더욱 탁월합니다. 성기관의 수축력이 커지고 감각이 깨어나 자신의 오르가즘을 깊게 할 수 있을 뿐 아니라, 골반이 부드럽고 따뜻해져 상대 남성에게 깊은 즐거움을 선사하고 남성의 성반응을 자유자재로 도와줄 수 있기 때문입니다.

여성의 성근육 단련과 성에너지, 성호르몬 증진을 통해 성기능 향상과 성적 매력은 물론 건강한 아름다움에까지 도달하는 최상의 방법, 은방울 여성훈련의 특징입니다. 고품격 성의 원리와 성지식, 명품 신체 만들기, 최고수 실전 성테크닉 모두를 전수받아 성적 자신감을 기르고 사랑받는 여성으로 거듭나 늘 열정적인 부부관계를 만들어 가십시오.

'에너지오르가즘' 성교육 커뮤니티
www.taolove.kr
"온라인 강좌로도 공부할 수 있습니다"

타오월드는
생명을 살리는 아름다운 책을 만듭니다